U0937981

塞拉利昂埃博拉疫情防控应急反应组织管理

主　编　童贻刚　房彤宇　陈守龙

副主编　李春晓　姜　涛　高　波

编　委（按姓氏笔画排序）：

于双平　王　宏　王　锋　贝祝春　庄道民

孙鼎盛　李春晓　何　君　辛文文　张　柯

张　珂　张志毅　张湘莉兰　陆荫英　陈　操

陈守龙　尚学义　房彤宇　赵光宇　赵建军

姜　涛　贺　祯　高　波　高荣保　崔玉军

蒋　越　蒋宝贵　韩剑峰　童贻刚　谭亚芳

军事医学出版社

·北京·

图书在版编目（CIP）数据

塞拉利昂埃博拉疫情防控应急反应组织管理 / 童贻刚，房彤宇，陈守龙主编. -- 北京：军事医学出版社，2016.1
ISBN 978-7-5163-0761-8

Ⅰ. ①塞… Ⅱ. ①童… ②房… ③陈… Ⅲ. ①流行性出血热—疫情管理—塞拉利昂 Ⅳ. ①R512.8

中国版本图书馆CIP数据核字（2015）第318618号

策划编辑：孙 宇
责任编辑：吕连婷
出　　版：军事医学出版社
地　　址：北京市海淀区太平路27号
邮　　编：100850
联系电话：**发行部**：（010）66931049
编辑部：（010）66931053，66931104，66931039
传　　真：（010）63801284
网　　址：http://www.mmsp.cn
印　　装：中煤（北京）印务有限公司
发　　行：新华书店

开　　本：710mm × 1000mm　1/16
印　　张：15.25（彩 0.25）
字　　数：303千字
版　　次：2016年1月第1版
印　　次：2016年1月第1次
定　　价：58.00元

序

始于 2014 年 3 月的西非埃博拉疫情是自然界的病原体进化与人类活动相互作用的结果，是近百年来人类历史上罕见的灾难之一。埃博拉疫情的防控是西非三国政府、社会精英、社会各阶层人民以及整个国际社会团结协作、共同创造的一项史无前例的伟大壮举，充分体现了世界各国人民同呼吸、共患难、心连心的国际主义精神，同时也体现了西非三国人民坚韧不拔、自强不息的昂扬斗志。

中国援塞抗埃人员亲历了塞拉利昂人民在各国政府和国际组织协助下英勇奋斗抗击埃博拉疫情的全过程，看到塞拉利昂“国家埃博拉应急反应中心（NERC）”在抗击埃博拉疫情中发挥的巨大作用和取得的显著成就。“国家埃博拉应急反应中心”在这次史无前例的抗疫行动中经历了无数的考验，积累了非常有价值的经验，也有许许多多的教训和启示。本书的编者均为中国派出的援助塞拉利昂第三批移动实验室检测队队员，他们在紧张的工作之余，全方位地参与了塞拉利昂“国家埃博拉应急反应中心”的工作，并撰写了本书。该书系统地介绍了塞拉利昂“国家埃博拉应急反应中心”及其各个分支机构的成立历史、组织结构、协调方式、职能、策略与措施、取得的成就、经验教训等。希望这些宝贵的经验、教训和启示能够让中国读者更好地理解塞拉利昂抗击埃博拉的策略和举措，以便未来中国在遭遇重大传染病疫情时能够更加有效地应对、中国在参与重大国际救援行动时可以更好地融入国际社会并发挥更大的作用。

中国科学院院士

军事医学科学院院长

前 言

始于2013年12月的埃博拉传染病肆虐西非长达约2年之久。其实早在世界卫生组织宣布警示信息的半年之前，我国已经高度重视疫情，并开始着手防控。西非地区出现埃博拉病毒病疫情后，中共中央总书记、国家主席、中央军委主席习近平同志多次作出重要批示指出，当前西非埃博拉疫情形势严峻，我国国际交往频繁，要高度重视，坚持底线思维，未雨绸缪，在前期已做工作的基础上，进一步采取有力措施加强防控，要做好应对准备，确保人民群众生命安全和社会稳定。2014年8月12日，由国家卫生计生委牵头，军队、外交、发展改革、教育、公安等22个部门建立应对埃博拉出血热疫情联防联控工作机制，迅速制定了埃博拉出血热疫情防控应急预案、管理方案以及技术文件，积极做好关口前移联防联控工作。截至2015年11月，中国已启动5轮疫情援助，包括大批救援物资、防护装备、车辆和资金，同时派出多批检测、医疗和公共卫生专家共计千余人赴西非三国参加紧急救援。这是中国首次大规模提供资金和装备的国际医疗救援行动，也是中国首次派出成建制的军事医护人员参加国际救援。所有援非抗埃人员发扬"不畏艰苦、甘于奉献、救死扶伤、大爱无疆"的崇高精神，同受援国人民并肩作战，及时启动埃博拉疫情应急处置预案，帮助疫区国家控制突发、复发疫情，积极打好防疫保卫战。我们作为第三批援非抗埃队员参加了塞拉利昂的埃博拉疫情防控工作，亲身体会了塞拉利昂埃博拉病毒病疫情防控过程。

本书较为系统地介绍了塞拉利昂的埃博拉应急反应组织指挥体系，对其埃博拉防控体系即"国家埃博拉响应中心"（NERC）进行了专题调研，着重介绍了与疫情防治密切相关的病例管理组、监测组、安全埋葬组、社会动员组以及儿童保护和社会心理组。编者力图借本书的撰写将塞拉利昂埃博拉应急组织抗击埃博拉疫情的宝贵经验、教训和启示介绍给中国人民，让他们对塞拉利昂抗击埃博拉的策略和举措有更加全面和正确的认识，以便未来中国在重大国际救援行动中可以更好地融入国际社会、发挥更大的作用。

鉴于本书编写时间有限，其中难免有疏漏或欠妥之处，恳请同行和读者批评指正。

编者

目 录

第一章　塞拉利昂埃博拉疫情概述

埃博拉病毒病（Ebola virus disease，EVD）过去被称为埃博拉出血热，由埃博拉病毒（EBOV）感染引起。该病病死率最高可达90%，由于其对人类危害极大，《国际禁止生物武器公约》已将埃博拉病毒列为潜在的致死性生物剂，世界卫生组织已将其列为对人类危害最大的生物性危害等级（第四级）病原体，要求与活病毒相关的实验操作必须在生物安全水平四级的实验室（BSL-4）中进行。本病潜伏期2~21天，其症状主要表现为发热、咽痛、肌肉痛、头痛、呕吐、腹泻、皮疹，有些人在疾病晚期会伴有出血。由于腹泻、呕吐和出血导致严重脱水，患者往往出现低血压症状，是导致死亡的主要原因。重症患者可出现不同程度的出血表现，包括鼻、口腔、结膜、胃肠道、阴道、皮肤出血或咯血、血尿等，可能出现低血压、休克等。可并发心肌炎、肺炎和其他多脏器受损。主要病理改变是皮肤、黏膜、脏器出血，多器官可以见到灶性坏死。肝细胞点、灶样坏死是本病的典型特点，可见小包涵体和凋亡小体。接触传播是埃博拉病毒病最主要的传播途径，也是人类感染该病的最常见方式。患者和感染动物的血液、唾液、汗液、精液及分泌物均具有感染性，埃博拉病毒可经皮肤、呼吸道或结膜等途径感染密切接触者。临床医务人员、实验操作人员是主要的高危人群。患者康复以后，血液中检查不到病毒，但是精液中的病毒可以存活长达3个月。该病没有特效治疗药物和疫苗，仅有少数几种药物和疫苗尚处在临床试验阶段，现有治疗方案主要是对症治疗和补充液体。

埃博拉病毒是单股负链不分节段的RNA囊膜病毒。埃博拉病毒病过去仅仅流行于撒哈拉以南的非洲地区，最早在1976年，埃博拉病毒病同时在该地区的两个地点暴发，一个是南苏丹的Nzara县，另一个是刚果民主共和国的Mongala地区，因该疫情的首例患者Mabalo Lokela在游历一条名叫埃博拉的小河后染病，故人们将该病的病原体叫做埃博拉病毒。埃博拉病毒 *Ebolavirus* 在分类上是一个属，与马尔堡病毒是丝状病毒科仅有的两个属，*Ebolavirus* 属包含五个种，分别是：*Bundibugyo ebolavirus, Reston ebolavirus, Sudan ebolavirus, Tai Forest ebolavirus* 和 *Zaire ebolavirus*。埃博拉病毒基因组全长约为19kb，编码7个基因，其基因名称和次序为3'-UTR-NP-VP35-VP40-GP-VP30-VP24-L-5'-UTR。

恒河猴和食蟹猴对埃博拉病毒高度敏感，常被用作埃博拉动物模型，狒狒对所有种属的埃博拉病毒均有一定程度的耐受。非人灵长类感染埃博拉病毒后可产生与人类形似的症状。猪对莱斯顿型埃博拉病毒敏感，存在无症状感染。仓鼠、豚鼠和犬在实验室条件下也能发生感染，有些动物感染后可以产生一些轻微症状。埃博拉病毒的自然储存宿主及其在自然界的自然循环方式还不是很清楚。目前人类发现黑猩猩、大猩猩、蝙蝠、羚羊、猕猴、豪猪可自然感染该病毒，扎伊尔型和莱斯顿型埃博拉病毒可以感染猪，鸟类也可能是埃博拉病毒的传播者。

埃博拉出血热缺乏典型特征，常表现为：白细胞减少，中性粒细胞增多和核左移，并经常伴随淋巴细胞减少。血小板计数明显减少，凝血酶原时间和部分促凝血酶原激酶时间延长，纤维蛋白降解产物增多，弥散性血管内凝血。肝脏转氨酶升高，有时出现蛋白尿、肾功能损伤、血尿素氮和肌酐进行性升高，凝血时间延长，血中可以检测到纤维蛋白原裂解产物。早期症状及血常规和生化等临床实验室检测指标缺乏特异性，仅以临床表现和实验室检查难以确诊。

针对埃博拉病毒病的实验室诊断方法包括检测病毒颗粒或抗原、检测特异性抗体。可从发病后 2 天的患者血清中检出特异性 IgM 抗体，IgM 抗体可维持数月。发病后 7~10 天可检出 IgG 抗体，IgG 可维持数年。血清 IgM 抗体阳性可确诊，双份血清 IgG 抗体阳转或恢复期滴度较急性期升高 4 倍或以上者具有诊断意义。埃博拉病毒病常表现为高滴度病毒血症，可采用 ELISA 方法检测血清中病毒抗原，免疫组化法被用来检测感染者组织样品以及感染动物肝、脾中的病毒抗原。采用 RT-PCR、荧光定量 RT-PCR 等分子生物学方法可以特异性检测埃博拉病毒 RNA。

2013 年 12 月，一株新的埃博拉病毒在几内亚感染一名 2 岁儿童 [病毒由一种以昆虫为食的蝙蝠（free-tailed bat）而非以水果为食的果蝠携带]，从而开始了一场史无前例的暴发疫情。疫情被严重低估，未引起足够重视。2014 年 3 月 28 日，埃博拉病毒被证实从几内亚传播到近邻利比亚。5 月 26 日，世界卫生组织（WHO）确认病毒进入塞拉利昂。7 月 20 日，病毒传入非洲人口最多的国家尼日利亚，并引起新的疫情，导致一名医生感染死亡。7 月 27 日，塞拉利昂著名的埃博拉医生 Sheik Umar Khan 被确认感染埃博拉病毒并于两天后病故。8 月 8 日，世界卫生组织宣布埃博拉为“国际卫生紧急状况”，4 天后埃博拉确认死亡病例达到 1000 例。8 月 15 日，无国界医生组织宣布西非埃博拉疫情为战时状态。8 月 29 日，疫情传入塞内加尔。9 月 3 日，世界卫生组织总干事陈冯富珍宣布此次埃博拉疫情是最大、最复杂、最严重的疫情，已经趋于失控状态。9 月 18 日，联合国成立埃博拉应急反应特派团（UNMEER），这是联合国历史上首次为卫生事务成立特派团。10 月 16 日，塞拉利昂所有地区均有了病例报告。11 月

28 日 WHO 公布，截至 11 月 25 日，西非三国共报告埃博拉出血热病例 16 169 例，死亡 6928 人。其中塞拉利昂疫情仍持续高发，为西非三国疫情最严重的国家。2015 年 8 月中旬，在塞拉利昂约有 3 周时间保持零病例之后，在该国坎比亚又再次发现一例埃博拉病毒病新发病例。2015 年 11 月 24 日，利比里亚卫生部又再次确认一名埃博拉患者死亡。根据 WHO 数据统计，截至 2015 年 11 月 29 日，西非各国总共确诊 28 637 次病例，其中死亡人数达 11 315 人。

参考文献

[1] World Health Organization, Ebola virus disease. 2014. http://www.who.int/mediacentre/factsheets/fs103/en/

[2] Sunit K. Singh, Daniel Ruzek. Viral hemorrhagic fevers[M]. Boca Raton: CRC Press, Taylor & Francis Group (Boca Raton), 2014: 444.

[3] Medical Daily, Ebola Virus Found In Survivor's Semen 6 Months After Negative Blood Test. 2015. http://www.medicaldaily.com/ebola-virus-found-survivors-semen-6-months-after-negative-blood-test-329676

[4] Laurie Garrett. The coming plague: newly emerging diseases in a world out of balance[M]. London: Macmillan, 1994: 100-105.

[5] H. Feldmann, T. W. Geisbert. Ebola haemorrhagic fever[J]. Lancet, 2011, 377(9768): 849-62.

[6] Almudena Marí Saéz, Sabrina Weiss, Kathrin Nowak, et al. Investigating the zoonotic origin of the West African Ebola epidemic[J]. EMBO Mol Med, 2015,7(1): 17-23.

[7] Sylvain Baize, Delphine Pannetier, Lisa Oestereich, et al. Emergence of Zaire Ebola virus disease in Guinea[J]. N Engl J Med, 2014, 371(15): 1418-1425.

[8] The Guardian, Ebola epidemic 2014: timeline. 2015. http://www.theguardian.com/world/2014/oct/15/ebola-epidemic-2014-timeline

[9] Wikipedia, Ebola virus epidemic in West Africa timeline. 2015. http://en.wikipedia.org/wiki/Ebola_virus_epidemic_in_West_Africa_timeline

（张湘莉兰 张志毅 高 波 童贻刚）

第二章　国家埃博拉应对中心

一、创办历史

塞拉利昂国家埃博拉应对中心（National Ebola Response Center，NERC）的前身是突发事件处理中心（Emergency Operations Centre）。在 2014 年 4 月开始暴发的埃博拉疫情，已经席卷塞拉利昂整个国家，经济条件落后和医疗资源的严重匮乏使国家医疗卫生体系在埃博拉疫情面前显得束手无策。塞拉利昂总统科罗马在 7 月 30 日晚向全国发表讲话，宣布该国进入紧急状态，同时启动国家范围内的应对计划，以抗击埃博拉疫情，并在全国推行一系列紧急措施。这些措施包括：所有疫情中心必须隔离；警察和军队将协助卫生部门官员及非政府组织严控疫情中心人员进出；感染者所在社区及家庭必须隔离；除了埃博拉疫情相关事宜外，停止一切公众集会；任何死者下葬前必须向当局报告；在弗里敦国际机场实行更严格的旅客监测和控制；除非特别重要，所有政府官员的境外旅行一律取消等。疫情发生后，虽然多个国家和国际救援机构伸出援手，但原有的突发事件处理中心由于机制不灵活，应急反应能力差，大量物资和技术援助未能有效持续地投入到抗击埃博拉的战役中。截止到 2014 年 10 月初，塞拉利昂确诊和疑似病例已超过 4000 多例，死亡人数超过 1000 人。此外，许多确诊和疑似患者在过于拥挤的安置地或治疗中心无处容身；不安全的埋葬仍然是埃博拉病毒病传播的重要因素之一；医院或护理机构急需大量健康护理人员、防护装备和安全的床位；674 名儿童因为埃博拉成为孤儿，由于埃博拉疫情迫使学校关闭、计划免疫暂停，儿童的前途和发展也受到了威胁。在这样严峻的形势下，2014 年 10 月 10 日，塞拉利昂总统科罗马宣布重组突发事件处理中心，成立一个新的能够有效对抗埃博拉病毒的组织——国家埃博拉应对中心，并任命国防部部长康特（Paolo Conteh）亲自担任这一组织的首席执行官，直接对总统负责。10 月 27 日，NERC 组织入驻 UN 的特别法庭（Special Court），正式开始应对埃博拉疫情的防控工作（图 2-1）。

二、组织机构与职能

为有效应对埃博拉疫情，管理和协调好塞拉利昂与国际组织的埃博拉防控工作，NERC 下设八个工作组（Pillar），包括：协调组（Coordination）、病例管理组（Case Management）、监测组（Surveillance）、安全埋葬组（Safe Burials）、社会动员组（Social Mobilization）、通讯组（Communications）、儿童保护和社会心理组（Child Protection and Psychosocial）、后勤组（Logistics），后来增加一个食品安全组（Food Security），见表 2-1、图 2-2。

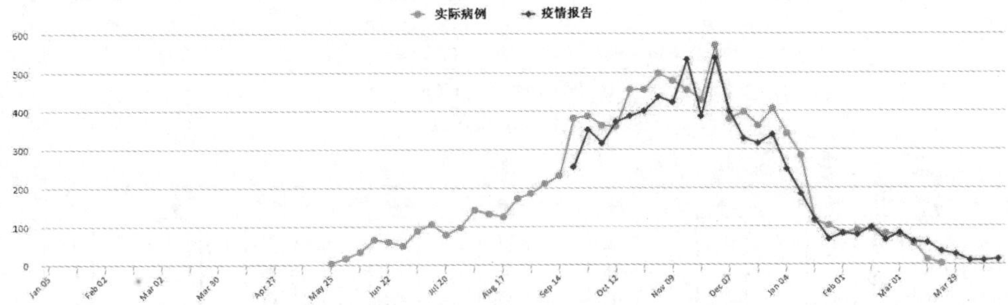

图 2-1 塞拉利昂疫情动态数据

表 2-1 NERC 工作组的责任部门和负责人

工作组（Pillars）	责任部门（合作方）	负责人（共同负责人）
协调组	塞拉利昂政府	AlfredPalo Conteh （CEO）
病例管理组	塞拉利昂卫生部 （WHO）	Dr. Alie Wurie （Jackson Amone）
监测组	卫生部 （WHO，联合国人口基金会）	Dr. Amara Jambai （Amy Cawthorne）
安全埋葬组	塞拉利昂红十字会 （安全埋葬联合会）	Dr Ansumana Sillah （Abu Jalloh）
社会动员组	卫生部 （联合国儿童基金会）	Lansana Conteh （Samuel Sesay, Amaya Gillespie）
通讯组	塞拉利昂卫生部	Sidie Yahya Tunis
儿童保护和社会心理组	塞拉利昂社会福利和性别及儿童事务部 （联合国儿童基金会）	Tina Davies （Matthew Dalling）
后勤组	塞拉利昂卫生部 （世界粮食计划署）	Jack Lansana （Andrew Stanhope）

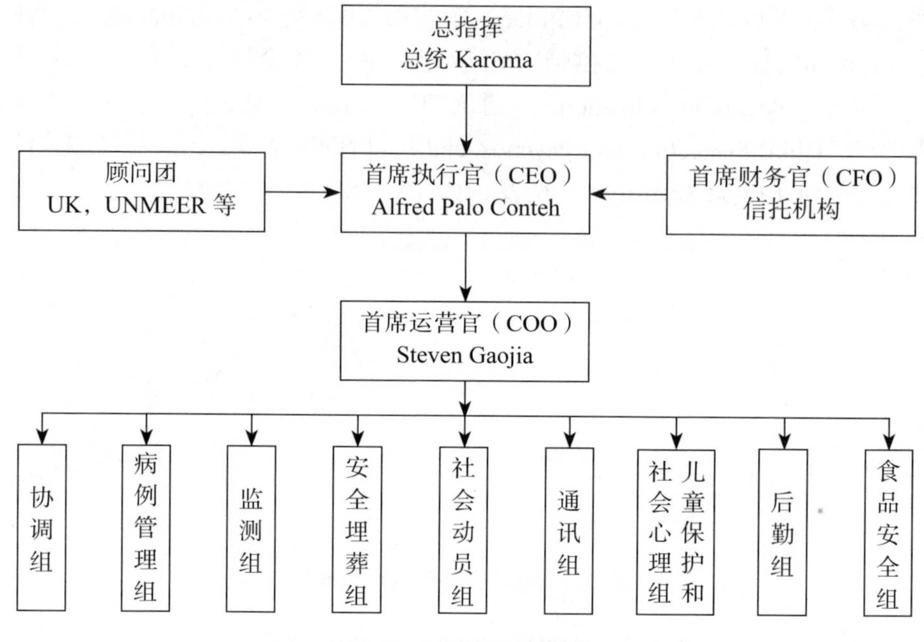

图 2-2 NERC 组织结构

（一）协调组

协调组是 NERC 组织的核心机构，随着 NERC 的组建而成立，由塞拉利昂政府主导，NERC 首席执行官（CMO）为该组负责人，参与方主要有塞拉利昂政府各部门的官员，包括卫生部部长、首席医疗官、卫生部工作人员，还有各主要国际救援力量的专家，包括来自世界卫生组织（WHO）、联合国埃博拉应急反应行动组（UNMEER）、美国疾病预防控制中心（CDC）、英国军方等机构的人员（表 2-1）。该组织每周一、三、五上午举行一次约一小时的会议。NERC 协调组全面负责国家埃博拉应对计划的决策制定和组织指挥，给政府和执法部门提供埃博拉防控相关的指导意见，负责建立与其他相关组织高效同步的协调网络，并确保来自不同国家、不同渠道的大量物资和技术援助能有效持续地投入到抗击埃博拉的战役中去。

（二）病例管理组

在 NERC 成立以前，由于塞拉利昂政府医疗资源、医疗人员的极度匮乏，对塞拉利昂埃博拉防控提出了严峻挑战。而疫情暴发后，国际组织对该国进行了大量包括物资和医疗人员的援助，为了合理高效地分配这些资源并对外援的医疗团队进行管理，成立了病例管理组。病例管理组是在 NERC 组织的领导下，由塞拉利昂的国家卫生部和世界卫生组织（WHO）共同主导的一个工作组。通过协调 MSF、Emergency、Save the Children 等国际组织或英国、中国等国家在塞拉利昂的医疗单位，整合、优化医疗资源分配，使塞拉利昂的埃博拉医疗资源的地区分布尽可能合理，并且通过定期例会和工作组监督的方式，根据埃博拉防控战役不同阶段的需求，对医疗资源做出及时快速的调整，从而使不同地区的埃博拉患者都能得到有效的隔离和救治，并且预防病毒的传播和对健康人群的感染。病例管理组每周例会制度和工作组监督制度在管理上发挥了重要作用。每周的例会主要包括：一周疫情分析、各医疗单位（ETC、EHC 和 CCC）的收治能力比较、各医疗单位收治埃博拉患者的情况和治愈率比较等。同时，还会有关于疫苗、新药、免疫制剂等药品的试用报告，以及塞拉利昂埃博拉防控中医疗方面面临的问题阐述。每周例会中各国医疗单位、国际组织可以了解到埃博拉防控最新进展，对在隔离和治疗中遇到的问题进行分析讨论，探讨针对埃博拉治疗更有效的治疗方法，这些都为西区大会战中埃博拉患者死亡率的下降奠定了坚实的基础。该组的主要工作包括：①组织协调医疗资源；②制定感染预防与控制的标准操作规程；③协调医疗资源的合理分配；④协助病例跟踪和流行病学调查。

（三）监测组

该组是由塞拉利昂卫生部统一管理，与美国 CDC、世界卫生组织（WHO）、联合国人口活动基金会（UNFPA）以及其他的合作伙伴共同参与的一项工作。主要目的在于通过病例调查和接触者追踪，发现可疑埃博拉病例，并进一步通过实验室检测进行鉴定。迅速的实验室检测对控制埃博拉病毒的传播和疫情的暴发具有重要的意义。该组主要完成以下工作任务：①埃博拉病例追踪；②接触者追踪；③实验室检测工作。NERC 的监测组提供了极好的实验室检测管理模式。通过国际性大组织例如 WHO 与联合国，对各国际援助力量进行充分协调；通过技术规范的发布，对整个技术流程进行有效管理；通过塞拉利昂当地人员与国际援助力量的合作，对整个监测流程的快速联动进行了有效推动。在整个疫情期间，实验室单日检测能力曾高达 1500 份，有效支援了埃博拉疫情的防控工作。

（四）安全埋葬组

在 NERC 成立之前，由于缺少对墓地和埋葬队伍的监管，通过参加当地习俗的埋葬仪式而传播埃博拉病毒是疫情不能得到有效控制的主要原因之一，因此快速制定安全埋葬的程序和流程，训练埋葬队伍成员，为执行安全规范埋葬的人员提供安全和感染防控方面的保障等均成为控制疫情的关键所在。安全埋葬组就是专门负责对埃博拉死者埋葬进行监管、维持埋葬车辆队伍的秩序、对埋葬队伍的人员进行社会心理援助等工作的部门。安全埋葬组是在 NERC 组织的领导下，由塞拉利昂卫生部、国际红十字会组织（IFRC）共同主导的一个工作组。该组织大大提升了安全体面埋葬的执行力度，对于埃博拉疫情的缓解做出了重要贡献。但是由于当地居民素质良莠不齐，尚存在有少数不安全埋葬发生的危险因素。该组开展的主要工作包括：①开展对安全埋葬队伍的培训；②对埃博拉死者埋葬进行监管；③管理执行葬礼的支持资金；④制定安全体面葬礼的标准操作流程；⑤对各部门之间交叉的活动与服务。

（五）社会动员组

在 NERC 成立之前，根深蒂固的习俗和宗教信仰仍然是减少埃博拉病毒病（EVD）传播的最大障碍。为了确保正确的防感染行为得到执行，如减少人员流动、早期隔离、安全埋葬等，必须加大社会动员的力度。而当时社会动员协调人员及其匮乏，只有 14 名社会动员协调员可以开展工作，至少 401 名协调员急需培训。在此情况下，社会动员组的设立成为迫在眉睫的工作。社会动员组是在 NERC 组织的领导下，由卫生部、联合国儿童基金会（UNICEF）共同主导的一个工作组。该工作组由行政区级别、当地级别的社会动员组织组成，通过社会动员协调人员及社会动员志愿者负责实施社会动员活动。通过建立社会动员组织，培训社会动员协调人员和志愿者，加大了社会动员的力度，大大提高了民众的安全意识，使正确的防止感染的行为得到执行，为埃博拉疫情趋于稳定做出积极贡献。该组开展的主要工作包括：①对社团开展社会动员的需求给予支持；②对健康工作人员（health worker）及社会动员活动中的志愿者等进行培训；③对各行政区开展的社会动员和健康促进活动给予支持；④制订针对某些特殊群体的行动计划。

（六）通讯组

通讯组是在 NERC 组织的领导下，由卫生部共同主导的一个工作组，负责实施通讯宣传活动。通过媒体向外界发布来自 NERC 的决定和行动，确保来自 NERC 及其在埃博拉救治方面的合作伙伴的正确和一致的信息能够以双方认同的方式向公众发布，建立整体的 NERC 信息交流和信息传播策略，高效快速地向外界通报疫情和 NERC 采取的行动及其效果，使合作伙伴及国外援助组织了解疫情发展情况，以便及时调整援助策略。该组开展的主要工作包括：①通过电子媒体信息向全国范围内发布来自 NERC 的决定和行动，并且在信息交流中负责与合作伙伴进行联络和沟通；②通过多种宣传形式，如收音机、社区广播、公共服务通告、散发传单、挨家挨户宣传等方式，进行疫情通报或者宣传埃博拉防控知识；③确保各类针对性信息能够以恰当的方式向针对性人群发布，如儿童、残疾人、艾滋病患者、性工作者、EVD 治愈者等。

（七）儿童保护和社会心理组

埃博拉疫情的发展使受害者已不只限于感染者和死者本身，埃博拉带来的压力和创伤给包括妇女、儿童、残疾人和EVD治愈者形成了严重的心理影响。人们遭受的社会心理困境在潜移默化中给疫情控制和恢复重建增加了难度。由于大量家庭失去了主要劳动力，妇女和儿童的生活受到严重影响。大量儿童成为孤儿或处于无人看护状态。而且由于埃博拉疫情迫使学校关闭、计划免疫暂停，儿童的前途和发展也受到了威胁。因此，社会心理支持和妇女、儿童等弱势群体救助成为埃博拉疫情中亟待开展的重要内容。NERC下设的儿童保护和社会心理组专门负责组织、协调和实施塞拉利昂在埃博拉疫情期间的社会心理支持和妇女、儿童等弱势群体救助。儿童保护和社会心理组是在NERC组织的领导下，由塞拉利昂社会福利、性别与儿童事务部（MSWGCA）和联合国儿童基金会共同主导的。目前，塞拉利昂卫生部、塞拉利昂教育部、救助儿童会、国际计划（Plan International）、联合国妇女署（UN Women）、联合国人口基金（UNFPA）、乐施会（Oxfam）、英国国际发展部（DFID）等多个政府和非政府机构参与到NERC的社会心理支持、性别与儿童事务中，在塞拉利昂社会福利、性别与儿童事务部和联合国儿童基金会的共同主导下开展工作。该组织根据疫情发展变化和应对的需要，在调查评估、设施建造、物资援助、儿童教育、寻亲团聚、心理辅导等方面开展了大量工作，主要包括：①调查评估工作；②设施建造工作；③学生教育工作；④寻亲团聚工作；⑤心理辅导工作。

（八）后勤组

该组负责对埃博拉响应所需装备、供给、运输和通讯设备的需求进行评估，管理供给品和基本设备的发放。为所有物资和装备提供从物资中心到使用方的分配方案，为疫情控制各项活动的执行提供行政支持。后勤组是在NERC组织的领导下，由塞拉利昂MoSH（CMS），UNMEER，世界粮食计划署（WFP）共同主导的。该组主要工作包括：①由UNMEER和总体提供后勤响应，包括建立和运行ETC和CCC，通过增大基础设施加强卫生部的供应链。②调配车辆用于监控检测、EVD患者的埋葬和运输。如世界粮食计划署采购74辆世界银行资助的车辆，包括救护车、丧葬车和皮卡。③联合国儿童基金会已经特批了由英国国际发展部和世界银行资助的七个航班超过392吨的物资，供应包括：个人防护装备（PPE）、基本药物、营养品、水容器、担架和血液样本采集管等。④建立多个后勤基地，以满足总体响应的需求。

（九）食品安全组

因为被隔离家庭缺乏充足的食品供给，迫使这些家庭的人员离开隔离地点去寻找食物，从而增加了感染的风险。此外，缺乏足够的物资和人员保障难以完成对被感染人群提供基本的和/或拯救生命的服务。该组主要工作包括：①为隔离家庭提供充足的食物配给。世界粮食计划署（WFP）已经被指定为给弗里敦郊区的隔离家庭和社区提供食物供给。50 000 个 10L 可折叠的简便油桶已经被 WFP 分发到农村。②成立各行政区的食品安全监督机构，并对食品安全进行指导和监督。多家收容中心和治疗中心的水质被检测。

三、NERC 的成就与贡献

NERC 建立了标准的感染防控方法，并对全民预防进行监督，建立和保障隔离设备的平稳安全运行，培训了埃博拉病毒病管理、感染控制等方面的健康工作人员；建立了良好的实验室检测管理模式，有效支援了埃博拉疫情的防控工作；为所有物资和装备提供从物资中心到使用方的分配方案，为疫情控制各项活动的执行提供行政支持；大大提升了安全体面埋葬的执行力度，对于埃博拉疫情的缓解做出了重要贡献；建立社会动员组织，培训社会动员协调人员和志愿者，加大了社会动员的力度，大大提高了民众的安全意识；埃博拉疫情和 NERC 采取的行动及其效果能高效、快速地向外界通报，使合作伙伴及其国外援助组织了解疫情发展情况，并及时调整援助策略；通过协调国内和国际力量、统筹各方面资源实现了埃博拉疫情期间的社会心理支持和妇女、儿童等弱势群体救助；为被隔离家庭提供充足、安全的食品和水，避免了这些家庭因为寻找食物而离开隔离地点，从而大大降低了感染的风险。NERC 组织在以上各方面做出了积极贡献，为埃博拉疫情的控制起到了重要作用。

（谭亚芳　李春晓　何　君　童贻刚）

参考文献

[1] National Ebola Response Center (NERC). http://www.nerc.sl/

[2] Coordination. http://www.nerc.sl/nerc.sl/?q=pillars/coordination

[3] Case Management. http://www.nerc.sl/nerc.sl/?q=nercpillartexo/casemanagement

[4] Surveillance. http://www.nerc.sl/nerc.sl/?q=nercpillartexo/surveillance

[5] Safe Burials. http://www.nerc.sl/nerc.sl/?q=nercpillartexo/safeburials

[6] Social Mobilization. http://www.nerc.sl/nerc.sl/?q=nercpillartexo/socialmobilization

[7] Communications. http://www.nerc.sl/nerc.sl/?q=nercpillartexo/communications

[8] Child Protection and Psychosocial. http://www.nerc.sl/nerc.sl/?q=nercpillartexo/childprotection.

[9] Logistics. http://www.nerc.sl/nerc.sl/?q=nercpillartexo/logistics

[10] Food Security. http://www.nerc.sl/nerc.sl/?q=document-types/food-security

第三章　协调组

一、组织机构与职能

NERC 组织的核心机构是 NERC 协调组，由塞拉利昂政府主导，NERC 首席执行官（CMO）为该组负责人，参与方主要有塞拉利昂政府各部门的官员，包括卫生部部长、首席医疗官、卫生部工作人员，还有各主要国际救援力量的专家，包括来自世界卫生组织（WHO）、联合国埃博拉应急反应行动组（UNMEER）、美国疾病预防控制中心（CDC）、英国军方等机构的人员（表 3-1）。该组织每周一、三、五上午举行一次约一小时的会议，会议时常会因为一些重要人物有事不能参加而推迟，有时也会根据工作需要临时增加一些会议。NERC 协调组全面负责国家埃博拉应对计划的决策制定和组织指挥，给政府和执法部门提供埃博拉防控相关的指导意见，负责建立与其他相关组织高效同步的协调网络，并确保来自不同国家、不同渠道的大量物资和技术援助能有效持续地投入到抗击埃博拉的战役中去。NERC 组织制定了多种埃博拉防控方面的标准操作流程，如媒体和信息交流的标准操作流程，尸体或疑似埃博拉患者转移后家庭消毒净化的标准操作流程，提供针对司机或其他人的疾病控制预防培训材料，并且每日发布新增确诊病例和死亡病例报告。

表 3–1　协调组常规邀请成员

机构	人员
卫生部（MoHS）	首席医疗官 Brima Kargbo（CMO） CMO 邀请人员或相关人员
国家埃博拉应急反应中心（NERC）	首席执行官 Alfred Palo Conteh（CEO） 通讯组负责人（Sidie Yahya Tunis） 秘书和服务人员
英军联合特遣部队（CJIATF）	Marshall Elliot Duncan Hill CJIATF 负责人
联合国埃博拉应急反应行动组（UNMEER）	Bintou Keita Paul Sherry

续 表

机构	人员
世界卫生组织（WHO）	Anders Nordstrom Zabulon Yoti i-PACT 技术顾问
美国疾病预防控制中心（US CDC）	执行负责人（Oliver Morgan）
中国疾病预防控制中心（China CDC）	相关人员
塞拉利昂警察机构（SLP）	Al Shek Kamara
国家安全办公室（ONS）	Mary Myle

二、疫情应急反应策略

（一）紧急动员，全球呼吁

在埃博拉疫情快速扩散的紧要关头，塞拉利昂政府一方面进行紧急动员，调动国内各种社会力量，阻止外部疫情的进一步传入，同时阻断国内的疫情跨区蔓延。许多社区形成了自救机制，严格防范外来人员擅自进入，对必需的来往人员进行密切监视，加强社区民众的宣传教育，鼓励民众发现疑似病例、举报外来人员和疑似病例、自觉进行隔离等。这些措施在初期患者还不是非常多的情况下起到了很好的作用，有效阻止了疫情的肆意蔓延。一个典型的案例是 Koinadugu，该区行政官员在有识之士的建议下，在塞拉利昂尚未实行全国性的紧急状况时，就先行自动实施全区的隔离措施。当全国疫情急转直下的近半年中（2014 年 5~10 月），该地区作为全国最大的地区，没有一例感染者。其他局部地区也有类似的情况，这些自救措施让这些地区大受裨益，大大减缓了疫情在局部的流行态势。当疫情发展到十分危险的阶段，原本为数不多的医务人员大批倒下，剩下的医务人员也多数在恐惧中退缩，医疗系统崩溃，国家处在动荡不安状态。在此紧要关头，塞拉利昂政府积极配合世界卫生组织向全世界发出救援呼吁，以中国为首的世界各国和一些非政府组织，面对突如其来的致命病毒疫情，纷纷响应，送来大批的救援设备、车辆、食物、药品和资金，同时派出救援力量加入塞拉利昂抗击埃博拉病毒的战斗行列。这些援助大大增强了塞拉利昂政府和人民战胜埃博拉疫情的勇气和信心，同时大大增强了他们战胜埃博拉疫情的物质和技术条件，为最终取得全面胜利奠定了坚实的基础。

（二）赛方主导，国际合作

面对史无前例的可怕疫情，塞拉利昂政府和民众以坚韧不拔的毅力，迎接着一个又一个的挑战。尽管国内医疗体系已经溃不成军，无力抵抗暴虐的埃博拉疫情，大批国际救援力量成为塞拉利昂决战埃博拉疫情的核心力量，但是塞拉利昂政府没有失去自信，而是敢于承担责任，一方面以高度的责任感，主导本国的埃博拉防控方方面面的政策措施的制定和执行；另一方面，则虚心邀请来自世界各国的专家学者共商大计，形成顶层决策机构，放弃原来效率不高的基于卫生部组建的紧急状态处置中心（EOC），成立以国防部牵头的国家埃博拉应急反应中心（NERC），总统亲自挂帅，吸纳世界各国和各国际组织顶级的传染病防控专家，共同决策埃博拉的应对问题。自 2014 年 10 月中下旬 NERC 成立以后，塞拉利昂的疫情发生了显著的变化，感染数字从快速攀升转为快速下降，中间没有出现平稳期，这说明 NERC 的决策措施发挥了很大的作用。在随后的疫情防控过程中，NERC 一直扮演着至关重要的作用，为塞拉利昂疫情防控做出了重大的贡献。

（三）移风易俗，全民宣教

塞拉利昂有很多的部族，这些部族都有一些共同的文化传统和风俗习惯。塞拉利昂人民多数都信仰宗教，要么是伊斯兰教，要么是基督教。像其他西非国家的人民一样，塞拉利昂信仰两种宗教的民众都习惯给逝去的亲人清洗身体，以期其灵魂可以升天，因为他们相信，尸体不洗干净，则其灵魂无法升天。埃博拉病毒传播的主要途径是体液传播，患者临死前往往会有呕吐、内外出血等症状，导致其身体内外遍布呕吐物或血液。通过清洗尸体，并且在清洗的过程中拥抱和亲吻尸体，极其容易感染病毒。此外，由于医疗条件差、医疗系统不完善，民众的认知水平有限，大部分人生病后会去找传统治疗师（巫医）寻求帮助。而传统治疗师往往没有传染病学知识，往往会在传统治疗师那发生交叉感染，传统治疗师自身成为传播病毒的载体。针对这些风俗习惯，塞拉利昂政府在国际救援组织的帮助下，制定宣传材料，积极利用各种媒体，包括电视、广播、街头广告、马路上设置播音喇叭，每周确定一个宣传主题或者宣传口号（Ebola Big Idea），把宣传内容做到家家户户，让人们知道，病毒是真实存在的，并且可以通过尸体清洗而传播给亲人朋友。同时利用国际救援力量，组织宣教队，从社区发动骨干，集中培训埃博拉病毒知识，然后让这些社区骨干深入社区，挨家挨户进行宣传。所有这些措施，大大加强了民众对埃博拉病毒病的了解，对疫情防控起了十分重要的作用。

（四）司法介入，强力执行

NERC 成立以后，塞拉利昂卫生部、政府、军方、安全部门和警察部门都成为 NERC 的组成部分，总统亲自领衔，政策措施实施和协调力度大大加强，对于发生疫情的社区，警察和军队直接进入接管，实施隔离制度。政府将私自清洗埋葬尸体的行为定为犯罪，号召民众举报，一旦发现这种行为，警察和司法机关会马上介入，对犯罪人员实施惩处。总统发布紧急状态令，宣布取消节假日一切集会（包括圣诞节和新年聚会），违者一律绳之以法。军人和警察在各条交通要道、人口密集区、渡口码头、车站、机场设置关卡，强制往来车辆人员停车检查体温、用消毒剂清洗双手，禁止不同区之间的人员流动。所有这些措施，为阻断埃博拉病毒肆意传播起到了非常好的作用。

（五）从面到点，斩草除根

自从疫情在塞拉利昂开始扩散，到 2014 年 10、11 月份，疫情已经在全国各地全面铺开，形势十分严峻。面对瘟疫凶猛的发展态势，新成立的 NERC 在 2014 年 12 月 17 日发起了一项旨在控制关键地区的“西区大会战”（Operation Western Area Surge，WAS）行动（西区是塞拉利昂人口最为密集的地区，也是疫情最严重的地区），通过加大宣传教育力度、强化关卡检查和地区封锁、增加检测范围（所有尸体不论何种死因一律检测）、缩短检测时间（24 小时内报送结果）、强力执行接触者隔离和感染者治疗、成立安葬队专门执行安全而有尊严的安葬（禁止私人安葬）、强化社区调查监测（挨家挨户搜查）、大面积追踪埃博拉接触者等措施。通过实施西区大会战，病例数直线下降，仅用了大约一个月的时间，病例数从原来每周 400 例左右降到每周 100 例左右。在形势好转的情况下，政府为了改善民生，取消了部分严格的隔离措施，一度又导致疫情低水平波动，不时仍有小规模的局部疫情发生，导致原来预期的零感染目标变得不可捉摸。为了应对新的情况，NERC 实施了定点清除的方案，对有疫情发生的社区进行重点隔离、监测、跟踪接触者，同时提醒相关部门及相关工作人员不可麻痹大意、骄傲自满，实现零感染的道路不是平坦的（Bumpy Road to Zero）。此外，为了确保疫情不会反复，2015 年 3 月 19 日，总统再次发出禁令，限制疫区民众走出家门（周五到周日）三天，连续三周实施禁令。这些措施将彻底清除埃博拉病毒在塞拉利昂的踪迹。

参考文献

[1] 新华网，国际社会盛赞中国援非抗击埃博拉贡献，2015, http://news.xinhuanet.com/world/2015-03/04/c_1114517278.htm, Aceessed April 26th, 2015.

[2] 人民网，中国向塞拉利昂派出移动实验室检测队支持埃博拉防控，2014, http://world.people.com.cn/n/2014/0917/c1002-25679602.html, Aceessed April 27, 2015.

[3] United Nations, Resolution 2177 (2014), 2014, https://www.ifrc.org/docs/IDRL/UN%20SC%20Res.pdf, Aceessed April 27, 2015.

[4] Sierra Leone Concord Times, AS 'Operation Western Area Surge' continues... 2015, http://slconcordtimes.com/as-operation-western-area-surge-continues/, Aceessed April 27, 2015.

[5] The Guardian, Ebola: Sierra Leone plans second lockdown to stem epidemic, 2015, http://www.theguardian.com/world/2015/mar/19/ebola-sierra-leone-plans-second-lockdown-to-stem-epidemic, Aceessed April 27, 2015.

（张志毅　高　波　童贻刚）

第四章　病例管理组

将埃博拉患者进行有效的隔离和治疗，避免与其他患者、家庭或社区其他人员接触是埃博拉防控的一个重要策略。病例管理组（Pillar of Case Management）的主要工作是通过制定医疗救治操作管理规程（standard operating procedure，SOP）、定期例会和工作组监督等方式，协调塞拉利昂所有埃博拉治疗中心（Ebola Treatment Center，ETC）、埃博拉留观中心（Ebola Holding Center，EHC）和社区埃博拉收治中心（Community Care Center，CCC）的工作，对埃博拉患者进行有效的留观、隔离和治疗，预防控制埃博拉的传播和感染。

一、组织管理与工作模式

（一）工作机制

病例管理组是在 NERC 组织的领导下，由塞拉利昂的国家卫生部和世界卫生组织（WHO）共同主导的一个工作组。通过协调 MSF、Emergency、Save the Children 等国际组织或英国、中国等国家在塞拉利昂的医疗单位，整合、优化医疗资源分配，使塞拉利昂的埃博拉医疗资源的地区分布尽可能合理，并且通过定期例会和工作组监督的方式，根据埃博拉防控战役不同阶段的需求，对医疗资源做出及时快速的调整，从而使不同地区的埃博拉患者都能得到有效的隔离和救治，并且预防病毒的传播和感染。

（二）工作目标

病例管理组主要包括有两项工作目标：一是使塞拉利昂埃博拉隔离和救治能力的地区分布尽可能合理，保证塞拉利昂 13 个区每个区的疑似患者能就近隔离等待检测结果，同时每个区的确诊病例能就近在专门的医疗机构得到救治；二是优化诊治方案，发热患者入院 72 小时第一时间得到血样，送到实验室进行检测后，根据检测的结果（阴性或阳性）在 24 小时内决定患者的治疗方案。

（三）组织机构

1. 管理与协调机构

病例管理组在 NERC 组织的总部设有专门的办公室进行统一管理，主要依托援塞的各国和各国际组织组建的外国医疗团队（Foreign Medical Team, FMT）等开展埃博拉的留观、隔离和治疗的相关工作。

2. 实施医疗机构

（1）埃博拉留观中心（EHC）：在疫情爆发期间，由于大量病例涌现，尤其在人口相对集中的大城市如首都弗里敦，原有脆弱的医疗体系根本无法完成短期内剧烈增加的病例的收治和隔离工作，为了集中收治、隔离、确诊分流埃博拉疑似患者，避免交叉感染和疫情蔓延，当地政府在国际社会的帮助下，根据现有资源在各大城市人口密集区陆续建立了一系列埃博拉留观中心，用于收治疑似埃博拉的患者，被救治的患者通过实验室的血样检测，确诊为埃博拉患者的转入治疗中心，没有被确诊的则继续留在留观中心治疗或转入其他非埃博拉治疗医疗机构。

（2）埃博拉治疗中心（ETC）：埃博拉治疗中心是为了应对埃博拉病毒病暴发流行而建立的一种特殊的临床收治机构，一方面为患者提供安全的隔离，避免疫情传播；另一方面为患者提供必要的治疗，同时还是社区疫情应对的中枢机构，一般规模在 20~100 张床之间。

（3）社区埃博拉收治中心（CCC）：在塞拉利昂埃博拉疫情暴发期间还有一种特殊的诊疗实体，就是社区埃博拉收治中心（CCC），为城市边缘地区、交通不便的边远区域埃博拉疑似患者以及轻症患者提供及时和高效隔离及诊治服务。CCC 主要建立在大型正规埃博拉留观治疗中心配置不足的地区，一般规模在 8~30 张床，兼负埃博拉疑似患者的留观和治疗的功能，建设起点低，能够迅速灵活地覆盖很多社区乃至全国，随着疫情的变化而动态地调整 CCC 的数量，为全国范围内疫情的扑灭起到了至关重要的作用。

（四）工作模式

病例管理组主要通过每周例会制度和工作组监督制度来执行管理功能，这种工作模式在进入西区大会战后在管理上仍然起主要作用。每周病例管理组的例会主要包括：一周疫情分析；各医疗单位（ETC、EHC 和 CCC）的收治能力比较；各医疗单位收治埃博拉患者的情况和治愈率比较等。同时，还会有关于疫苗、新药、免疫制剂等药品的试用报告，以及塞拉利昂埃博拉防控中医疗方面面临的问题阐述。各国的医疗单位、国际组织等通过每周例会，了解埃博拉防控最新进展，对于埃博拉病毒病这种以往没有大暴发过的烈性传染病，各国医护人员都没有相关的经验，病例管理组在每周例会中，通过对在隔离和治疗中遇到的问题进行分析讨论，探讨针对埃博拉治疗更有效的治疗方法。在塞拉利昂的各国医疗单位和国际组织援建的治疗机构内部均为自行管理，但在技术环节纳入塞拉利昂统一部署和管理。

二、主要工作与成效

（一）埃博拉医疗机构的建设、管理与协调

自 2014 年 5 月至 11 月，塞拉利昂卫生部疫情报告等报道的埃博拉病毒病的死亡率在 70% 左右，11 月中下旬以后由于国际社会对塞拉利昂抗埃博拉病毒病的援助和管理力量的增强，几个设施完备的大型、规范化的埃博拉治疗中心建成使用，原有留观中心及社区埃博拉收治中心的功能管理及相关配套设施的进一步完善，极大地缓解了当地的疫情，并明显提高了埃博拉患者的治愈率。至 2015 年 3 月底，塞拉利昂各个治疗中心统计结果显示，塞拉利昂埃博拉病毒病的病死率已明显降低至 40%~50%。

塞拉利昂不同规模及形式的埃博拉留观中心（EHC）、治疗中心（ETC）以及社区埃博拉收治中心（CCC）在此次疫情暴发的控制过程中发挥了决定性的作用，疫情中后期充足的诊疗资源不但有效地缩短了患者运送、住院的时间和距离，限制了可疑患者引起的传播，迅速遏制了疫情的蔓延，还对提高治疗效果、降低死亡率、增强当地民众战胜疾病的信心起到了决定性的作用。根据疫情暴发的不同时期、援助组织的选址、依托对象、援助目的等不同，各种中心的建筑、配置和管理有着很大的区别。截至 2015 年 3 月 18 日，塞拉利昂在 MSF、Emergency、Save the Children 等国际组织或英国、中国等国家的支持下，已建成 20 个 ETC、82 个 EHC 和 52 个 CCC（表 4-1，图 4-1）。而 NERC 组织在 WHO、美国CDC和联合国等机构的帮助下，对各个临床诊疗单位的建筑构造、功能设置、管理模式和临床数质量指标等进行有区别的统筹管理，实时地讨论制定、颁布各种操作管理规程、诊疗消毒指南等规范管理具体的流程及工作，定期召开各种临床例会，通报问题及实时进行政策调整，协调处理随时出现的问题，分享诊疗经验，改进管理流程等，对形式多样、背景复杂的埃博拉诊疗机构实现了完美的统一协调管理，使得资源最大化利用，为赢得抗击埃博拉病毒病的最后胜利做出了重要的贡献。

表 4-1 EHC、ETC 和 CCC 在塞拉利昂全国的分布和合作伙伴

（截至 2015 年 3 月 8 日）

医疗机构名称	行政区	酋长地	类型	合作伙伴	床位数
Lakka Hospital (NICD)	Western Area Rural	York Rural	EHC	Emergency / MoHS/NICD	12
Ola During Childrens Hospital	Western Area Urban	East Ⅰ	EHC	MoHS/Cap Anamur	20
Newton Stadium	Western Area Rural	Koya Rural	EHC	—	24
Maforki EHC	Port Loko	Maforki	EHC	MoHS / Plan	62
Newton Clinic	Western Area Rural	Koya Rural	EHC	MoHS/Kings/RSLAF	15

续　表

医疗机构名称	行政区	酋长地	类型	合作伙伴	床位数
PCMH Maternity	Western Area Urban	East Ⅰ	EHC	MoHS	9
Macauley St Hospital	Western Area Urban	Central Ⅰ	EHC	MoHS/Kings	7
34 Military Hospital	Western Area Urban	West Ⅲ	EHC	RSLAF	10
Rokupa Govt Hospital	Western Area Urban	East Ⅲ	EHC	MoHS/Kings	22
Jui -China-SL Friendship Hospital	Western Area Rural	Waterloo Rural	EHC	MoHS/Kings	40
Connaught Hospital	Western Area Urban	Central Ⅱ	EHC	Kings	18
Lakka Hospital EHC	Western Area Rural	York Rural	EHC	Emergency	21
Koindu	Kailahun	Kissi Teng	EHC	MoHS	20
Buedu	Kailahun	Kissi Tongi	EHC	MoHS	20
Daru	Kailahun	Jawie	EHC	MoHS	20
Kenema Gov. Hospital	Kenema	Kenema Town	EHC	IRC, World Vision, GOAL, WFP	30
Port Loko Gov. Hospital EHC	Port Loko	Maforki	EHC	MoHS	62
Lungi Hospital	Port Loko	Kaffu Bullom	EHC	MoHS	16
Targrine PHU	Port Loko	Kaffu Bullom	EHC	MoHS	8
Masiaka	Port Loko	Koya	EHC	MoHS	10
Kamasondu	Port Loko	Kaffu Bullom	EHC	Plan/PIH	16
Kagbanthama	Port Loko	Bureh Kasseh Ma	EHC	Plan/MoHS	12
Gbinti	Port Loko	Dibia	EHC	MoHS	10
Mange	Port Loko	Bureh Kasseh Ma	EHC	MoHS	6
Lokomasama (Petifu Junction)	Port Loko	Lokomasama	EHC	MoHS/Shepherd Hospices/ PIH	60
Catholic Hospital (Mabesseneh)	Port Loko	Marampa	EHC	MoHS/ Plan	9
Bo Gov. Hospital	Bo	Kakua	EHC	IRC	27
Paramedical School	Bombali	Bombali Sebora	EHC	Oxfam	60
Bonthe Government Hospital	Bonthe	Bonthe Urban	EHC	MoHS	4
Zimmi	Pujehun	Makpele	EHC	MoHS	12
Kpangba	Pujehun	Panga Kabonde	EHC	MoHS	8
Magburaka Gov. Hospital	Tonkolili	Kholifa Rowala	EHC	MoHS	50
Yele Town PHU	Tonkolili	Gbonkolenken	EHC	MoHS	17
Hinistas CHC, Mile 91	Tonkolili	Yoni	EHC	MoHS	20
Foredugu	Port Loko	Buya Romende	EHC	PIH / Plan	4
Konta Line - Masimira	Port Loko	Marampa	EHC	IRC / Oxfam	50
Kabala Gov. Hospital	Koinadugu	Wara Wara Yagal	EHC	Cause Canada	9
Kambia Holding Centre	Kambia	Magbema	EHC	MoHS	35
Kambia Gov. Hospital	Kambia	Magbema	EHC	MoHS	4
Koidu Gov. Hospital	Kono	Koidu Town	EHC	MoHS / Wellbody	0

续　表

医疗机构名称	行政区	酋长地	类型	合作伙伴	床位数
Moyamba Holding Centre	Moyamba	Kaiyamba	EHC	MoHS	20
Tiama	Moyamba	Kori	EHC	MoHS	4
Panguma Hospital - Kenema	Kenema	Lower Bambara	EHC	IRC, World Vision, GOAL, WFP	20
Baama CHC	Kenema	Wandor	EHC	IRC, World Vision, GOAL, WFP	5
Blama CHC	Kenema	Small Bo	EHC	IRC, World Vision, GOAL, WFP	5
Gorahun CHC	Kenema	Tunkia	EHC	IRC, World Vision, GOAL, WFP	7
Joru CHC	Kenema	Wandor	EHC	IRC, World Vision, GOAL, WFP	7
Levuma CHC	Kenema	Kandu Leppiama	EHC	IRC, World Vision, GOAL, WFP	10
Arab Hospital	Bombali	Makeni Town	EHC	MoHS	60
Makeni Gov. Hospital	Bombali	Makeni Town	EHC	MoHS	40
Foredugu (Former School)	Port Loko	Buya Romende	EHC	MoHS	40
Lungi School (HC) (Former School)	Port Loko	Kaffu Bullom	EHC	MoHS/PIH	40
Kasumpe	Koinadugu	Diang	EHC	Oxfam/MDM	25
Kamakwe	Bombali	Sella Limba	EHC	Health Poverty Action/ Cause Canada	16
MSF POW School (EHC)	Western Area Urban	West I	EHC	—	30
Methodist Boys High School	Western Area Urban	East II	EHC	MSF	12
Magbankor MSF	Tonkolili	Kholifa Rowala	EHC	UNICEF/CONCERN	20
John Thorpe	Western Area Rural	—	EHC	OXFAM	10
Gbaneh-lol	Port Loko	Kaffu Bullom	EHC	Plan	4
ADRA	Western Area Rural	Waterloo Rural	EHC	Cuban Medical Brigade	12
Kissy Psych	Western Area Urban	—	EHC	—	6
Lumley	Western Area Urban	—	EHC	—	12
PTS 2	Western Area Rural	Mountain Rural	EHC	MoHS/RSLAF	48
Masiaka EHC	Port Loko	Koya	EHC	IRC / Oxfam	25
United Brethren in Christian Mission Hospital	Bonthe	Jong	EHC	MoHS	3
Kailahun Holding Centre	Kailahun	—	EHC	—	20
Transit Centre & Isolation Unit	Kailahun	Luawa	EHC	MoHS	8
Lion Heart	Tonkolili	Gbonkolenken	EHC	Lion Heart Private	19
Kpandebu	Kenema	Dama	EHC	IRC, World Vision, GOAL, WFP	6
Sendumei	Kenema	Niawa	EHC	IRC, World Vision, GOAL, WFP	4

续 表

医疗机构名称	行政区	酋长地	类型	合作伙伴	床位数
Back of MCA	Bombali	—	EHC	—	20
GOAL EHC	Port Loko	Maforki	EHC	GOAL/PHE	32
IMC Lunsar EHC	Port Loko	Marampa	EHC	IMC	32
Kerry Town MOD	Western Area Rural	—	EHC	—	0
MSF Kissy	Western Area Rural	—	EHC	—	15
Kuntolor	Western Area Rural	—	EHC	—	12
Goderich	Western Area Rural	—	EHC	—	22
Hastings Airfield	Western Area Urban	—	EHC	—	30
Kerry Town STC	Western Area Rural	—	EHC	—	20
PTS 1	Western Area Rural	—	EHC	—	25
Moyamba ETU Holding centre	Moyamba	Kaiyamba	EHC	MDM Spain/MDM UK/ Solidarites Int/ GoSL	20
Niahaun EHC	Kenema	—	EHC	IFRC	12
Goderich	Western Area Rural	York Rural	ETC	EMERGENCY	100
Hastings	Western Area Rural	Waterloo Rural	ETC	RSLAF/KINGS/EU	100
Police Training Sch-Hastings 1	Western Area Rural	Waterloo Rural	ETC	MoHS / RSLAF	126
Kerry Town STC	Western Area Rural	York Rural	ETC	Save the Children/PHE	100
Port Loko ETU	Port Loko	Maforki	ETC	GOAL/PHE	20
Lunsar ETU	Port Loko	Marampa	ETC	IMC	20
Moyamba ETU	Moyamba	Kaiyamba	ETC	MDM/DTRA	100
China-SL Friendship Hospital	Western Area Rural	Waterloo Rural	ETC	Chinese CDC	22
Kailahun MSF	Kailahun	Luawa	ETC	MSF/PHA-Canada	100
Rural Kenema Field Hospital	Kenema	Nongowa	ETC	IFRC	25
Dorma ETU - Koidu Town	Kono	Gbense	ETC	Well Body/ PIH	48
Bo Town MSF	Bo	Kakua	ETC	CDC	104
Makeni TU	Bombali	Bombali Sebora	ETC	IMC/PHE	100
Police Training Sch-Hastings 2	Western Area Rural	Waterloo Rural	ETC	MoHS/RSLAF	200
Maforki ETU	Port Loko	Maforki	ETC	MoHS / Plan	44
Magbenteh Hospital	Bombali	Bombali Sebora	ETC	MoHS/Addax/AU/WHO	110
34 Military Hospital	Western Area Urban	West Ⅲ	ETC	British Medical Team	30
Magbankor MSF ETU	Tonkolili	Yoni	ETC	MSF/OCNML	50
MSF POW School (ETU)	Western Area Urban	—	ETC	MSF/EU	15
ADRA	Western Area Rural	Waterloo Rural	ETC	Cuban Medical Brigade	62
Kamabai	Bombali	Biriwa	CCC	UNICEF/World Hope	8
Kamaranka	Bombali	Gbanti Kamarank	CCC	UNICEF/World Hope	8
Lunsar	Port Loko	Marampa	CCC	MoHS	9

续　表

医疗机构名称	行政区	酋长地	类型	合作伙伴	床位数
Lungi CCC	Port Loko	Kaffu Bullom	CCC	PIH / Plan	10
Bailor	Port Loko	Lokomasama	CCC	PIH	10
Sumaria	Koinadugu	Nieni	CCC	MdM/Oxfam	21
Yeffin	Koinadugu	Nieni	CCC	MdM/Oxfam	20
Kumala	Koinadugu	Nieni	CCC	MdM/Oxfam	28
Makomre	Bombali	Gbanti Kamarank	CCC	UNICEF/World Hope	8
Gbendembu	Bombali	Gbendembu Ngowa	CCC	UNICEF/World Hope	8
Rogbure	Bombali	Gbendembu Ngowa	CCC	UNICEF/World Hope	8
Masomgbo	Bombali	Gbendembu Ngowa	CCC	UNICEF/World Hope	8
Batkanu	Bombali	Libeisaygahun	CCC	UNICEF/World Hope	8
Kagberi	Bombali	Magbaimba Ndorh	CCC	UNICEF/World Hope	8
Panlap	Bombali	Makari Gbanti	CCC	UNICEF/World Hope	8
Pate Bana Chp	Bombali	Makari Gbanti	CCC	UNICEF/World Hope	8
Mapaki	Bombali	Paki Masabong	CCC	UNICEF/World Hope	8
Mayagba	Bombali	Paki Masabong	CCC	UNICEF/World Hope	8
Binkolo	Bombali	Safroko Limba	CCC	UNICEF/World Hope	8
Kamalu	Bombali	Sanda Loko	CCC	UNICEF/World Hope	8
Samaya	Bombali	Tambakha	CCC	UNICEF/World Hope	8
Newton	Western Area Rural	Koya Rural	CCC	UNICEF/MoHS/Action Aid/IFRC	24
Shengbe Pieh Hamilton	Western Area Rural	York Rural	CCC	UNICEF/MoHS/Action Aid/IFRC	24
Robis	Tonkolili	Kholifa Rowala	CCC	UNICEF/CONCERN	8
Matotoka	Tonkolili	Tane	CCC	UNICEF/CONCERN	8
Masumbiri	Tonkolili	Kafe Simiria	CCC	UNICEF/CONCERN	8
Masuna	Tonkolili	Gbonkolenken	CCC	UNICEF/CONCERN	8
Bendugu	Tonkolili	Sambaya	CCC	UNICEF/CONCERN	8
Roruks	Tonkolili	Yoni	CCC	UNICEF/CONCERN	8
Malal	Tonkolili	Malal Mara	CCC	UNICEF/CONCERN	8
Kajida	Tonkolili	Kalansogoia	CCC	UNICEF/CONCERN	8
Masingbi	Tonkolili	Kunike	CCC	UNICEF/CONCERN	8
Mamanso-Sanka	Tonkolili	Kunike	CCC	UNICEF/CONCERN	8
Rochen	Tonkolili	Malal Mara	CCC	UNICEF/CONCERN	8
Makali	Tonkolili	Kunike Barina	CCC	UNICEF/CONCERN	8
Rokupr	Kambia	Magbema	CCC	UNICEF/Marie Stopes	8
Kawula	Kambia	Masungbala	CCC	UNICEF/Marie Stopes	8
Madina	Kambia	Tonko Limba	CCC	UNICEF/Marie Stopes	8

续 表

医疗机构名称	行政区	酋长地	类型	合作伙伴	床位数
Kychom	Kambia	Samu	CCC	UNICEF/Marie Stopes	8
Mambolo	Kambia	Mambolo	CCC	UNICEF/Marie Stopes	8
Rokel	Kambia	Mambolo	CCC	UNICEF/Marie Stopes	8
Bamoi-Munu	Kambia	Masungbala	CCC	UNICEF/Marie Stopes	8
Mafarah	Kambia	Gbinle Dixing	CCC	UNICEF/Marie Stopes	9
Dintilpan	Kambia	Samu	CCC	UNICEF/Marie Stopes	8
Kamasasa	Kambia	Tonko Limba	CCC	UNICEF/Marie Stopes	8
Kabaya	Kambia	Bramaia	CCC	UNICEF/Marie Stopes	8
Kanku-Bramaia	Kambia	—	CCC	UNICEF/Marie Stopes	8
Kayima	Kono	—	CCC	UNICEF/Marie Stopes	8
Ngandorhun	Kono	—	CCC	UNICEF/Marie Stopes	8
Condama	Kono	—	CCC	UNICEF/Marie Stopes	8
Fiama	Kono	—	CCC	UNICEF/Marie Stopes	8
Sokudu	Kono	Kamara	CCC	UNICEF/PIH	8

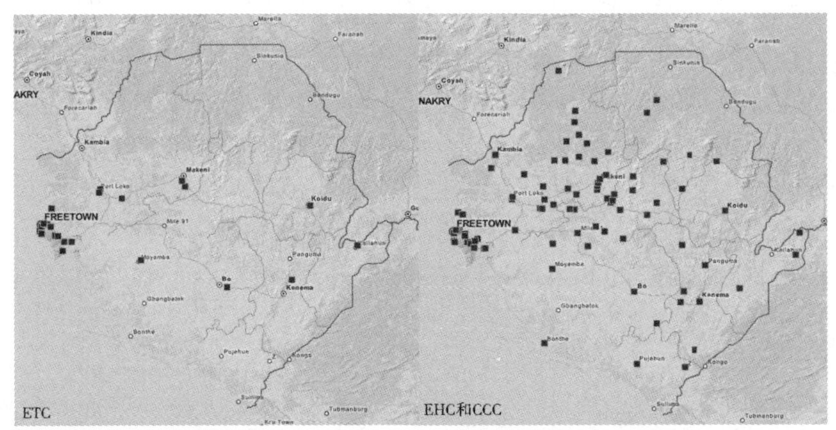

图 4-1　EHC、ETC 和 CCC 在塞拉利昂全国的分布（来自 WHO）

（二）埃博拉留观中心（EHC）的建设和管理

截至 2015 年 1 月底，弗里敦（又称西区）已有大小不等的埃博拉留观中心 22 家（表 4-2），其中既有在综合医院基础上增设的隔离门诊和留观病房，也有基于公共设施如学校、体育馆等建立的留观中心，还有在野外建立的帐篷留观中心以及由综合医院整体改造成的留观治疗中心综合体（如由我国解放军援塞医疗队管理的中塞友好医院——Jui 埃博拉留观诊疗中心）。

表 4–2 塞拉利昂首都弗里敦（西区）留观中心床位及管理机构

留观中心名称	床位设置（张）	合作伙伴	经费来源
34 Military	10	英军医疗队（British Medical Team）	塞国卫生部、武装部
ADRA	20	古巴医疗队（Cuban Medical Brigade）	塞国卫生部
Connaught	16	英国国王医学院（Kings）	塞国政府
Jui	40	中国 CDC、解放军医疗队	中国政府
Kerry Town MOD	0	英军 22 野战医院	英国国防部
Kissy Psych	6	英国国王医学院（Kings）	英国国际发展部
Lakka	22	应急医疗（Emergency）	意大利政府
Lumley	12	英国国王医学院（Kings）	英国国际发展部
Macauley	6	英国国王医学院（Kings）	英国国际发展部
MSF POW	30	无国界医生组织 (MSF)	瑞士政府、欧盟
Newton	15	英国国王医学院（Kings）	联合国儿童基金会
Newton Stadium	24	英国国王医学院（Kings）	联合国埃博拉应急中心
Ola During (ODCH)	20	拯救儿童（Save the Children）	塞国卫生部
PCMH	9	塞国卫生部（MoHS）	塞国政府
PTS 2	40	塞国武装部（RSLAF）	塞国卫生部、塞国武装部
MSF Kissy	15	无国界医生组织（MSF）	西班牙政府
Kontoloh	16	医疗援助（Medair）	英国国际发展部
Rokupa	22	英国国王医学院（Kings）	英国
John Thorpe	10	救援（Rescue）	乐施会
Hastings Airfield HC	30	Aspen 医疗	澳大利亚政府
Shengbe Pieh	24	国际联合救援，国际红十字会	联合国儿童基金会、塞国卫生部
Kerry Town STC	10	拯救儿童 (Save the Children)	英国国际发展部
总计	401		

1. 留观中心的种类和特点

（1）在综合医院、社区医院基础上加设的留观中心：为适应埃博拉疫情防控的要求，塞拉利昂在原有的综合医院、专科医院及社区医院的基础上，门急诊增设埃博拉疑似患者筛查区，隔离门诊和隔离病房，形成简易的留观中心，此类中心一般规模在 5~15 张床，是埃博拉疫情早期主要隔离和收治疑似患者的功能单位。由于早期患者主要就诊于这些医院，病源多，医院收治压力大，当地医护人员对疾病认识不清，各项防护设备、防护规程不完善，医院自身条件及隔离区局部条件恶劣等因素，导致这类留观中心成为医护人员感染最多的医疗机构。

塞拉利昂最大的综合医院康诺特医院（Connaught Hospital）就是这种留观中心典型的代表。该院自 2014 年 5 月收治了第一例来自利比里亚感染埃博拉病毒的商人以来，至今共收治疑似患者近千人，是塞拉利昂收治留观患者最多的留观中心之一，在疫情高峰期间（2014 年 10~12 月），该院其他的普通疾病的诊疗单位基本关闭，医院除埃博拉病毒病处治以外的功能完全瘫痪，至疫情后期才开始逐渐恢复部分非埃博拉疾病的诊疗功能。在疫情后期，该类医院虽然仍然承担着疑似患者的分诊和隔离任务，但主要是接待零星的可自行入院的患者，且主要负责收治其他留观中心病情较重的阴性转出患者。该院留观中心主要由设立在门诊大门外的两部分组成：隔离门诊和隔离病房，用简易帐篷搭建（图 4-2，左边为隔离分诊区，右边是疑似患者临时留观区），传染病的三区两线分割不清楚，疑似患者和普通患者由同一个通道进入，均有潜在交叉感染风险；由于受场地和医院位置（此类医院都在市中区，人口和建筑密集）限制，隔离区的空间非常局限，严格传染病的消毒隔离操作和管理非常困难，不适合疫情高峰时期患者的大量收治，是疫情早期和后期的过渡设施。

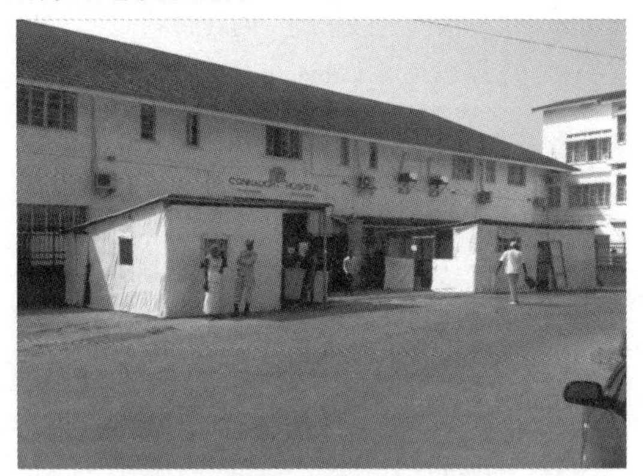

图 4–2　康诺特医院隔离病房

我中塞友好医院的留观中心也属于此类情况，但与康诺特医院不同的是，中塞友好医院将医院整体进行改造成为埃博拉收治中心，完全按照中国和 WHO 传染病医院的区域规划方案进行重新改建成一个临时的传染病医院。改造后的传染病收治区域空间大，分区清楚，管理规范，各种软硬件设施完善，便于管理和经营，是塞拉利昂最大的留观中心之一，至解放军三批医疗队完成任务回国时共收治疑似患者 773 例，是塞拉利昂所有国际医疗队里唯一保持“零感染”的一支队伍。除了我们非常严格地执行各项消毒隔离管理规定外，另一重要的原因是医院优良的硬件条件为实现这一目标提供了有力保障。

（2）依靠公共设施建立的留观中心：如 Newton Stadium 留观中心是在当地国家体育馆基础上建立的，MSF POW 在一所中学的空地上建设，LAKKA 留观中心是在当地结核病医院旁边的空地上修建的。这类留观中心基本是帐篷式的简易建筑，与纯粹的户外留观中心的区别在于它们地处居民和建筑相对集中的市区，依托原有机构完善的供水、供电系统，依托现成的建筑设施设立员工休息、餐饮准备等区域，能很快开展收治工作，是疫情早中期主要集中收治疑似患者的临床功能单位。

（3）户外留观中心：塞拉利昂的此类留观中心大多是配合大型户外埃博拉治疗中心而建设的，一般位于距离居民区较远的郊外，在完全空旷的空地上建立的完全独立的帐篷式户外医院，是为了集中收治比较明确的确诊或疑似患者而建，有自己独立的供电、供水、垃圾处理、污水处理、洗消等配置，是完全独立的烈性传染病收治简易医院，医院设计科学，患者初次入院即使用合理、空间大、管理规范、设施完备。由于建设工程量大、难度高，此类中心在疫情中后期才大量建成并投入使用，是此次西非埃博拉疫情中后期防控的主要临床功能单位。

2. 留观中心的建设及病例管理

塞拉利昂卫生部统一颁布了塞拉利昂埃博拉留观中心的操作管理规程，并要求各个埃博拉留观中心参照执行。SOP 的内容包括：①留观中心病区构建及感染隔离分区图；②病例筛查流程和病例鉴别；③隔离流程；④疑似、确诊患者的临床管理；⑤医院感染控制和医务人员安全防范。

（1）留观中心病区构建及感染隔离分区：SOP 要求每个留观中心必须设置分诊区，明确区分清洁区（白区，White zone）、半污染区（绿区，Green zone）和污染区（红区，Red zone），清洁和污染的人和物实行单向流通，从低污染区到高污染区单向通路（图 4-3）。患者到达留观中心后在分诊区先进行病例鉴别筛查，所有的患者必须经过规范化流程的筛查才能进入留观中心。筛查的目的是确定患者是否有疑似埃博拉病毒感染，根据疑似的程度（高度疑似、一般疑似和低度疑似）将患者分区收治。

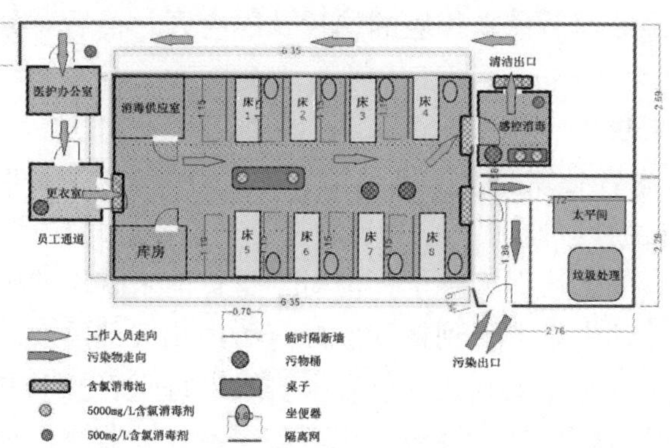

图 4–3　塞国埃博拉留观中心简易构造模式图

分诊区（triage area）设置要求：在留观中心患者入口处要求设置相对独立的区域用作患者分诊，周围所有的其他通道必须有条件封闭，或授权开关；分诊区设置一张桌子和两条椅子，椅子间隔 1.5 米，配备手消毒液、体温计、手套、污物桶等消毒用具用品（图 4-4）。负责留观中心新患者接诊的医务人员首次接诊患者时一般至少间隔 1 米对患者进行问诊和简单的判断。此时医务人员可以不穿个人防护装备（personal protective equipment，PPE），而只是普通防护着装，如穿普通工作服、戴口罩和手套；医生和患者间应设置隔离带，避免直接接触。

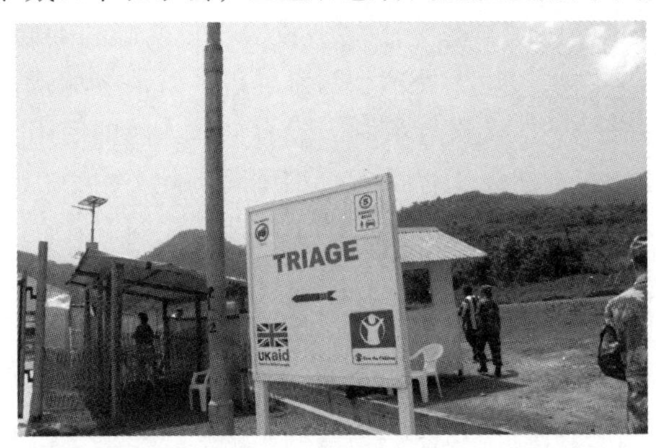

图 4–4　Kerry Town 埃博拉治疗中心分诊区

（2）病例筛查流程和病例鉴别

①患者鉴别诊断及分诊的要求及步骤：通过问诊、体温测量等简单的处理，接诊医务人员完成首次病例报告表的登记录入，按照埃博拉疑似患者接诊流程（图 4-5）和疑似患者诊断鉴别标准卡片（图 4-6）接诊患者的医务人员将对患者做出适当的分类。

对于根据病例诊断标准排除的非疑似埃博拉患者，应尽快联系转入普通病区或转到其他普通患者收治医院；对于疑似埃博拉患者，则通知穿着 PPE 的工作人员对患者进行消毒处理后带入相应的诊疗及隔离区，最后对分诊区进行终末消毒和清洁。

②初次接诊时要求

A. 埃博拉疑似患者必须非常明确地留下患者姓名、年龄和特有的 ID 号。大多数患者的 ID 号是由社区监测中心发放的，对于塞拉利昂指挥中心送来的患者，这些信息都随着患者的送达而完善了，但对于自行前来就诊的患者，在疫情初期是由医院感染控制管理中心上报到社区监控点后由相关部门发放获得；到疫情中后期，塞拉利昂卫生部制作了制式的患者报告表，每张表的下方配备了 6~8 个带粘胶的 ID 号条形码，这个 ID 号伴随着患者整个治疗和监测的全过程，贴在包括送检标本、其他临床病历表格、患者的腕带、死亡后尸体袋等的上面。

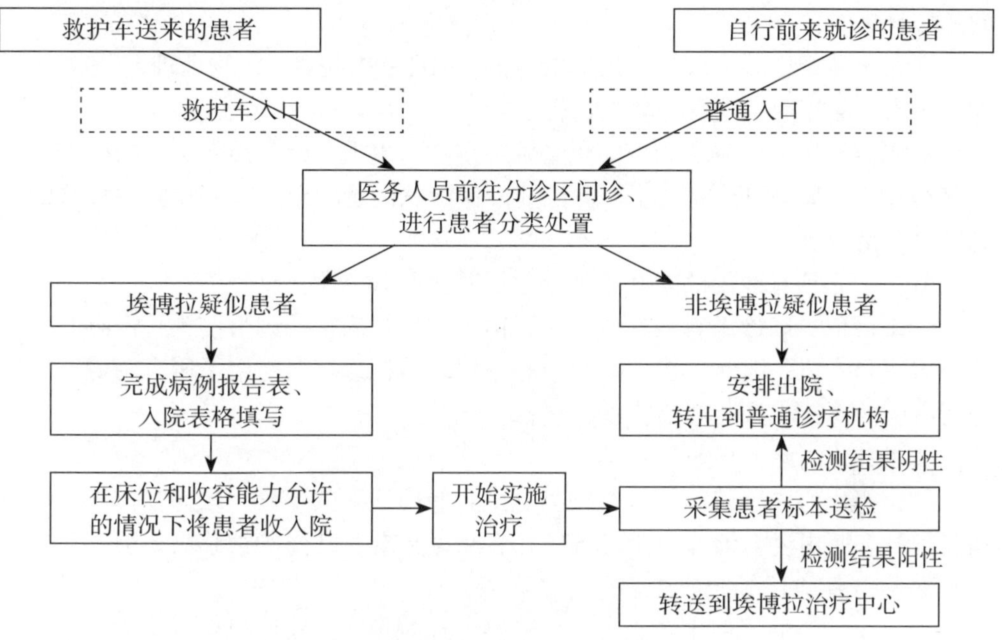

图 4–5　埃博拉留观中心患者接诊流程图

疑似患者定义：

任何发热患者（>38℃）加上：3 种或 3 种以上下述症状：

头痛，厌食，乏力，呼吸困难，恶心、呕吐、吞咽困难，打嗝，腹泻，肌肉关节疼痛，腹痛，无法解释的出血

或者：任何患者合并以下两条之一：

- 照顾过埃博拉患者或者被埃博拉患者照顾过
- 参加过埃博拉患者的葬礼

图 4–6　塞拉利昂埃博拉患者诊断鉴别标准卡片

B. 留观中心必须完成患者流行病学统计需要的所有信息并永久保存以备调用，包括：姓名、性别、年龄、准确住址、发病时间、症状、体征和主要治疗、预后等。

（3）患者隔离流程：患者之间的隔离是留观中心最重要的环节，防治患者之间的交叉感染是考核留观中心是否合格的关键指标。要求做到以下几点：

①房间通风，减少潮湿和空气中含氯消毒剂的残留。

②每个患者配备专人使用的便器。

③严格隔离区管理，坚决杜绝非埃博拉患者、家属、疑似患者和确诊患者之

间的接触。

④每个留观中心应保证有足够的空间，保证PPE更换、污物处理、尸体存放、安全用水、医疗用品消毒等功能执行。

⑤隔离病房内患者的床位间隔必须在1~2米以上，疑似患者必须跟确诊患者分病房收治，如果可能将“干（无明显吐泻症状的）”“湿（有明显吐泻症状的）”患者分开留观。

⑥标本必须有专门的空间单独存放，并按照SOP执行。

（4）疑似、确诊患者的临床管理：由于埃博拉病毒病到目前为止没有有效的治疗方法和疫苗，因此，建议留观中心依据埃博拉诊疗指南给予所有疑似、确诊患者必要的支持治疗及规范管理，包括：

①维持患者水、电解质平衡。

②留观中心内不建议给予常规静脉或者肌内注射的治疗。因为在留观中心内执行静脉和肌内注射治疗对于医务工作者来说具有非常高的被感染风险，只有在非常必要的情况下才能谨慎开展。

③对于发热的疑似患者来说，应经验性地兼顾除外埃博拉病毒感染以外的病因治疗，如抗疟治疗和经验性给予抗生素口服治疗直到确诊。

④每天监测体温（建议使用非接触性的红外测温仪，避免使用接触型水银温度计）。

⑤对症处理：退热止痛药、异丙嗪、胃复安、磷酸铝、奥美拉唑、甲氰咪胍以及抗焦虑和镇静剂。

⑥出血患者可考虑静脉输注血小板和凝血因子，但可能增加医务人员感染风险。

对于提高诊断效率来说，实验室检测结果的准确性和时效性直接决定了埃博拉病毒病早期诊断的效率。常规留取患者的外周血或咽拭子进行病毒检测，所有疑似患者的标本均应视为高传染性、高危险的样品，医务人员在采样前必须穿着PPE，避免直接暴露于患者的标本下，避免直接接触污染的采血器具，所有标本必须贴上有患者ID号的条码，标记患者名字、年龄和采血单位；在标本运送的容器上应标注“潜在污染临床样品”标记，尽快送往相应实验室或者暂时存放在相对隔离的区域，低温保存。

所有实验室检测阳性、明确诊断的埃博拉病毒病患者必须尽快（24小时内）送至附近埃博拉治疗中心进行集中收治，由留观中心第一时间上报塞拉利昂埃博拉应急指挥中心，指挥中心负责床位调配和患者安全运送。诊断明确的阴性患者同样要求在最短时间内安排出院或转出到普通病房/医院，减少交叉感染的风险。阴性患者的诊断标准与阳性患者不同，更加关注了症状出现的时间以及实验室检测阴性结果汇报必须是在症状出现 72 小时后采集的标本才能作为诊断依据。症状早期采集的标本如果出现阴性结果只能报：待定 / 可疑（pending），必须等到 72 小时后再次采样复查才能出阴性结果的报告，或者患者一般情况非常好，几乎没有症状了。对于恢复期患者，如果结果持续阳性，需要每 48 小时重复检测一次直到阴性为止。埃博拉病毒在男性感染者的精液里、在哺乳妇女的乳汁里、在部分患者的唾液里可以存在 80 天左右，这并不影响患者的出院，但应该在出院时向患者交代清楚。如果患者症状持续存在或者加重，但血清学检测 48 小时重复均为阴性的患者，建议按照阴性患者处理联系转出到非埃博拉收治中心。

（5）死亡患者的尸体处理：如果留观中心的患者在血样采集之前死亡，必须做咽拭子明确诊断并根据 WHO 的指南对尸体进行掩埋。死亡患者的尸体处理流程如下：

①尸体处理人员必须穿着 PPE，再加戴一双厚的长臂橡胶手套。

②明确患者是否是埃博拉疑似患者、是否已经留取了血样，如果在死亡前没有留取血样，应留取咽拭子送检。

③用 0.5% 含氯消毒剂喷洒尸体，将尸体放入尸袋并确保完全封闭所有开口，再次用 0.5% 含氯消毒剂喷洒尸袋。如果没有尸袋，可以用两层 0.5% 含氯消毒剂浸泡过的棉布包裹尸体，然后再用塑料布包裹，用胶带封闭边缘，最后再次用 0.5% 含氯消毒剂喷洒。

④在尸袋外面标记患者的姓名、性别、ID 号。

⑤将处理好的尸体包裹妥当放置于专门的隔离区域（此区应属于最高感染风险区域），等待埋葬队运送处理。

（6）医院感染控制和医务人员安全防范

①留观中心的消毒和清洁

A. 每个隔离单元均需放置有盖子的强含氯消毒剂（0.5%），含氯消毒剂每日更换。

B. 医用外层胶靴和特殊用途的厚橡胶手套如有污染可能，须随时用强含氯消毒剂处理。

C. 温度计消毒：用浸泡强含氯消毒剂的棉球擦拭。

D. 餐具消毒：尽量使用一次性餐具。如果是反复使用的器皿、应用洗涤剂清洗，清水冲洗，再用 0.05% 含氯消毒剂浸泡，自然风干。

E. 便盆 / 污物桶消毒：0.5% 含氯消毒剂浸泡 15 分钟以上后接着用洗涤剂清洗固体污物，再用 0.5% 含氯消毒剂冲洗后直接风干使用。

F. 墙面、地板及其他固体设施表面处理：墙面如有患者体液污染应先 0.5% 含氯消毒剂浸湿的毛巾擦拭，后用洗涤剂清洁，最后再用 0.5% 含氯消毒剂浸湿的毛巾擦拭；其他物体表面每日用0.5%含氯消毒剂处理。

G. 患者床单位处理：患者床上用品尽量选择一次性的，专人专用。建议在床垫上铺一次性塑料床单，必要时随时更换废弃。床头、床脚、床框等每天用0.5%含氯消毒剂浸湿的毛巾擦拭消毒，自然风干。

H. 所有医疗废弃物必须密封包装、贴上明显清晰的标志并只能装载不超过最大容量75%的废物，统一焚烧处理。

②污物处理：不适当的污物处理会导致感染播散，所以所有的污物都必须按照SOP的标准进行处理。在塞拉利昂埃博拉病毒病暴发流行期间，所有的污物处理最终均采用焚烧的方式。由于基础设施状况非常糟糕，很难按照标准流程处理污水，多数埃博拉留观中心设有自己的污水存储池，暂时将高危险的污水存留在污水池中，但后期这些污水的去向目前尚无定论。

③医院感染控制管理：实现理想的留观中心院内感染控制最重要的是合理的分区和病房设置，加上标准化的管理规范；在留观中心工作的医务人员是获得感染的高危人群，如何对他们进行科学的防护、合理的工作管理也是决定医院感染控制成败的关键。

A. 留观中心工作人员个人防护管理：工作人员必须经过规范化培训并考核合格后才能上岗，必须严格遵守留观中心的各项消毒隔离和防控工作规章制度；必须经过塞拉利昂埃博拉诊断标准筛查排除埃博拉病毒感染；必须随时上报出现的各种意外职业暴露。

B. 意外职业暴露的紧急处理：a. 针刺伤处理：评估针刺是否刺破皮肤，然后按照下列程序进行处理：立即将针刺破的创口浸泡于0.5%含氯消毒剂中3分钟，离开隔离区并脱下PPE，肥皂和清水清洗伤口，流水冲洗30分钟，辅料包扎。b. 不慎接触患者体液处理：患者体液飞溅入眼睛时应用大量清水冲洗；患者体液溅入口鼻时应先用0.05%含氯消毒剂漱口或冲洗鼻腔，然后用清水冲洗；如果患者体液污染工作人员破损的皮肤时，应先用强0.5%含氯消毒剂冲洗局部污染区域，然后用肥皂和清水冲洗。c. 暴露后处理：及时将具体情况上报地区医疗监控和管理机构，每天2次监测暴露者体温，隔离21天；如果暴露者出现任何体温升高（>38.5℃或101℉）或者不适症状，地区监测机构及医学专家应立即对当事人进行病例鉴别诊断及评估。

C. 收容限制：如果患者收容数超过了留观中心床位或工作人员能承受的范围，该留观中心应立即暂停新患者接收工作。超负荷收容是继发感染的高危因素，不允许将埃博拉疑似患者收治到普通病房，加快患者周转是解决的有效办法。

D. 指定专门的埃博拉事务协调员：每个埃博拉留观中心都要求设定专人负责医院日常工作准备、埃博拉临床管理等事务的协调，这个人必须是资深的临床医务工作者并接受过埃博拉疫情反应相关培训，保证每天24小时联络畅通，肩负以下特殊任务：a. 协调与WHO、塞拉利昂卫生部和国际医疗机构的相关工作，协助合作伙伴按照SOP的标准建立和维持必要的设施设备保障、隔离病区。b. 保证埃博拉相关卫生及消毒规则；通知张贴在患者和工作人员能注意的地方，让所有人熟知相关规定的内容和要求。c. 协助留观中心负责人制定相关的临床及医院感染防控工作细节，保证全天候患者的收治工作顺利开展；协助留观中心负责人分配、培训搬运工、清洁工负责疑似和确诊患者污物的处理；协调确诊患者安全转运和转诊；督导患者标本采集和运送；督导死亡患者尸体处理；保证每个患者都必须留取标本送检。d. 培训和保证病例报告表的合格完成并上报相关经管部门。e. 每天上午负责向埃博拉应急指挥中心汇报本中心可收治的床位数。f. 保证本中心严格按照SOP工作和运作，与外国卫生部、WHO和其他国际医疗机构保持紧密联系，消除并解决埃博拉临床病例管理工作中存在的问题和沟通障碍。

E. 设立医院感染控制专家：每个埃博拉留观中心要求必须设置一个医院感染控制专家（Infection Preventionist，IP），负责保证整个留观中心的感染防控措施的标准化，保证严格按照SOP执行医院内埃博拉传播阻断规程，保证所有的工作人员经过正规培训，指导工作人员感染防控绩效考评，保障必要的防护设施功能充足，与本中心的协调员密切合作更新医院防控相关工作标准及措施。

3. NERC组织病例管理组对留观中心的整体管理

（1）固定例会制度：为了统一规范管理、协调各个国际医疗援助机构建立的留观中心各种问题和困难，使塞拉利昂埃博拉疫情管控能够统一协调推进，塞拉利昂埃博拉应急指挥中心专门将每周一下午16：00~18：00安排为留观中心的固定例会。该会议由塞拉利昂埃博拉应急指挥中心负责，英国国王医学院塞拉利昂合作部门具体承办，每周会议议程包括：

①公布首都弗里敦地区所有留观中心的数量和质量指标及收治总体情况。每周公布每个留观中心的收容及数量和质量指标，指标中位居最后一名的所属单位被要求做出解释并提出整改措施，在下一次例会上反馈改进结果、上报面临的困难、存在的问题和需要的帮助等，旨在帮助各留观中心质量改进；每周通报本周全市新患者收治和处理总数，根据总数变化提出相关设施的动态调整建议，如1月下旬开始留观中心数据显示新入院疑似患者和确诊患者急剧减少，各中心床位使用率不足20%，埃博拉相关诊疗机构的床位和相关配套设施过剩，造成极大浪费，基于各留观中心实时提供的准确数据，留观中心数据员动态计算出合理的床位需求并提出床位缩减计划，提交卫生部临床病例管理委员会讨论，在3月上旬达成一致并制定了最后的裁减方案，颁布执行，为疫情的科学合理管理和后期医疗卫生体系恢复重建赢得了时间、节省了开支，大大提高了管理效率。

②根据疫情变化和各中心面临的特殊问题提出讨论，商量解决办法。

实例 1. 在疫情中后期对于埃博拉疑似的妊娠妇女、儿童埃博拉疑似患者的管理等就是在该会议上几家中心共同面临的问题提出后，呈递到临床病例委员会、WHO 等高层经过反复论证最后制定了相应的 SOP，完美地解决了上述问题，为今后类似疫情暴发管理积累了宝贵的经验。

实例 2. 在 2 月底的时候，由 MSF 和 Medair 经管的两家留观中心突然在短期内集中收治了很多儿童麻疹患者被误认为埃博拉疑似患者的病例，这一异常现象在会议上被引起重视，很快就传来塞拉利昂北方出现麻疹疫情的消息。基于此线索，国际社会立刻行动，召开紧急会议，迅速展开麻疹疫苗接种的评估和实施工作，3 月中旬时麻疹暴发被告知明显控制了。常规的例会汇报和讨论制度为掌握疫情的动态变化、各种意外情况的及时发现、处置做出了重要贡献。

③协调临床工作流程中各个环节的无缝链接。针对各留观中心的样品送检、实验室检测结果汇报及患者转运、尸体处理、检测随访、后勤保障等一系列工作配合和协调过程中出现的问题提出讨论和商量解决办法。由于当地的医疗条件和各个国际医疗援助机构的功能配备限制，只有少数留观中心有自己的实验室检测能力，大多数留观中心的样品需要由指挥中心统一协调送到指定的实验室进行检测，在此过程中经常会有结果汇报延迟、标本混淆、检测指标调整等问题，需要在例会上动态协调，保证诊疗效率。疫情初期治疗床位有限，经常存在留观中心阳性患者转不出去的问题；疫情后期由于医疗资源过度集中于抗埃博拉疫情，导致阴性患者的转运出现障碍，这一系列的问题都是经过每周例会讨论后达成一致，制定规则，大家遵守，共同保证患者的顺利收治。

（2）制定统一的标准管理：NERC 组织对所有的埃博拉留观中心实行统一标准管理，参照塞拉利昂留观中心的 SOP，定期由 WHO 和塞拉利昂地区医疗官对所在地的留观中心进行考察和督导，主要包括：①医院感染控制：对医务人员个人防护、病区消毒隔离等重点方面，制定了统一的管理规范，定期抽查。②患者的收治、处理、转出：针对这些临床管理问题，提出统一的行动指南，督促各留观中心参照执行。③各种报表管理：颁发统一的每日收治情况表、入院病例报告表、病情监测表、出院患者证明、阴性出院患者转诊表、出院医嘱单等，督促各留观中心按时完成并上交。

（3）定期统一质量考核：逐渐规范化相关临床质量指标评估进行整体质量控制。留观中心建立了统一的量化质量考核标准，包括新患者 24 小时内上报率、24 小时内确诊率、24 小时内阳性患者转入治疗中心率和 24 小时内阴性患者转出率、平均确诊天数等（表 4-3）。这些指标直接反映了留观中心处置效率和质量，定期通报有助于各个中心之间的互相竞争，促进质量改进。

表 4–3 塞拉利昂弗里敦（西区）留观中心数质量考评表

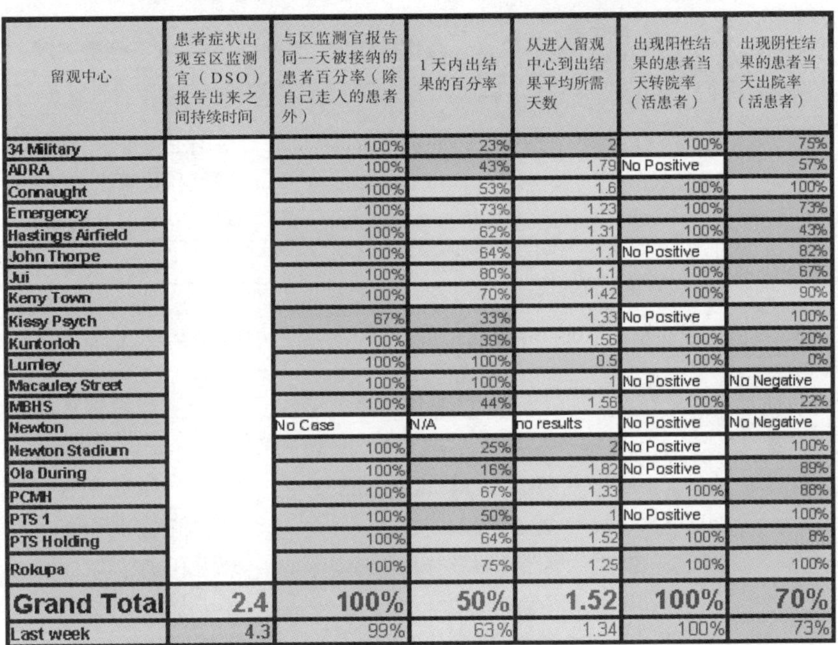

留观中心	患者症状出现至区监测官（DSO）报告出来之间持续时间	与区监测官报告同一天被接纳的患者百分率（除自己走入的患者外）	1天内出结果的百分率	从进入留观中心到出结果平均所需天数	出现阳性结果的患者当天转院率（活患者）	出现阴性结果的患者当天出院率（活患者）
34 Military		100%	23%	2	100%	75%
ADRA		100%	43%	1.79	No Positive	57%
Connaught		100%	53%	1.6	100%	100%
Emergency		100%	73%	1.23	100%	73%
Hastings Airfield		100%	62%	1.31	100%	43%
John Thorpe		100%	64%	1.1	No Positive	82%
Jui		100%	80%	1.1	100%	67%
Kerry Town		100%	70%	1.42	100%	90%
Kissy Psych		67%	33%	1.33	No Positive	100%
Kuntorloh		100%	39%	1.56	100%	20%
Lumley		100%	100%	0.5	100%	0%
Macauley Street		100%	100%	1	No Positive	No Negative
MBHS		100%	44%	1.56	100%	22%
Newton		No Case	N/A	no results	No Positive	No Negative
Newton Stadium		100%	25%	2	No Positive	100%
Ola During		100%	16%	1.82	No Positive	89%
PCMH		100%	67%	1.33	100%	88%
PTS 1		100%	50%	1	No Positive	100%
PTS Holding		100%	64%	1.52	100%	8%
Rokupa		100%	75%	1.25	100%	100%
Grand Total	**2.4**	**100%**	**50%**	**1.52**	**100%**	**70%**
Last week	4.3	99%	63%	1.34	100%	73%

（三）埃博拉治疗中心（ETC）的建设和管理

塞拉利昂在疫情早中期（2014 年 11 月以前）由于缺乏足够的治疗床位和治疗中心，患者得不到有效处置，导致疫情迅速蔓延，死亡率非常高。以首都弗里敦为例，在 2014 年 10 月底以前，整个首都（西区）只有两家正规的治疗中心：当地警察学校改建的黑斯汀埃博拉治疗中心（PTS1）和 Ola During 儿童医院（ODCH）。两家留观中心兼治疗中心（我中塞友好医院和 Lakka 医院）（表 4-4），在疫情高峰期根本无法满足大量患者的收治需求，导致疫情控制不力，迅速恶化，很多患者因延误治疗而失去生命。自 2014 年 11 月中旬至 12 月之间，大量国际医疗组织介入并先后建成了数家大型、规范化的埃博拉治疗中心投入使用（表 4-5），患者收容能力迅速扩大近 3 倍，治疗质量及效率明显提高，疫情变化趋势迅速扭转。从 11 月下旬开始新发病例数急剧减少，疫情得到有效控制（图 4-7：WHO 疫情报告），凸显了埃博拉治疗中心在疫情控制中发挥了至关重要的作用。

埃博拉治疗中心建设和管理的基本原则是：保护自己和他人免受感染，尊重患者，最大限度地为患者提供有尊严的高质量医疗服务。因此，无论是硬件建设还是软件管理，都是保障中心功能顺利实施的必要条件。

表 4–4　塞拉利昂首都弗里敦（西区）埃博拉治疗中心及管理机构一览表（截至 2014 年 10 月）

治疗中心名称	功能床位	最大展开床位	合作伙伴	经费来源
Jui ETC	2	10	中国 CDC，解放军医疗队	中国政府
PTS1	100	120	塞国武装部（RSLAF）	塞国卫生部、塞国武装部
Lakka Hospital	10	30	应急医疗（Emergency）	意大利政府
ODCH	20	20	救助医生会（Cap Anamur）	塞国卫生部、塞国武装部
总计	142	180		

表 4–5　塞拉利昂首都弗里敦（西区）埃博拉治疗中心及管理机构一览表（截至 2014 年 12 月）

治疗中心名称	功能床位	最大展开床位	合作伙伴	经费来源
34 Military	10	30	英军医疗队（British Medical Team）	塞国卫生部、武装部（MoHS, RSLAF）
ADRA	20	20	古巴医疗队	塞国卫生部
Goderich	44	30	应急医疗（Emergency）	意大利政府
Hastings ETC	50	100	Aspen 医疗	澳大利亚政府
Kerrytown MOD	12	20	英军 22 野战医院	英国武装部
Kerrytown STC	35	80	拯救儿童（Save the Children）	英国国际发展部
Jui ETC	10	20	中国 CDC，解放军医疗队	中国政府
MSF POW	30	100	无国界医生组织（MSF）	瑞士政府、欧盟
PTS1	100	120	塞国武装部（RSLAF）	塞国卫生部、塞国武装部
MSF Kissy	38	60	无国界医生组织	西班牙政府
PTS 2	30	50	塞国武装部（RSLAF）	塞国卫生部、塞国武装部
Kuntolor	0	4	医疗援助（Medair）	英国国际发展部
总计	379	634		

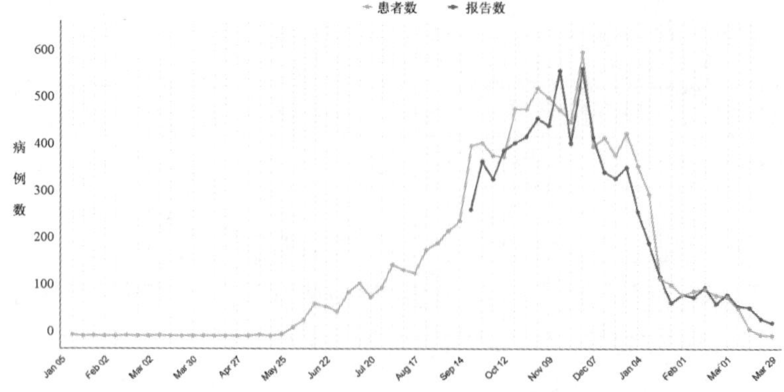

图 4–7　WHO 疫情报告表（截止 2015 年 4 月 1 日）

1. 埃博拉治疗中心类型及特点

塞拉利昂此次埃博拉疫情期间建立的治疗中心主要有两类：

一类是在现有的建筑物如学校、医院基础上改建，如塞拉利昂自己最大的埃博拉收治中心——黑斯汀警察学校埃博拉治疗中心（PTS1）就是这一类型中典型实例，将学校现有的建筑物用隔离网、塑料隔断按照传染病收治的分区进行改建，打造成符合传染病收治标准的治疗中心（图 4-8）。我中塞友好医院也属于这一类型，在原有建筑的基础上，经过国内防控专家结合中国和 WHO 的传染病院建筑 SOP，结合当地现状，用金属隔板和隔离网等将医院的病房改建成符合埃博拉病毒病收治标准的传染病院（图 4-9，4-10）。

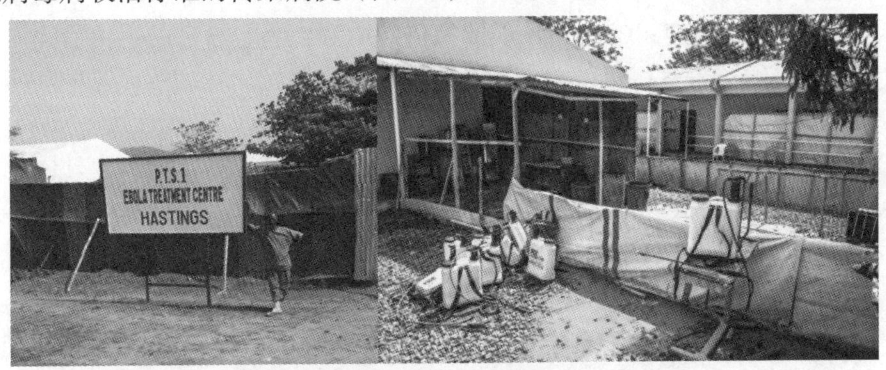

图 4-8 PTS1 黑斯汀埃博拉治疗中心

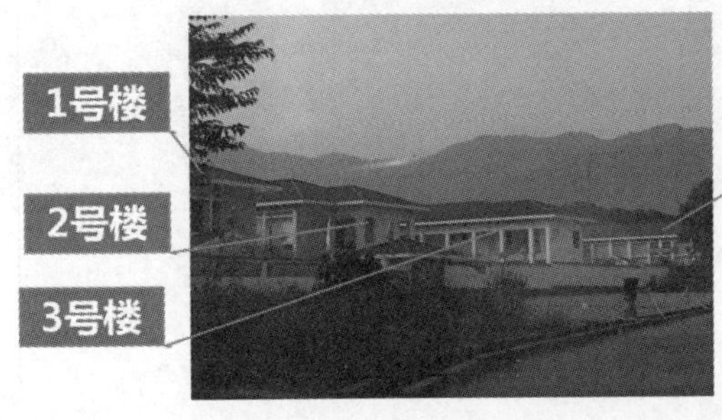

1号楼	病房楼	污染区
2 号楼	缓冲间	半污染区
3 号楼	工作人员办公楼及库房	清洁区
专家楼	工作人员休息地区	清洁区

图 4-9 中塞友好医院 ETC 外观

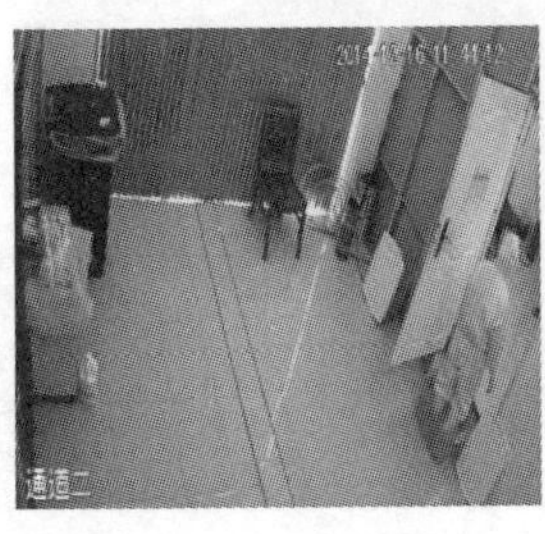

第一缓冲间

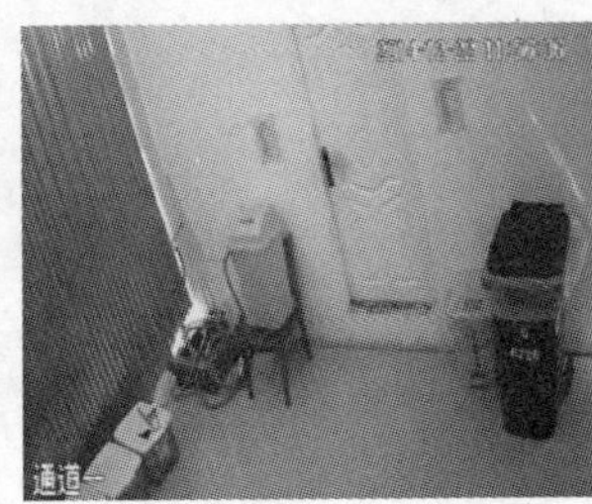

第二缓冲间

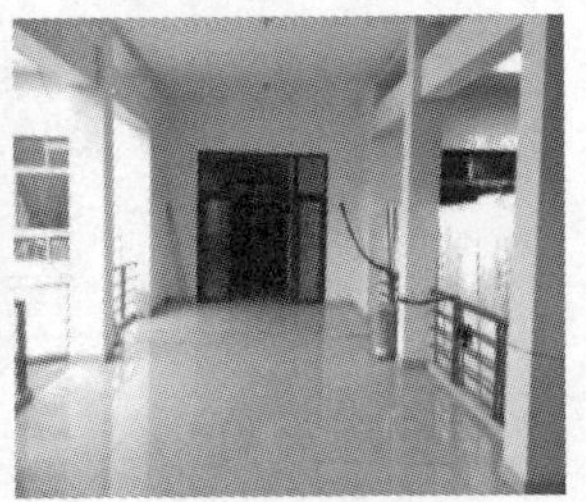

第一缓冲间通道

图 4-10 中塞友好医院 ETC 的缓冲间和通道

另一类则是在空地上完全重新建设的帐篷医院，如 Gogerich，Hastings，Kerrytown MOD, Kerrytown STC，MSF POW，MSF Kissy 等（图 4-11 至 4-14）。这类埃博拉治疗中心由于是新建的，在空间设计、分区隔离、消毒感控及污物处理等方面均非常规范化，是疫情中后期主要收治埃博拉患者的功能单位。初期这类治疗中心仅仅设计为收治确诊的埃博拉患者，后期为了顺应塞国对埃博拉诊疗单位的合并、裁减等原因，很多中心增设了分诊区和留观中心，成为留观诊疗中心，兼容了留观中心的部分功能，功能和管理更为复杂了。

各个中心虽然功能和规模基本相似，但各有自己的特殊专长。如 MSF Kissy 埃博拉治疗中心就是弗里敦专门收治孕产妇的治疗中心，专门设有分娩室（图 4-13）和孕妇专用病区；Goderich 埃博拉治疗中心因为有自己的生化检测实验室和病毒核酸检测实验室，所以配备了全国唯一的埃博拉病毒病重症监护病房（共 8 张床，图 4-14），用于重症患者的处置；Kerrytown MOD 治疗中心是英军 22 野战医院管理运营的一个特殊治疗中心，是塞拉利昂唯一一家全部由外国工作人员管理的治疗中心（包括清洁、消毒的工作人员都是英军），也是规模最小的治疗中心，他们只负责收治国际医疗组织中感染的医务人员。

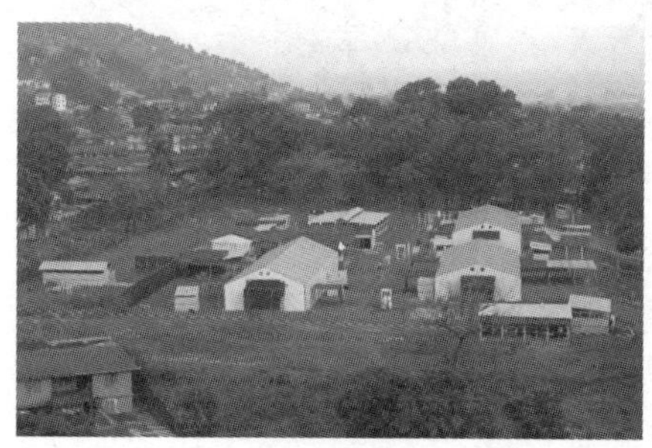

图 4–11　MFS Kissy 埃博拉治疗中心（来自 MSF）

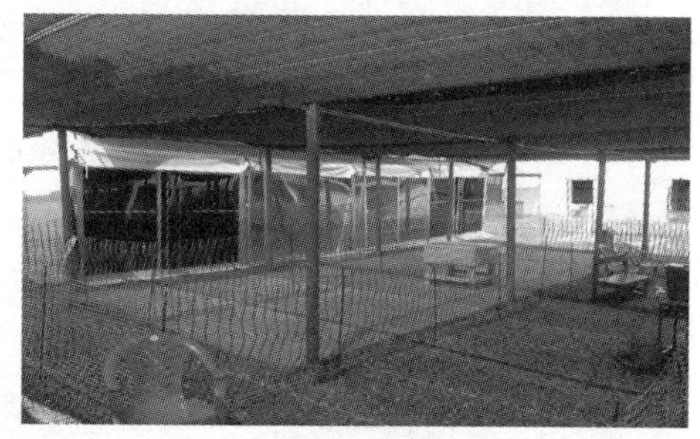

图 4–12　MFS Kissy 埃博拉治疗中心孕妇病区（来自 MSF）

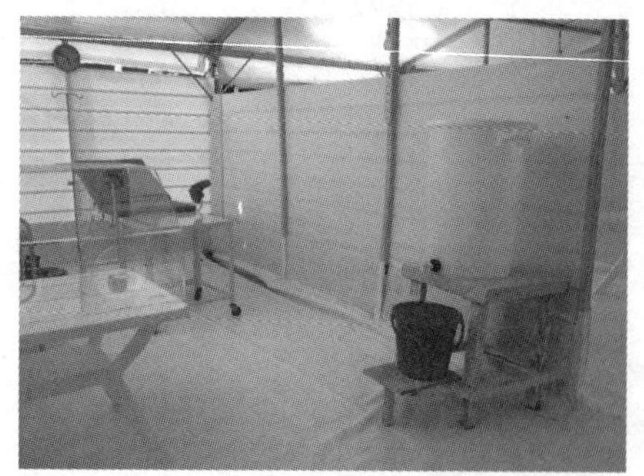

图 4–13　MFS Kissy 埃博拉治疗中心分娩室（来自 MSF）

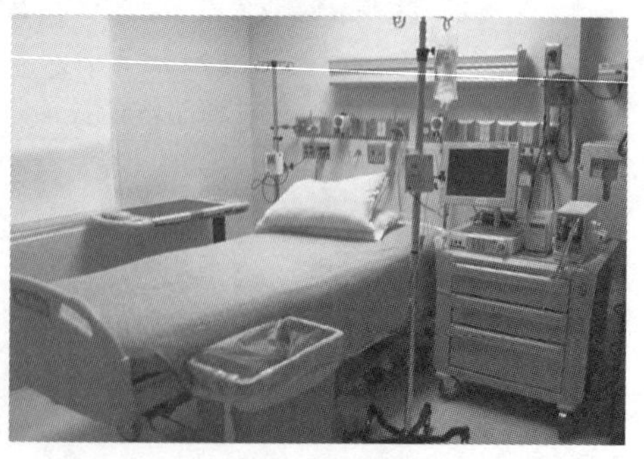

图 4–14　Goderich 埃博拉治疗中心重症监护病房（来自 Emergency 组织）

2. 埃博拉治疗中心的功能分区及感染控制要求

（1）埃博拉治疗中心功能分区及设置要求：塞拉利昂埃博拉治疗中心的建设标准、区域划分、功能定位等均在塞拉利昂政府和塞拉利昂卫生部的统一监管之下，参照 WHO、塞拉利昂卫生部及 UNMEER 颁布的相关 SOP。大致要求如图 4-15 所示：所有埃博拉治疗中心均要求有明确的清洁区（白区）、半污染区（绿区）和污染区（红区）的分区设置（塞拉利昂的埃博拉治疗中心工作区内明确设置的是绿区和红区两个区域），各个区之间必须有明显的间隔（缓冲区）；患者与工作人员设立不同的通道，人员和物品实行单向通行，从低污染区到高污染区的方向；患者收治的病房也是从疑似（suspect）到高度疑似（probable）最后到确诊（confirm）的顺序依次从前往后设置；要求设立分诊区、患者治疗区、洗消区、尸体存放区、垃圾焚烧处理区及污水存放池等必要的功能单位，严格分区管理。

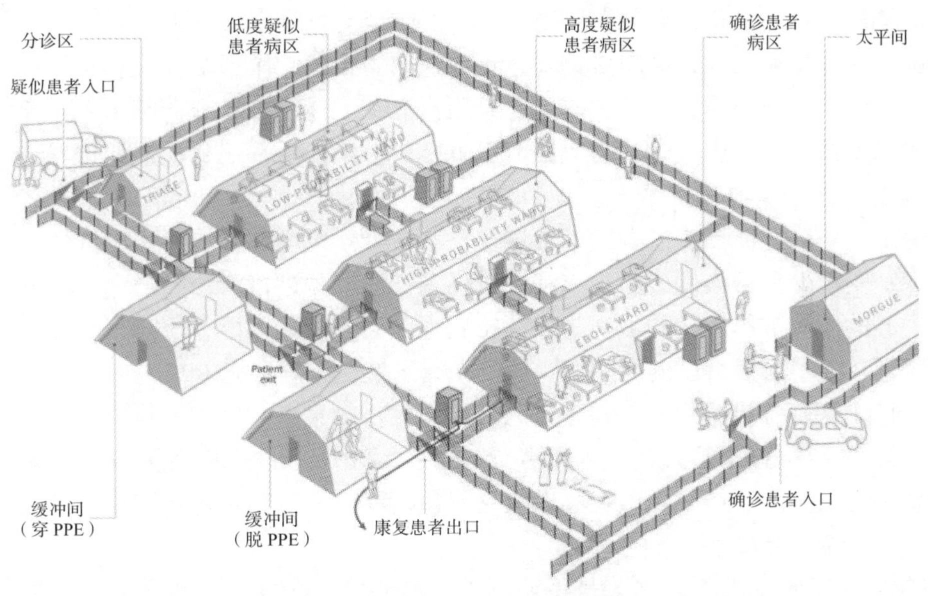

图 4-15　塞拉利昂埃博拉治疗中心建筑模式图（来自 WHO）

红区是主要的治疗功能区，包括病房内收治患者、污染物品的清洁和消毒、污染物焚烧、尸体及标本存放等，所有污染的物品要求必须在红区处理干净，严禁错区流通。病房中患者床位间隔必须在 1~2 米，要求为每位患者提供个人生活必需品（餐具、洗漱用品等），所有个人用品及医院护理用品均要求一人一份；病房每天消毒清洁。

绿区的功能是为医务人员提供非埃博拉病毒感染风险活动的场所，包括医护办公室、工作人员临时休息区、信息中心、患者家属接待区、库房、药房和洗衣房（工作人员两道防线洗消）。红区和绿区的所有活动必须专人监督和指导，杜绝院内感染。医务人员出入每个区均要求更换 PPE 和进行手消毒，患者必须通过特定的区域进出并要求被清洗消毒。

（2）埃博拉治疗中心医院感染控制和工作人员安全管理：埃博拉治疗中心感染控制的目的是杜绝院内感染和感染外泄。其中避免院内感染中的核心环节为：严格分区管理、严格设施人员隔离、注意设施通风、手消毒、安全用水、公共卫生、消毒清洁和污物处理等（参见 WHO 和塞拉利昂卫生部颁布的埃博拉治疗中心临床管理指南）。要实现“零感染”的医院感染管理的完美目标，不但需要建立科学严格的制度、需要严格执行制度的员工，还需要严格监督的感染控制专家共同努力。

①埃博拉治疗中心工作人员的消毒隔离要求：埃博拉治疗中心的所有员工必须经过相应的规范化培训并考核合格才能上岗；工作人员不能带病工作；上下班监测体温和不适症状，有问题随时上报；必须能清楚理解各种潜在感染的风险和情况，并能主动防范；必须自觉遵守各项消毒隔离和工作制度。

工作人员具体防护细节要求如下：所有医护人员（临床或非临床）在各种医护机构中护理所有患者时，都应采取以下防护措施：手部消毒；根据护理时的风险程度选择穿戴适当的个人防护装置（personal protective equipment, PPE）；呼吸道卫生；防止被针头或者其他利器伤害；安全处置废弃物；对环境进行清扫和消毒；安全处理污染的床单、衣物；对患者护理设备进行清洁和消毒。埃博拉治疗中心的所有工作人员均被视为埃博拉病毒感染的高危人群，应时刻注意随时进行手消毒，不要摸自己的脸、口、鼻等暴露区域，正确穿脱 PPE。

除上述标准措施之外，对于进入红区直接接触患者的医护人员要求：

A. 限制所有无关人员进入患者诊疗区：对于所有进入患者护理区的人员进行登记；限制能够接触到患者的人数，仅包括医护人员和对患者恢复有必要的人员，如儿童的父母等。

B. 确保所有进入红区人员按照要求穿戴 PPE：在进入隔离区之前，为所有人员提供PPE穿戴指南以及手部消毒指南，确保他们充分理解并严格按指南操作；在护理任何埃博拉确诊或疑似患者时，都应按照感染控制措施操作，避免在非防护情况下接触到血液和体液。

C. 在进行患者处置前后、接触任何可能被污染的物体后，以及脱掉 PPE 后，均进行手部消毒。

D. 进入患者护理区时佩戴双层尺寸合适的手套（无菌手套或手术手套，丁腈橡胶手套为佳）；穿戴一次性外罩衣和防水围裙，以保护衣服和暴露的皮肤。

外罩衣应使用纤维制成并且能够防止血液或体液以及以血液为载体的病毒的渗入；佩戴面部防护装置（可防液体喷溅的医用/外科杯型或鸭嘴型口罩，护目镜或者面罩），以防止液体溅到鼻、口和眼中；穿防水靴；佩戴能够保护头颈的头罩；退出隔离区之前，仔细脱掉个人防护装置。注意不要让外套、手套等污染物接触到眼、口、鼻等。

E. 确保分配到埃博拉患者护理区的临床和非临床人员相对固定，并且在疫情暴发时不得在隔离区和其他临床区域自由来往。

F. 尽量限制使用针头和其他利器；将采血和相关化验工作降低到保证诊断评估和患者护理所需的最小程度。

②埃博拉治疗要求设立院内感染控制专家：医院感控专家定期监督和督导相关医院感染控制的环节和内容，按规定按时向当地医疗卫生行政部门上报各项数据、信息和报表，并履行以下职能：

A. 保证所有员工通过适当的培训并监督他们工作的依从性。

B. 监督并指导临床工作者对患者的分诊和治疗过程。

C. 监督个人防护装备的穿脱，保证进入红区工作人员的良好依从性。

D. 协调管理意外暴露及随访监测。

E. 保证各种消毒用品、防护装备的质量及足量供应，监督消毒剂的合理配制，监督医院严格执行消毒、清洁过程。

F. 保证污物及医疗垃圾按规定处理。

③环境卫生及污物处理

A. 环境清洁与消毒：需要对环境和其他经常被触摸到的物体表面进行日常清洁和消毒。地面和水平工作表面（桌面等）应至少每天清洁一次。清洁时应保持从“清洁”区到“污染”区的顺序，避免污染转移。不要使用干燥的扫帚或者抹布进行清洁，以免带起灰尘，污染空气。清扫要在消毒之前进行。消毒剂和清洁装备很快会被污染，因此需注意时常更换。

B. 患者护理设备的清洁和消毒：处理被血液、体液、分泌物和排泄物污染的设备时要注意防止皮肤和黏膜的暴露以及衣物被污染，并避免病原传给其他患者或环境。在给另一位患者使用设备之前，必须进行合理的清洁、消毒、高压处理。

C. 安全处置废弃物：安全处置被血、体液、分泌物、排泄物和人体组织污染的垃圾，以及与患者样本和临床废弃物直接接触过的实验室垃圾。将废弃物分成四类进行处理：a. 尖锐物；b. 非尖锐的有传染性的废弃物；c. 非尖锐无传染性的废弃物；d. 有害废弃物。

3. 埃博拉治疗中心的临床工作管理模式及病例管理

（1）埃博拉治疗中心的临床工作管理模式

①医院物资配送体系和后勤保障：埃博拉治疗中心根据其管理者和资助人的不同，各自的物资配送和后勤保障也不一样，大致分为三类：

第一类是 PTS1、Ola During 儿童医院等完全由塞拉利昂政府和塞拉利昂卫生部资助和管理的本国埃博拉治疗中心，从医院建设维修、能源供给、员工工资等一系列后勤保障均由塞拉利昂政府负责，跟临床工作相关的如药品、防护用品、医疗耗材、消毒用品等则由联合国相关部门及其他国际团体捐赠支持的塞拉利昂中心医疗物资仓库统一配送（central medical store）。

第二类是由欧美等国政府或者其他非政府组织管理的治疗中心，如无国界医生组织（Medicines Sans Frontiers, MSF）管理的 MSF POW 和 MSF Kissy 埃博拉治疗中心、澳大利亚 Aspen 医疗组织管理的 Hasting 埃博拉治疗中心、英国拯救儿童组织管理的 Kerry Town STC 埃博拉治疗中心、应急医疗组织管理的 Goderich 埃博拉治疗中心等新建的大型埃博拉治疗中心，从医院建设到后勤保障、物资配送和部分医疗用品等均由英国驻塞军队统一支持，部分药品、医疗耗材从塞拉利昂中心医疗物资仓库购买或协调。

第三类是中国政府援助和单独管理的 Jui 中塞友好医院埃博拉留观治疗中心，是塞拉利昂唯一一个自给自足的埃博拉诊疗机构，该中心从医院和实验室改建、所有后勤保障、医疗物资供给等各个方面都是由中国政府远隔万里跟国内统一协调独立完成的，同时也是塞拉利昂管理和运营难度最大的一家中心（水、电都是自给自足）。经过半年的实践，该医院成功地运营并高质量完成所有考核指标，彰显了中国大国的实力和中国军队超乎想象的创造力，让国际社会赞叹。

②医院工作人员配置及工作安排：由于此次埃博拉病毒病是在西非暴发流行，当地气候条件非常湿热，各种医疗设施条件差，绝大多数埃博拉诊疗中心的诊区内没有空调，加上穿着密不透气的防护服，戴着口罩、面屏等防护器具，给医护人员的工作带来巨大挑战。一般情况下，穿着 PPE 在红区工作时间在 45~90 分钟就已经接近人体耐受的极限了，临床工作人员无法像普通诊疗机构一样正常倒班和轮换，而是平均 1 小时轮换一次，在工作人员进出红区工作时设置时间提示，避免意外发生。基于这些特殊困难，塞拉利昂的埃博拉治疗中心在临床工作人员配置和医疗区工作轮换安排等方面较以往的疫情处治机构的工作模式有很大的不同，且更具挑战。

应对这一特殊情况，首先必须增加医务人员配比，除了塞拉利昂本国管理的埃博拉治疗中心外，其他所有国际社会援助并管理的 ETC 都是主要依靠当地员工开展工作，一方面当地人对高温高热的工作环境耐受性好，另一方面雇佣当地员工能够为各个国际资助单位节省人力和财力。在各国际埃博拉治疗中心中，外国员工和当地员工比例在1:（4~8）之间不等，根据语言交流能力、中心的功能定位、资助模式、能力水平等不同而决定该比例。

各治疗中心的工作模式基本类似，外国的医务人员是管理者和临床诊疗工作的主体，国际医务人员和管理人员主要负责当地员工的培训和管理，医疗制度、诊疗方案制定，医院感染控制督导和对外协调等核心的环节，各个治疗中心的工作流程和人员安排不一样。如澳大利亚政府资助的Hasting ETC，该留观治疗中心自2014年11月启用，2015年1月扩展功能成为留观与治疗中心，功能床位50张，最大扩展床位100张，主要收治埃博拉阳性患者，没有特殊诊疗特色，每天床位使用数在5~25之间。共有医护、清洁人员约150人，每天的临床工作分三班（白班、中班和夜班），共五组人员组合轮流倒班，每组有国际护士2名，国际医生1名，塞方护士10名，每次2名塞方护士轮流进入红区工作，1小时轮换1次。

Goderich埃博拉治疗及检测中心是由非政府组织（None Government Organization, NGO）Emergency的意大利医疗队主导构建的一个驻塞拉利昂的埃博拉病毒病诊断、治疗中心。Goderich治疗中心有43张床，其中配备有重症监护病房治疗床24张，亚重症监护病房（sub-ICU）治疗床位16张，普通治疗床位7张，ICU需要的相应设备如血透仪、呼吸机、监护仪等，于2014年12月14日投入使用；同时该中心还配备了病毒核酸检测实验室（PCR实验室）、临床生化及常规检测实验室。该中心目前是唯一一家配备了重症监护病房的治疗中心，并且是当时整个塞拉利昂唯一两家能够开展埃博拉阳性患者除核酸检测以外普通临床及生化检测的实验室之一（标本不能灭活，风险级别非常高，大多数医院不能开展）。该中心总共有员工200余人，由于设置了ICU病房，他们配备的国际医务工作者比例较高，大致为1:4左右。工作轮换医生和护士是分开排的，医生们负责诊疗计划制定，独立排班，按照普通医院正常的工作排班表安排工作；护理组分为8个班次，16组人员，每组有1~2名国际护士，4~6名当地护士，每组工作时间为2小时（组内自行协调，将红区工作时间拆分为每次1小时，分开进入），两套工作轮换体系，错时1小时。例如：第一套工作排班组工作节奏是：8:00~10:00，10:00~12:00……；第二套工作组节奏为9:00~11:00，11:00~13:00……，保证前后两组总有部分工作人员有1小时的重叠，充分确保了重症患者治疗的连续性。该中心在红区设立了常规及生化检测实验室，实验室里安装空调，控制室内温度在18~20℃，分5班倒，每组3名检验人员，工作时间可长达3~4小时，确保急重症患者各项指标的连续性监测。

英国拯救儿童组织管理的Kerry Town埃博拉治疗中心是当地最大的，也是最早投入使用的治疗中心之一，于 2014 年 10 月建成，11 月开始收治患者，最大床位设置 80 张，在功能性床位 35 张时配备有 15 名国际医生（满负荷床位运作时还有 60 名古巴医务人员）、120 名当地员工，100 名清洁工。临床排班分为 6 组，每组由 2 名国际医生带领 20~30 名当地护士执行工作，工作轮换如下：第 1 天白班，第 2 天晚班，第 3 天一半早班一半晚班，第 4 天是 12 小时的连续夜班（8:00 PM 到 8:30 AM），第 5、6 天休息。

我中塞友谊医院的工作安排跟上述治疗中心大同小异，国际医疗组和当地护理治疗组的班次分开排。中塞医护人员比例在 1:4 左右，中方医护人员 4 组轮流倒班，每组由 2 名医生带领 4 名护士负责早晚各两次查房，制订诊疗计划、配置药品、执行重要的护理操作、监督和指导塞方护士工作；医生晚上值班负责紧急情况处置；塞方医护人员则按照白天每 2 小时一次轮换，夜间 2 名护士值守的工作模式进行排班，每组 2~4 名护理人员，根据患者数随时调整进入红区工作的塞方护士人数。

各国在塞拉利昂的埃博拉治疗中心虽然管理和工作模式各有不同，但都依据 WHO 和塞拉利昂卫生部颁布的埃博拉病毒病临床管理指南工作，各自的治愈好转率、死亡率都接近，面临的问题也都比较类似，因此整体工作节奏比较一致，保证了塞拉利昂埃博拉患者的统一协调收治和疫情的整体管控。

（2）塞拉利昂埃博拉治疗中心临床病例管理：埃博拉病毒病（EVD）至今无有效的治疗药物，疫情早期人类社会对这种疾病的认识处于初级和陌生的状态，治疗经验欠缺，加上塞拉利昂本身落后的医疗条件，医护人员对埃博拉病毒病的治疗干预基本无据可循，混乱无章。疫情中期随着 WHO 和塞拉利昂卫生部相关指南的颁布，把临床管理方面的重点关注到重症患者和并发症的早期识别上，建议尽早给予合适的对症支持治疗（参见塞拉利昂埃博拉治疗中心临床管理指南），治疗干预的内容根据疾病严重程度、基础状态的不同而不同，支持补液、止痛和缓解焦虑成为其中的主要部分。

后期随着国际社会的大规模介入，帮助塞拉利昂在此次埃博拉大规模暴发的诊治过程中，在患者的临床诊疗管理方面积累了很多宝贵的经验，从共性到个性化治疗、从早期简单干预到按病情轻重分类处治、从只关注埃博拉病毒病到关注患者整体及基础情况（如在治疗埃博拉同时关注艾滋病、妊娠、儿童等特殊病理生理状态）、专科介入治疗等各个方面逐渐总结、升华，使得疫情后期患者的整体死亡率明显下降，总结出很多行之有效的治疗管理方案。

①所有埃博拉确诊和疑似患者共同的治疗推荐：

A. 抗疟治疗：由于塞拉利昂疟疾高发，疟疾跟 EVD 有部分相似的临床表现，建议埃博拉疑似患者应同时进行疟疾阳性检测，如果没有条件检测，对所有发热或有发热史的患者均推荐行经验性抗疟治疗。

B. 给予口服液盐（oral rehydration salt，ORS）。

C. 抗生素治疗：对存在败血症或者其他临床指征提示感染风险高的患者进行口服或注射抗生素治疗。

D. 抗寄生虫治疗：使用伊维菌素或阿苯达唑对所有患者进行系统的抗寄生虫治疗（用药时，需询问育龄期妇女是否怀孕）。

②对不同程度、不同年龄和不同状态以及不同基础情况的埃博拉患者分类、分程度给予治疗干预：关注除埃博拉病毒病以外的其他疾病的诊断和治疗，如部分治疗中心提出对危重患者进行评分，根据评分指导给予相应的治疗干预。如Goderich治疗中心提出了参照Apache Ⅱ Score评分分级系统对重症埃博拉患者进行特殊治疗干预等；治疗过程除了维持系统循环功能稳定，应该兼顾肾功能、肝功能和凝血系统功能损伤处理等。

③孕产妇的特殊处治要求：疫情中后期塞拉利昂及各个国际医疗组织逐渐开始对特殊人群的患者进行更加细致深入的治疗干预，孕产妇就是其中一个特殊人群，制定并提出了诊疗建议：在初次接触育龄妇女时，需询问生育年龄和上次月经时间；感染埃博拉的孕妇患者并发症的风险更高，通常无法实现正常分娩，应被送往有专门人员和设备的留观中心或者ETC（MSF Kissy ETC）给予专科评估和处治。埃博拉病毒可以在乳汁中存活，接受哺乳的子女也要作为埃博拉高风险人群对待；何时中断和重新开始哺乳需要根据实验室检测结果来决定等。

④儿童患者处治的特殊建议：儿童是此次埃博拉病毒病感染的一个主要人群。塞拉利昂埃博拉应急指挥中心数据库资料显示：2014年12月，弗里敦儿童埃博拉留观中心的数据显示，小于16岁的儿童占埃博拉确诊阳性患者中的比例超过10%，15岁以下儿童埃博拉患者死亡率跟15~44岁成人埃博拉患者相似。但是儿童是弱势群体，尤其是婴幼儿没有自主表达和管理能力，免疫系统的特殊状态导致对病毒反应能力跟成人不一样，病毒血症出现的时间、病毒载量等都与成人有差异。疫情中后期儿童埃博拉疑似和确诊患者的管理逐渐受到国际社会的关注，相关专家提出部分针对儿童的诊疗管理建议：新生儿和婴儿感染埃博拉病毒表现不典型，检测阴性时仍应谨慎处理，需重复检测；补锌可以减轻腹泻的周期和严重程度，并防止后续发作，建议为腹泻的儿童补锌10~14天；维生素A可以降低各种原因的死亡率，建议给5岁以下儿童服用；对有出血症状的儿童可以口服维生素K共5天。

⑤重视为患者补充足够的能量和营养：此次埃博拉病毒病的主要症状包括厌食、恶心、呕吐、腹泻等，都会影响食物摄取和营养吸收，加重免疫系统功能损伤和器官功能障碍，因此应重点关注营养补充，尤其是哺乳期妇女、婴儿和年幼

儿童。另外，塞拉利昂传统食品通常缺乏蛋白质和微量元素，为重病患者提供大量食物和营养可能反而会加重他们身体的负担，特别是影响肝脏的恢复。因此，应充分考虑患者身体状况，平衡饮食，仅间断给予全脂类食品。

4.NERC 组织病例管理组对埃博拉治疗中心的整体管理

如何管理好如此繁多和背景复杂的埃博拉诊疗机构，让疫情得到有效控制，为患者提供最好的救治，是摆在塞拉利昂政府面前的一项难题。在 WHO 和 UNMEER 等的帮助和各个国际合作伙伴通力协作下，塞拉利昂卫生部摸索出了一套在特定条件下的特殊管理模式，并成功地实施，获得满意的效果。

（1）统一的临床管理指南指导具体诊疗工作：对于临床机构的管理首要是抓医疗质量。在首都弗里敦，最多的时候共有 12 家埃博拉治疗中心，来自不同的国家、不同的医疗背景和不同的管理模式，埃博拉病毒病对所有的人来说都是全新的，没有任何经验可循。在这种状态下，要规范化各自的诊疗行为就只能靠统一制定诊疗指南。塞拉利昂 2014 年 11 月颁布的埃博拉临床管理指南就是在既往 WHO 制定的病毒性出血热（Virus Haemorrhagic Fever, VHF）的基础上结合前期疫情处治的临床诊疗经验而总结出来的一套临床工作指南，这个临床诊疗指南的内容涵盖诊断、治疗、实验室检测、密切接触者随访监测、尸体埋葬、医院感染控制、个人防护等各个与临床诊疗相关的方面，尤其在患者治疗方面做了非常详尽的阐述。整个指南的内容被做成口袋书的形式分发给各个治疗中心参照执行，解决了“无法可依”的惶惑状态，也对水平参差不齐的各个治疗中心提供了治疗指导和可参照的依据。

在 2015 年 3 月疫情后期，塞拉利昂卫生部总结了各个埃博拉治疗中心的诊治经验，对其中部分内容做了小的修正，成为今后类似疫情临床处置参照的标准指南。

（2）统一的临床数据收集和管理：由于塞拉利昂疫情暴发迅速，当地医疗管理能力极度低下，加上医务人员素质良莠不齐，对疾病的无知和恐惧导致早期各个留观和治疗中心对患者信息管理混乱无章，很多病情危重的患者甚至连名字都没有登记上就死亡了，丢失了大量宝贵的信息，为拟进行的高效和深度数据分析、总结带来遗憾。疫情中后期，塞拉利昂卫生部制作了统一的新患者病例报告表（case information form, CIF），表格中要求记录患者的基本信息、初诊症状、体征、住址、联系人等详细信息，并为每名患者发放固定的 ID 号便于追踪随访，并跟人口学信息数据库的信息联系起来（根据患者的身份证号连入国家人口管理系统）；规定由各个治疗中心的数据员按照统一的格式和内容要求将患者所有信息、诊疗过程、诊治结果和患者最后去向等统一报送塞拉利昂埃博拉核心数据中心，由数据中心进行统一的管理和统计分析，为全国范围内整体疫情的动态掌握和很多实时政策的制定、调整提供了真实的数据保障。

（3）统一的当地医护人员雇佣薪酬和管理：为了便于管理和为国际医疗组织能够高水平、高效率开展工作，塞拉利昂政府为每名为埃博拉留观、治疗中心工作的当地工作人员（包括医护人员、清洁工、后勤保障人员和运输队等）提供高额的风险补贴（hazard pay），相当于当地平均工资的 5 倍以上，鼓励大家积极努力参与埃博拉疫情控制工作。各个治疗中心为了便于管理，不同程度地给予额外的奖励，塞拉利昂政府为每名疑似和留观患者提供免费的餐食保障。

（4）统一的患者配送和收治模式：为了防止各个治疗中心在疫情高峰期推诿患者，疫情后期争抢患者的恶性事件发生，杜绝患者运送过程中由于不安全转运导致的病毒传播风险，塞拉利昂对留观中心确诊的患者实行由塞拉利昂埃博拉应急指挥中心统一转送的政策，留观中心患者确诊第一时间通知指挥中心，由指挥中心统一协调救护车送至临近的治疗中心进行救治。后期由于疫情趋缓，加上塞国政策调整，多数治疗中心都开设了分诊区和留观病房，接待自行前来就诊的患者。

（5）统一的数质量考核指标、定期例会制度：为了规范各个治疗中心的诊疗行为，提高患者诊治的水平，为患者提供最好的治疗支持，塞拉利昂卫生部对各个埃博拉治疗中心治疗的数质量提出了量化考评指标，主要包括患者的平均住院时间、患者死亡率等。每周二、五两天固定的临床管理例会，对各中心出现的问题提出点评、讨论整改办法，根据疫情动态变化调整管理策略等。如就一次 MSF Kissy 治疗中心拒收患者一事引出的规范化患者接收和处置规定；从 2015 年 1 月底疫情进入过渡期开始科学计算和讨论埃博拉诊疗结构的缩减和转型问题，至 3 月中旬出台相应的裁撤方案；从疫情后期阴性患者诊治困难引出的规范化转诊埃博拉阴性患者的指导意见等一条条实施、合理、科学的规章制度、指导方案等，使得塞拉利昂埃博拉疫情临床管理慢慢从杂乱无章走向规范化、制度化和程序化的管理轨道，也为国际社会今后联合处置类似疫情积累了很多可借鉴的理论依据。

（四）社区埃博拉收治中心（CCC）的建设和管理

2015 年 1 月 WHO 和塞拉利昂卫生部联合颁布了 CCC 的管理指南，规范化了塞拉利昂 CCC 的相关行为。CCC 有一个特殊的优点是它可以在受过培训的医务人员帮助下，由当地社区工作者和自愿者来管理，一个好的 CCC 可以很好地利用社区的资源，在为社区提供埃博拉病毒病相关诊疗服务的同时，还能兼顾社区卫生教育和接触者随访、追踪等工作，为以后类似疫情暴发的管控开创了一个很好的模型，同时也为塞拉利昂今后社区水平的基础健康卫生服务奠定了基础。CCC 的另一个特点是要求人性化管理和亲和力。由于是在社区基础上建立的处置中心，在保证医务人员安全的前提下，如何保证 CCC 安全和友好地为患者提供有尊严的服务、减轻患者的思想压力、必要的健康宣教等是 CCC 的另一个重要职能。在 CCC 中，患者允许跟家属和朋友直接交流，可以用手机等联络工具，家属可以进入病区探望患者。中心工作人员在保证自身和患者安全的情况下，还需要为探视者提供穿着 PPE 训练，陪伴探视者进入红区看望卧床的重症患者，但家属不允许跟患者直接接触。因此，CCC 的建设和消毒隔离要求跟普通的 EHC、ETC 有一定差异。

1. CCC 建设要求及感染控制管理

（1）CCC 的选址要求：CCC 因为是在社区建立的烈性传染病处置点，对选址有非常严格的要求。

① CCC 首先应该建立在交通便利的地方，有救护车能进入的道路通道，便于患者转运。

② CCC 必须距离居民用水的水源 100 米以上（如水井、水库），距离其他开放性水源（如溪流、瀑布等）50 米以上，避免水源污染；并能够方便地从就近的水源地接入安全用水。

③地理形态必须符合绿区高于红区的要求，外围 10 米设置隔离网 / 栅栏。

（2）CCC 的建设和配置要求

① CCC 的分区设置：CCC 实质上是微型的埃博拉留观和治疗中心，它的建筑设计严格遵循烈性传染病医院的规范，要求设立绿区（相对清洁区）和红区（污染区）（图 4-16），工作人员和患者通道分开、污水污物处理系统等。红区是为患者提供诊疗服务的区域，包括病房、污染物及医疗垃圾处理区、尸体及标本存放区、垃圾焚烧区等功能区域。医护人员要求穿着 PPE 才能进入红区工作，患者离开红区前要求彻底消毒。红区病房内患者的病床要求间隔 1~2 米，如果可能的话尽量将“干”“湿”患者、疑似和确诊患者分开收治。患者的个人用品必须一人一份，每个患者配备专用的便盆和脸盆，每天要求 0.5% 含氯消毒剂消毒患者用具。绿区是工作人员的非埃博拉感染风险的活动场所，包括医护办公室、数据中心、会议室、家属接待区、医院管理部门、库房、厨房、洗衣房等。所有工作区域内的活动必须有清晰的指示标志和专人监督。人员和物品在工作区内的流向必须遵循从低污染区向高污染区方向通行的原则。

②厕所和淋浴间配置要求：CCC 的建设要求在红区和绿区为工作人员和患者分别设置淋浴间和厕所。病区内要求至少配备 3 个厕所，厕所用于患者排泄物（大小便和呕吐物）排放；每个厕所内要求有 2 个蹲坑，保证一个蹲坑满了以后能够封闭至少 1 周时间，保证病毒自行降解后再将废水抽出；每个厕所要求用木

框和防水布围上以保护隐私，每个蹲坑要求放置 80 厘米 ×60 厘米的有盖塑料踏板，便于封闭（图 4-16）；每个厕坑容量为 1.5 立方米，坑底要求距离地下水系至少 1.5 米高，避免水系污染，每位患者用过后必须用 0.5% 含氯消毒剂消毒清洁后才能接待下一位患者。

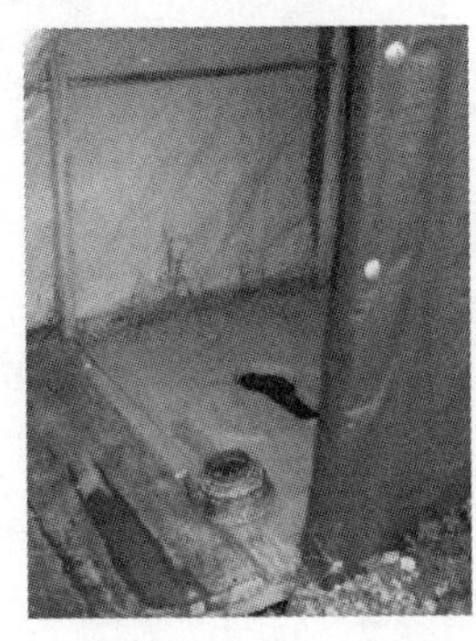
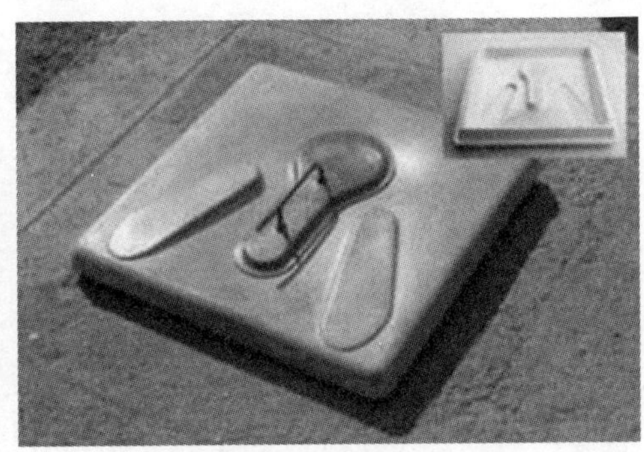

图 4–16　CCC 病区厕所及蹲坑

红区要求至少建立 2 个供患者使用的淋浴间。淋浴间内提供肥皂等清洁用品，设置容量至少为 2.5 立方米的渗水坑排水，避免污水直接进入公共下水道造成污染。

③ CCC 分诊区设置要求

A. 所有埃博拉治疗中心均要求设立分诊区，分诊区要求上报固定的开放时间，便于应急指挥中心转运患者。

B. 分诊区医务人员区域和患者区域必须分开，中间设立 1 米高的隔离网，间隔必须在 1~2 米；要求设立清晰的指示标志，指导患者通行。

C. 尽量避免接诊的医务人员直接接触患者，尽量遵守“保持 1 米，避免接触”的原则。

D. 患者区域座椅必须间隔 1 米以上，工作人员区域要求配备：体温计、病例报告表、笔、手消毒剂、一次性毛巾、手套、垃圾桶和 5000 mg/L（0.5%）含氯消毒剂和抹布。

E. 所有患者必须经过分诊区筛查后才能进入病区；只有患者才能进入分诊区，无自我管理能力的婴幼儿和儿童可以有一名家属陪同进入分诊区。

④ CCC 医院感染控制要求：CCC 对医院感染控制跟正规 EHC 和 ETC 又有一定的差异。除了要求制定规范化的医院消毒隔离管理规定，督促每个工作人员严格遵守外，CCC 内最重要的医院管理环节是设立专门的医院感染控制监察员，督导各项消毒隔离工作安全进行。

⑤工作人员消毒隔离要求：所有 CCC 的工作人员必须经过相应的规范化培训并经考核合格才能上岗，必须自觉严格遵守医院相关管理和消毒隔离的规章制

度，必须清楚了解暴露风险和处理流程；不带病工作，每天上班前监测体温，体温超过 38℃时应停止并离开工作岗位，上报相关监测人员。

⑥医院感染控制（infection prevention control，IPC）监察员职责：

A. IPC 监察员必须保证每名工作人员经过相应的培训并考核合格，监督工作人员在红区的工作依从性。

B. 负责指导和督促患者分诊、收治。

C. 负责指导和监督 PPE 的正确穿脱，手卫生消毒等。

D. 负责指导意外暴露和追踪随访。

E. 严格保证按照操作指南进行医院消毒及清洁工作，指导并监督污物处理。

F. 监督和保证消毒剂的正确、及时配置和使用。

G. 发现和协调处理其他医院感染相关的问题。

⑦污物处理：液体污物如大小便、呕吐物等倒进厕所处理；固体污物则统一放入防水、放渗漏的塑料袋（容量 <15kg，装载负荷 <75%）密封后焚烧，锐器装入锐器盒焚烧；盛装垃圾的容器每天用 0.5% 含氯消毒剂消毒。

2. CCC 的临床管理要求

CCC 是基层的疫情处置单位，在患者的分诊、鉴别诊断和治疗干预上，跟正规的 ETC 要求有别。

（1）分诊

①分诊流程：分诊区负责分诊的工作人员必须穿着 PPE，距离患者 1~2 米远进行分诊工作，简单的问候—问诊—测体温—记录—完善新患者病例报告表—做出判断—安置患者去向。

②患者筛查和处理：根据塞拉利昂卫生部颁布的埃博拉病毒病鉴别诊断标准对患者进行初步的判断和处置（图 4-17）。

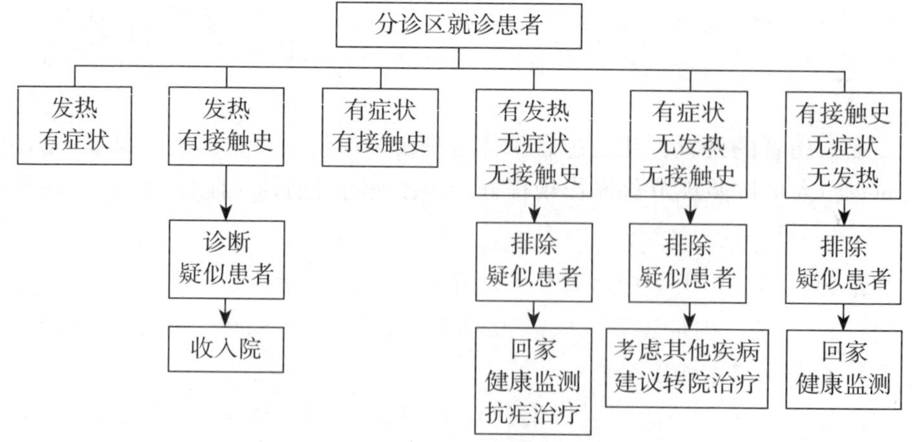

图 4-17　CCC 患者筛查处置建议

（2）患者治疗及处理：CCC 是基层医疗卫生机构，它的职能是为患者提供基本的医疗筛查和基础诊疗服务，因此在 CCC 为患者提供的治疗干预基本是本着“对症处理”的原则，只给予患者口服药物治疗，不建议开展肌内注射、静脉注射等技术难度大、风险高的操作（具体治疗方案参照 WHO 和塞拉利昂卫生部联合颁布的埃博拉病毒病临床管理指南）。

①治疗原则

A. 营养支持治疗：为患者提供足够的能量、水、口服补液盐等。

B. 退热、止痛、抗疟治疗。

C. 考虑感染可给予口服抗生素治疗。

②特殊人群治疗建议

A. 儿童腹泻患者常规给予口服锌制剂。

B. 妊娠疑似患者除了常规处理措施外，注意流产、死胎等情况发生，应注意询问患者是否有腹痛、阴道流血等。

③出院 / 转院指导

A. 发热但无症状的患者：体温正常 72 小时，没有任何症状并能从事日常生活、能独立完成洗澡清洁（淋浴、更衣）可安排出院。

B. 发热合并症状的患者：体温正常 72 小时，与埃博拉病毒病相关的症状完全消失 72 小时，日常生活能自立并能独立完成出院前洗澡清洁可安排出院。

C. 实验室检测结果：出现症状 72 小时后实验室检测结果阴性，或最后一次阳性结果后 48 小时复查实验室检查结果转阴才能安排出院。

D. 特殊出院建议：埃博拉病毒可在男性患者精液里存活近 3 个月，建议性生活时使用避孕套；妊娠妇女意外流产和胎儿异常，尽量转送至有条件的妇产科医院；哺乳期妇女如果母婴埃博拉病毒检测均阳性，可以继续哺乳；如果母亲阳性，婴儿阴性，建议每 3~7 天检测乳汁里病毒载量，直到阴性后才能继续哺乳。

E. 出院后建议：继续给予社会心理学支持，联系社区参与解决对患者的歧视和侮辱。

F. 死亡患者的处置：死亡患者尸体处理必须有经过严格医院感染控制（IPC）培训的专门人员按照规范化操作规程处理；必须同时通知医院监管部门、埋葬队，由监管部门通知死者家属，等待埋葬队处置。如果埋葬队不能按时到达，CCC 的相关人员至少 4 人穿着 PPE 一起对尸体进行处理，包括喷洒 0.5% 含氯消毒剂，装入尸袋并密封，标记好姓名、性别、ID 号，最后将处理好的尸体妥善存放于太平间等待运走。

3. 塞拉利昂对 CCC 的管理及评价

塞拉利昂的 CCC 基本是在英国国际发展部（DIFD）、英国政府帮助下建立起来的，是疫情严重暴发、医务人员严重紧缺、医疗设施严重匮乏的前提下提出的一种新型的、特殊的埃博拉患者管理机制和模型，为早期隔离、筛查患者，减少家庭传染，阻止疫情蔓延起到了重要的作用。塞拉利昂政府“边做边学”，DIFD 委托美国纽约哥伦比亚大学的医院感染与控制（Infection Control And Prevention, ICAP）部门负责对 CCC 一系列管理和运作模式进行了考察和评估，并结合整个疫情过程对 CCC 的规模和具体行动指南进行了动态的调整和管控，提出了很多建设性意见，总结了宝贵的经验、教训。

（1）CCC 的使用评价

① CCC 的安全性：通过对 CCC 的随机抽样检查，在各个 CCC 都按照规范化医院感染控制规程工作基础上，仍然发现了一些需要改进的问题。

A. 很多 CCC 由于没有电力供应，导致天黑以后，工作人员就不再进入病区内巡视和服务，患者的夜间安全和处置没有保障。

B. CCC 工作人员虽然按照规定接受了基础的工作培训，但仍然偶有违反操作规程的行为发生，由于为数不多的临床督导员来回在各个监测点巡查，加上 CCC 条件限制、红区内空间有限等因素，工作人员不能经常得到合适和监督和指导，无法保证遵守安全规程的依从性，临床工作者也无法提出高效的治疗和护理建议。

C. 其他安全问题：消毒区域反复用含氯消毒剂喷洒，带来的环境危害；工作人员穿着 PPE 在红区工作时间延长；意外暴露于患者体液后处理的不规范等，是所有 CCC 共有的问题，需要引起重视。

②有效性：虽然各个 CCC 工作的质量不一样，但是他们在社区亲和力、医务人员培训、隔离、检测、筛查和转运埃博拉患者方面的工作都是非常出色的，定期对各个 CCC 进行适当的检查、评估，有助于帮助他们提高工作质量，如持续的口服补液和补充足够的水、电解质等治疗干预应该 24 小时监测且不间断。

应用数据分析来协助诊治方案的调整是 CCC 临床管理中的另一重要部分。由于患者的注册表和病例报告表模板不一致，很多 CCC 只收集分诊要求的主要信息，地区医疗机构只要求各个基层埃博拉收治中心上报数据，但并没有将需要改进和调整的内容反馈回基层医疗处置机构，当一些监督员需要收集相关数据时发现很多信息不完整、没有系统整理，失去了数据的时效性和准确性，需要改进。

另外，CCC 很少的床位设置和较小的规模，对于在什么地方、什么时间建立没有定论，给资源的有效利用带来了一定的难题。

③可行性：最初的 CCC 构建计划方案中没有包括临床医务人员，而只是由一些经过培训的社区工作人员来管理，这引起了很多专家的反对，但社区对此却

报以积极乐观的态度。由于疫情紧迫的要求，大多数 CCC 的构建过程非常仓促，通常从社区准备到建成投入使用平均为 14 天，投资成本各有千秋，设施配置也参差不齐，如发电机等贵重设备配置不一样，导致工作效率大相径庭，如何保证 CCC 的统一规范是需要探讨的问题。

（2）管理整改建议：CCC 为埃博拉疫情暴发处置的全新模式，经过调查评估提出的一系列问题，为下一步的整改打下了基础。经过塞拉利昂与国际组织的沟通和交流，结合当地疫情的实际情况，分不同时间段对塞拉利昂 CCC 的整体改进提出了可行性的意见。

①近期整改建议

A. 高效的社区参与是保证 CCC 成功运作的决定性因素，因此在 CCC 建设选址时应当充分考虑其所依托社区的反应性和积极性，跟当地首领、年轻人和国际医疗组织等建立良好的联系，争取得到他们的支持和帮助。

B. 对当地社区健康服务人员的培训也是其中一个重要的部分，应当教育他们不拒绝和歧视埃博拉阴性的出院患者。

C. 指导和监督 CCC 的工作人员为患者连续提供足够的维持水、电解质平衡的治疗干预。

D. 尽快改变 CCC 因缺乏电力供应晚上没有工作人员进入红区工作的问题，建议为每个 CCC 配置发电机和相关经费。

E. 一线有经验的临床工作者应 24 小时备班，随时回答并协助处理社区 CCC 工作人员遇到的临床问题。

F. 阴性出院患者一样需要 CCC 为他们准备出院物资：衣物、个人清洁用品、出院证明等。

②中期整改意见

A. MoHS 应尽快制定并颁布简单易行的 CCC 监管规程，并设立专人督导 CCC 工作质量和流程，定期汇总问题并提出解决方案，跟地区埃博拉反应中心建立动态联系，便于全国范围内埃博拉疫情的统一管理。

B. 设置统一的患者注册表、病例报告表和患者信息录入程序，便于数据收集和整理分析。

C. 根据疫情动态变化适时调整 CCC 的功能床位、功能状态、人员配置、风险补贴的发放额度等。

D. 加强人员培训，对基础好的工作人员进行深度培训，重点在于协助塞拉利昂培养具有领导力的医疗卫生工作人员，协助塞拉利昂培训实验室检测人员和建立简易的移动检测实验室。

③远期整改意见

A. 地区健康管理部门应该为 CCC 提供必要的监督和管理服务，如收集并解释当地疫情数据、参与社区疫情工作的协调等。

B. 分别从 CCC、社区和国家层面制定并实施 CCC 处置工作的保证和改进方案，包括人员培训质量考核标准、硬件建设标准、具体操作技能评价标准等，鼓励全员参与。

C. 加强 CCC 的医院感染控制相关培训，所有的社区健康工作人员均应接受全面规范化的医院感染控制培训，包括理论培训和实践培训；加强出血热病毒相关筛查知识培训的深度及广度。

D. 塞拉利昂卫生部及其他国际医疗组织应当把眼光放在埃博拉后期塞拉利昂医疗卫生体系的重建方面，更多地关注今后塞拉利昂卫生需求和支持；协助塞拉利昂培养更多和高质量的医疗卫生工作人员。

三、在塞拉利昂埃博拉防控不同阶段中的作用

（一）前期：NERC 组织成立初期至西区大会战（WAS Ⅰ）

至 NERC 组织正式启动之前（2014 年 10 月 26 日），塞拉利昂的埃博拉病例数已达到 4199 例，死亡数也达到了 1023 例，需要 1604 个床位才能满足当时隔离和治疗的需要。但是当时整个塞拉利昂全国只有 4 个运行的 ETC（其中两家是由 MSF 运行），总共只有 252 个床位，另有包括 750 个床位的 10 个新的 ETC 在建，即使这样，仍然满足不了巨大的医疗需求。因此，塞拉利昂政府向各国和各国际组织紧急求助增加援助的 ETC 和 EHC 的数量；同时，从 11 月初的 Port Loko 地区开始，在各地区建设新的 CCC，以达到社区就近隔离和护理的需要。

除了医疗设施之外，医疗人员的极度匮乏也是塞拉利昂埃博拉防控面临的巨大问题。在埃博拉疫情暴发初期，塞拉利昂全国只有不到 100 名注册医师，首都弗利敦地区只有 6 辆救护车。埃博拉疫情暴发后，有限的医疗资源远远不能满足防控的需要。各国开始对塞拉利昂进行援助，不仅有物资的援助，也有医疗人员的援助，包括 MSF 等国际组织在内的外国医疗团队（Foreign Medical Team）成为了塞拉利昂防控埃博拉的主要力量。病例管理组的一项核心工作就是管理这些外援的医疗团队，通过每周例会和工作组督导的形势，将有限的资源进行合理的地区分配，使各地区的患者均能得到妥善的隔离和治疗。

经过塞拉利昂政府和各国以及各国际组织的共同努力，至西区大会战（WAS Ⅰ）之前，塞拉利昂的 ETC 已增至 17 家，拥有 1386 个病床数，分别由塞拉利昂卫生部、英国政府、MSF、救助儿童会（Save the Children）、中国政府、红十

字会与红新月会国际联合会（IFRC）、国际计划（Plan International）、GOAL、健康伙伴（Partners in Health）等国家和国际组织运行。同时，该阶段增加的还有CCC。从NERC组织成立开始，CCC开始筹建，至西区大会战之前，塞拉利昂全国的CCC已增加至42家，分布于4个地区，拥有368个床位数，用于患者的隔离和护理。这些ETC、EHC和CCC的建设，以及参与援助的进驻这些中心的外国医疗团队，在后续的埃博拉疫情防控中起了重要的作用，为西区大会战的成功实施奠定了坚实的基础。

即使经过各国和各国际组织的努力，截至西区大会战之前，经过病例管理组的统计，要实现埃博拉的全面防控，塞拉利昂全国仍然需要661个ETC的治疗床位和1000个CCC的护理床位。

（二）中期：西区大会战Ⅰ（WAS Ⅰ）至西区大会战Ⅱ（WAS Ⅱ）

2014年12月17日西区大会战开始后，塞拉利昂全国进入埃博拉防控白热化状态，各国和国际组织仍然持续地保持经费和人力资源投入，有代表性的是联合国埃博拉反应中心（UNMEER）援助了首都弗利敦地区240个治疗床位和3辆救护车，以支持西区大会战。

西区大会战中，病例管理组强调所有的ETC、EHC和CCC都必须统一感染预防与控制（Infection Prevention and Control，IPC）的操作规程，所有医务人员、社区动员工作人员和安全埋葬队都必须经过IPC的上岗培训。基于安全防护的目的，病例管理组统计分析认为，每个月塞拉利昂全国仅个人防护装备就需要20万套之多。同时，病例管理组也规定了救护车的装备标准，包括1辆车、1个担架、2个身着PPE的医护人员、1个联络人和1个司机。

西区大会战中，在NERC组织的领导下，地区埃博拉反应中心（District Ebola Response Center，DERC）开始发挥作用。地区健康管理小组（District Health Management Teams，DHMT）在联合国儿童基金会和与非政府组织的支持下，开始对外围医疗单位（Peripheral Health Units，PHU）进行“不接触政策”的培训，旨在保护护理和治疗埃博拉患者的医务工作相关人员。

ETC、EHC和CCC的持续建设和使用仍然是西区大会战中埃博拉防控的中坚力量。截至2014年12月底，所有的ETC都已建设完毕，GOAL、救助儿童会、Emergency、Aspen基金会、International Medical Corps等国家和国际组织分别运行这些机构。同时，在此期间，容量为8~28个床位的CCC也在加紧建设。截止到2015年1月11日，已建设完成52家CCC，拥有528个护理床位，已基本满足所需。

病例管理组每周例会制度和工作组监督制度在进入西区大会战阶段后在管

理上仍然起主要作用。每周病例管理组的例会主要包括：一周疫情分析；各医疗单位（ETC、EHC 和 CCC）的收治能力比较；各医疗单位收治埃博拉患者的情况和治愈率比较等。同时，还有关于疫苗、新药、免疫制剂等药品的试用报告，以及塞拉利昂埃博拉防控中医疗方面面临的问题阐述。各国医疗单位、国际组织等通过每周例会，了解埃博拉防控最新进展，对于埃博拉病毒病这种以往没有大暴发过的烈性传染病，各国医护人员都没有相关的经验，病例管理组在每周例会中，通过对在隔离和治疗中遇到的问题进行分析讨论，探讨针对埃博拉治疗更有效的治疗方法，这些都为西区大会战中埃博拉患者死亡率的下降奠定了坚实的基础。

（三）后期：西区大会战Ⅱ（WAS Ⅱ）开始至今

塞拉利昂的埃博拉病例在 2015 年 1 月中旬之后开始显著下降，由此，WHO 在 2015 年 1 月 29 日发布的埃博拉疫情报告上称，西非埃博拉疫情防控已进入尾声，对西非埃博拉疫情的响应从减少传播转向终结流行阶段。从 1 月底开始，在联合国埃博拉应急响应中心、英国政府、WHO、联合国儿童基金会、世界粮食计划署和其他组织的支持下，西区大会战第二阶段（WAS Ⅱ）成为了塞拉利昂 NERC 组织的核心行动，WAS Ⅱ的目标是 2 月底前显著降低埃博拉感染率直至 5 月份实现零病例。

WHO 等国际组织认为，由于在 2015 年 1 月底后，埃博拉患者数量开始显著下降，有必要重新规划和缩小用于埃博拉患者隔离和治疗的床位数，尽快使某些医院恢复成正常的非传染病医院，从而使塞拉利昂全国有限的医疗资源得到合理的分配和使用，同时确保埃博拉防疫工作得到充分的倾斜，直到疫情结束。因此，病例管理组拟定了相关的指南，通过组例会和工作组传达的方式，提出了几点方案：①各地区要保持快速、安全隔离埃博拉患者的能力，直到埃博拉疫情结束。②某些埃博拉留观中心应尽快关闭或缩减，除非需要保持地区的能力。③如有可能，地区卫生管理小组（DHMT）应该将部分用于埃博拉防控的医疗力量转入其他非埃博拉疾病的防治，以加快非埃博拉卫生系统的恢复。④在埃博拉防控中仍然要加强 IPC 标准和临床质量的改进。

基于上述方案，在 WAS Ⅱ的进程中，病例管理组的每周组例会都把塞拉利昂境内所有国外组织援助的 ETC、EHC 和 CCC 的重新规划和调整作为重点工作进行讨论。在病例管理组的统一协调下，不同组织管理的 ETC、EHC 和 CCC 都在不同程度上进行了用于埃博拉患者床位的缩减，某些由原民用基础设施改建的 ETC 和 EHC 等，在 WAS Ⅱ中开始逐渐拆除，恢复成原来的功能，如建于首都弗里敦威尔士王子学校的一个 ETC，在 2015 年 2 月底关闭，经过彻底消毒整理后，

3 月中旬开始恢复学校正常的工作。

WAS Ⅱ开始启动后，对于前期治愈者的病例跟踪和流行病学调查成为了 NERC 组织病例管理组的重要内容之一。经调查研究显示，男性治愈者在治愈后 3 个月内仍具备性传播埃博拉病毒病的机会，该研究引起了塞拉利昂政府的重视，为此，特别设立了工作小组，拟定了工作规程，在治愈者人群中推广使用避孕套等，降低性传播的风险。

在埃博拉战役的硝烟逐渐散去之时，另一场传染病的战役又在悄然打响。由于埃博拉的影响，整个西非三国的医疗力量都集中在了埃博拉防控上，导致西非三国的其他常见传染病有抬头的趋势。如西非三国的疟疾疫情依然严重，由于麻疹疫苗接种工作停滞，从 2015 年 1 月份开始，相继出现了大量的麻疹病例。据估计，在埃博拉结束后的一年多内，在西非三国将会额外增加 10 万麻疹病例，死亡人数将会达到 2000~16 000 人。同时，结核和脊髓灰质炎疫苗接种也会受到很大影响。NERC 组织的病例管理组在埃博拉防控后期，意识到了这一点，从 1 月初开始的组例会上，即开始将疟疾和麻疹的防控治疗加入埃博拉防控中，从 2 月中旬开始，各国援助的埃博拉检测实验室的日常工作内容中开始加入疟疾的快速检测，从 3 月份开始，麻疹的检测也开始提到议事日程。

四、启示和借鉴

塞拉利昂在抗击埃博拉疫情过程中建立了多个不同形式、不同管理体制、不同运作方式、不同文化背景及合作伙伴带来的不同风格的埃博拉留观中心和诊疗中心，这些医疗机构在此次抗埃博拉疫情的战役中起到了至关重要的作用。对于如此复杂多样的临床诊疗单位和复杂多变的疫情，在当地医疗条件极度恶劣的状况下，塞拉利昂政府、塞拉利昂卫生部在联合国埃博拉应急指挥中心、WHO 等国际组织的支持下，通过制定 SOP、统一的规章制度、科学数据统计和协调管理，不但解决了群龙无首的杂乱，让各个国际医疗组织高效发挥了应有的作用，还总结出一系列行之有效的管理经验和各种规范指南，为今后类似疫情暴发提供了宝贵的资料和可借鉴经验，是人类健康合作的又一重大贡献。

另一方面，通过对利比里亚的调查数据显示，CCC 的成功建立和运作，阻止了大概 4487 例埃博拉患者的传播；而 ETC 和 CCC 的成功配合、协调收治埃博拉患者，为利比里亚一共阻止了 9100 例埃博拉患者的传播。两者的协调互补运作为疫情控制带来的效益远远大于两者单独处置的简单总和。这一科学的统计数据显示了 CCC 从社区基层水平的源头上阻断，对于埃博拉类似烈性传染病疫情的扑灭起着不可替代的作用，这一疫情管控的新形势，为人类健康战役做出了典型的表率，值得深入研究和探讨。

本章相关附件清单见附录 1。

参考文献

[1] Baştuğ A, Bodur H. Ebola viral disease: What should be done to combat the epidemic in 2014?[J]. Turk J Med Sci, 2015, 45(1):1-5.

[2] Chiappelli F, Bakhordarian A, Thames AD, et al. Ebola: translational science considerations[J]. J Transl Med, 2015, 13(1):11.

[3] EBOLA SITUATION PORT INCORPORATING THE WHO ACTIVITY REPORT,25 MARCH 2015, http://apps.who.int/ebola/current-situation/ebola-situation-report-25-march-2015

[4] Effectiveness of Ebola Treatment Units and Community Care Centers — Liberia, September 23–October 31, 2014. Weekly report, January 30, 2015 / 64(03);67-69. On January 23, 2015, this report was posted as an MMWR Early Release on the MMWR website http://www.cdc.gov/mmwr.

[5] Legrand J, Grais RF, Boelle PY, et al. Understanding the dynamics of Ebola epidemics[J]. Epidemiol Infect, 2007, 135:610–21.

[6] Borchert M, Mutyaba I, Van Kerkhove MD, et al. Ebola haemorrhagic fever outbreak in Masindi District, Uganda: outbreak description and lessons learned[J]. BMC Infect Dis, 2011, 11:357.

[7] Meltzer MI, Atkins CY, Santibanez S, et al. Estimating the future number of cases in the Ebola epidemic—Liberia and Sierra Leone, 2014–2015[J]. MMWR Surveill Summ, 2014, 63(Suppl no. 3).

[8] Nyenswah T, Fahnbulleh M, Massaquoi M, et al. Ebola epidemic—Liberia, March–October 2014[J]. MMWR Morb Mortal Wkly Rep, 2014, 63:1082–6.

[9] Sharma A, Heijenberg N, Peter C, et al. Evidence for a decrease in transmission of Ebola virus—Lofa County, Liberia, June 8–November 1, 2014[J]. MMWR Morb Mortal Wkly Rep, 2014,63:1067–71.

[10] World Health Organization. Ebola response roadmap—situation report. Available at: http://www.who.int/csr/disease/ebola/situation-reports/en

[11] Clinical management of patients in the Ebola treatment center and other care centers in Sierra Leone. A pocket guide, 4, Dec, 2014. http://imaiimcialliance.org/documents/Sierra%20Leone%20Ebola%20Treatment%20Center%20pocket%20guide%20December%202014.pdf

[12] WHO_EVD_Manual_ECU_15.1_eng (Manual for the care and management of patients in Ebola Care Units) http://apps.who.int/iris/bitstream/10665/149781/1/WHO_EVD_Manual_ECU_15.1_eng.pdf

[13] SOP_Ebola_holding_centers_03-12-2014final. http://www.doc88.com/p-9159306245398.html.

（李春晓　陆荫英　崔玉军）

第五章 监测组

监测组（Surveillance Pillar）是塞拉利昂埃博拉应对中心（NERC）组织架构中的重要支柱。在塞拉利昂疫情防控中，监测工作可以及时地发现、鉴定新的埃博拉病例，这对于后续的隔离与治疗进而控制疫情扩散具有重要意义。

监测组的工作主要包括两部分：一是病例调查和接触者追踪，以发现可疑埃博拉病例；二是实验室检测鉴定，并反馈留观中心以做出诊断。此外，监测的工作还应包括系统的流行病学调查，进而监测埃博拉病毒病的传播，以期确定疾病的发展模式，尽可能减少新的暴发流行，从而减轻疫情及其危害；但由于塞拉利昂缺乏专业的流行病学专家，因此这部分工作并未列入监测工作组的常规任务。

一、病例发现与接触者追踪

病例发现和接触者追踪（contact tracing）是疫情控制不可或缺的组成部分。埃博拉病例接触者被感染的风险高，必须及时被鉴定并持续隔离监测 21 天，以有效阻断埃博拉病毒病的扩散。由于塞拉利昂专业人员缺乏，这一工作主要通过招募志愿者来实施。

（一）组织管理与工作模式

病例调查与接触者追踪，是由塞拉利昂卫生部（Ministry of Health and Sanitation，MoHS）统一管理之下，协同世界卫生组织（WHO），联合国人口活动基金会（United Nations Fund for Population Activities，UNFPA），美国疾病预防控制中心（USCDC）以及其他的合作伙伴共同参与的一项工作。

参与监测的工作人员和管理者，无论来自于塞拉利昂政府机构或来自其他国家或国际组织，都在塞拉利昂卫生部的统一管理之下，共同参与埃博拉疫情应对处置（图 5-1）。

（二）工作职责

1. 病例调查队——完成接触者名单

病例调查队是第一线的响应团队，需要调查所有的病例和死亡事件，完成病例调查表，并初步确定病例为疑似病例或者可能病例。所有的医疗机构特别是留

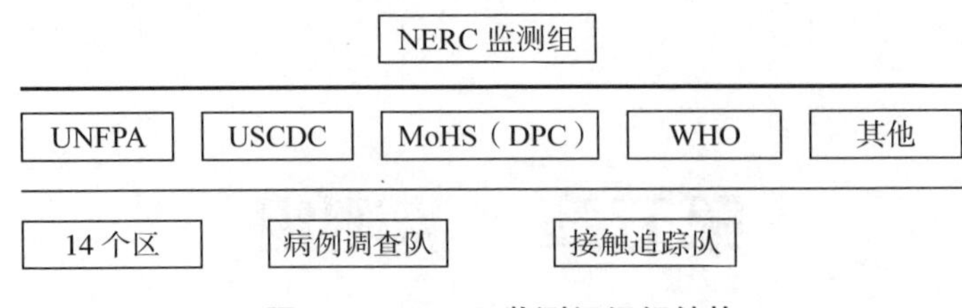

图 5–1　NERC 监测组组织结构

观中心与治疗中心都应及时向区监测中心（district surveillance focal point）或埃博拉应急呼叫中心（Ebola alert call center）报告就医的疑似病例。病例一旦被确诊为埃博拉阳性，病例调查队需要在第一时间列出病例所有的接触者，接触追踪工作随即迅速开展。

2. 接触者追踪人员——每天监测埃博拉患者的接触者

负责接触者追踪的人员通常是来自各个非政府组织的志愿者。他们经过生物安全与接触追踪的技术培训后，进行相应的追踪并快速上报埃博拉接触者的情况。接触者追踪人员是有效遏制感染传播扩散、控制疫情蔓延的关键。

3. 追踪主管——管理接触者追踪人员

社区护理中心（Community Care Center，CCC）的社区卫生官员通常兼任追踪主管。主管负责安排追踪工作并向追踪人员分发拟追踪的接触者名单，及时了解追踪的进展，同时将追踪人员上报的数据整理后报送给指定的区监测官（District Surveillance Officer，DSO），区监测官进一步将各管理员的数据汇总后报送给塞拉利昂疾病预防控制部（Department of Disease Prevention and Control，DPC）。

追踪主管的数量一般依据追踪人员的数量和疫情需要来制定。在首都地区，市区通常安排 15~20 名管理者，郊区安排 10 名管理者。

4. 社区卫生官——和追踪主管共同管理追踪人员

社区卫生官员和追踪主管共同管理追踪人员。社区卫生官员同样需要将追踪人员上报的数据进行整理，核实其准确性，并报送给指定的区监测官员。

5. 接触者追踪协调官——管理追踪主管并整理全区数据

通常区监测官员或其直接下属兼任接触追踪区协调官，负责管理本区追踪人员管理者、每天数据的管理上报及每周数据的汇总。

6. 接触者追踪的独立监测

为了评估埃博拉接触者追踪的效果，塞拉利昂卫生部另设一独立监测小组，每周随机选取名单上约 5% 的接触者进行电话访问或独立监测，评估追踪人员的监测工作。每周上报独立监测数据到区监测官，每两周上报数据到 NERC 监测组。

（三）主要工作内容

1. 埃博拉病例发现与调查

病例调查队需要调查所有的疑似病例和死亡事件，判定病例是否为埃博拉病毒病疑似病例或可能病例，并完成病例调查表。

（1）埃博拉病例的定义

①埃博拉疑似病例（suspected case）：出现下列任何一种情况的患者均视为埃博拉疑似病例。

A. 突发高热，且有疑似、可能或确诊的埃博拉病例、死亡或者发病的动物接触史。

B. 突发高热，且至少出现下面所述的3种症状：头痛、呕吐、食欲减退、腹泻、浑身无力、嗜睡、胃痛、肌肉或关节酸痛、吞咽困难、呼吸困难、打嗝。

C. 出现无法解释的出血症状。

D. 任何突然并无法解释的死亡。

②埃博拉可能病例（probable case）：可能病例不仅包括临床医生判断的任何疑似病例，还包括任何已故的并和确诊病例有流行病学联系的疑似病例。如果该病例在适当的时间收集了样本进行实验室检测，该病例需要根据检测结果重新定义为"埃博拉实验室确诊病例"或"非病例"。

③实验室确诊病例（laboratory confirmed case）：经实验室诊断为阳性的任何疑似或可能病例。实验室确诊病例必须满足病毒抗原检测阳性、反转录 PCR 确定为阳性或者埃博拉 IgM 抗体阳性（注意：样本的采集时间必须符合检测的要求）。

④非病例（non-case）：任何疑似或可能病例经实验室诊断为阴性。实验室确诊病例必须满足病毒抗原检测阴性或者反转录 PCR 确定为阴性或者埃博拉 IgM 抗体阴性（注意：样本的采集时间必须符合检测要求）。

（2）病例调查：病例调查队确认疑似病例后，立即向监测组报告该病例，然后在获得知情同意后采集样本，并填写病例通知单，同时列出与该疑似病例的所有接触者，供接触者追踪人员参考。

病例调查人员需要向患者及家属解释接受医院正规治疗的必要性，在获得患者或家属的知情同意后安排患者转移。如果病例已经死亡，则需要向家属解释进行安全葬礼的必要性，在获得知情同意后协调埋葬队安排葬礼。

2. 埃博拉病例接触者追踪

（1）埃博拉病例接触者的定义

①埃博拉病例接触者：任何人至少通过下述一种方式与疑似、可能及确诊埃

博拉病例有过接触。

A. 曾与病例同眠于一个建筑。

B. 和发病期的确诊病例有过直接的物理接触。

C. 在葬礼上和死亡病例有过直接的物理接触。

D. 接触过发病期病例的血液或者体液。

E. 接触过发病期病例的衣服或者床上用品。

F. 以母乳喂养过发病的婴儿。

②死亡或发病动物的接触者：任何人至少通过下述一种方式和死亡或发病动物有过接触。

A. 和动物有直接的物理接触。

B. 和动物的血液或体液有直接的物理接触。

C. 屠宰、切割过动物的尸体。

D. 食用过生的野生动物的肉。

③实验室接触者（laboratory contacts）：任何人在实验室通过下述的至少一种方式接触到埃博拉病毒相关的生物材料。

A. 直接接触到疑似埃博拉病例的样本。

B. 直接接触到疑似埃博拉动物病例的样本。

④其他可判定为接触者的感染风险因素：就诊的医院正在对埃博拉病例进行治疗并在 21 天内出现了疑似埃博拉病例的症状。

在疾病暴发过程中，接触者的定义应该根据疾病呈现的新的感染风险因素进行修订。

（2）接触追踪：病例调查队需要在第一时间列出埃博拉确诊病例的所有接触者，由追踪人员对接触者进行追踪观察，追踪观察过程中监测到接触者出现症状将交由病例调查队确定病例是否为疑似病例或可能病例，并完成病例调查表。

追踪人员要对每一个接触者进行 21 天的追踪观察，如果 21 天观察期结束后接触者未出现任何症状，则可以终止对该接触者的继续追踪观察。如果接触者在 21 天内出现了疾病症状，则需要立即上报追踪人员主管进行处理（图 5-2）。

（四）病例调查与接触追踪的工作流程

1. 接触追踪的管理

（1）接触追踪管理的任务：

①每天下午 3 点前通过手机或会面的方式接收来自追踪人员的接触者追踪报告。

②随时通过手机或会面的方式接收来自追踪人员的接触者发病报告，然后立

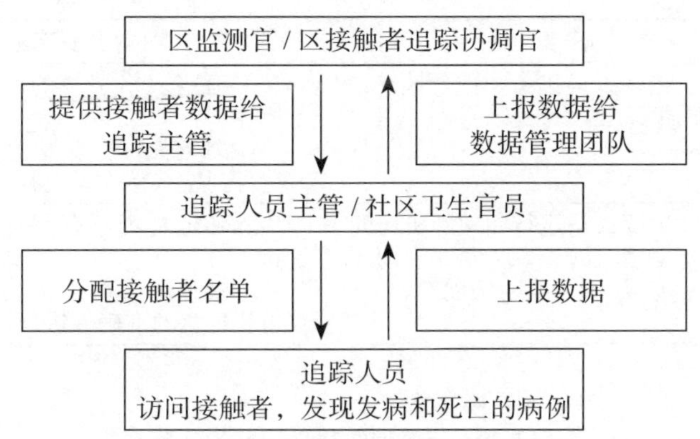

图 5–2　接触追踪工作流程

即将情况报告给区响应中心（Alert Center at District Level）。然后病例调查队将对该病例进行详细询问。

③将每天的追踪报告汇总整理，在每天下午 5 点前通过手机或直接上报给区接触追踪协调中心。

④如果接触者移动至他们所属的区域，通知本区的接触追踪主管或其他区的区监测官，通知内容应该包括接触者位置的详细信息和联系方式。

⑤上报在追踪过程中新发现的任何接触者。

（2）接触追踪的质量控制

①随机抽查该地区的接触者和追踪人员，以确保每天的随访都是由专业的追踪人员进行的。

②检查确定表格填写的完整性。

③在职培训追踪人员是质量控制的核心任务。

④对报告中失去联络的接触者进行随访。

接触者可能因旅行、发病而躲藏或者已经死亡而失去联络。追踪人员有责任随访这些失去联络的接触者。追踪主管应该密切关注减少这种无法追踪的情况，如果不能找出这些失踪的接触者则很难切断传播的链条。

质量控制应该包括的细节见表 5-1。

表 5–1　接触追踪质量控制的频率、任务和细节

频率	任务	需要确定的细节
每天	每天下午 3 点通过电话确认追踪表格填写情况（主管主叫） 如果追踪人员所在的区域较远可适当推后时间 填写主管日报表，记录每个追踪人员需追踪的接触者人数，正在追踪的人数，接触者状态以及失联人数	追踪人员拟追踪的接触者的人数，完成人数；无症状人数，有症状人数，失踪人数 失踪 24 小时的接触者应尽可能通过家庭或邻居获得信息与接触者取得联系

续 表

频率	任务	需要确定的细节
每周	和每个追踪人员进行一次面谈，填写接触追踪周汇总表	确定表格填写的完整性（人数、症状等） 浏览失踪人员信息，确定寻找工作是否到位，是否需要补充额外的工作
	每周对追踪人员进行四次随机访问 询问接触者关于追踪人员是否每天随访，是否能完成 21 天的随访周期	确定是否所有的接触者都能被随访到 就追踪人员关于埃博拉症状进行询问及观察的准确性进行评估

（3）特殊情况的处置：见表 5-2。

表 5-2　接触追踪特殊情况的处置

情况	处置办法
没有接收到追踪人员的日报	主管通过电话呼叫追踪人员。如果无人接听，则需要和该追踪人员进行面谈
追踪人员报告中接触者一直以来没有出现过任何症状	直接对追踪人员进行抽样调查，就追踪人员关于埃博拉症状进行询问及观察的准确性进行评估，或确定追踪人员是否随访了接触者
报告中反复出现失踪人员	对追踪人员进行抽样调查，确定失踪人员是否被找到，或确定追踪人员是否随访了该接触者
接触者数量一直很低	联系病例调查队确定该病例的接触者的具体人数是否和随访的人数一致

2. 接触追踪主管的工作流程

（1）获取每天的接触者名单：从数据管理团队或区监测官获取埃博拉病例接触者名单。

（2）将接触者名单分配给追踪人员：应该给市区每个追踪人员分配 15~20 个接触者，给郊区的每个追踪人员分配 10 个左右的接触者，并尽量使分给同一个追踪人员的接触者的居住地紧挨在一起。管理者通过专用手机向各个追踪人员提供名单。

（3）为追踪人员提供帮助和支持：当追踪工作出现问题时，主管应该全天候为追踪人员提供帮助和建议。主管应该做好充分的准备以应对可能出现的以下情况：

①接触者拒绝随访：应该联系区监测官。

②接触者下落不明：主管应该联系数据管理团队并试图获取更多关于该接触者的信息，同时需要指导追踪人员询问其他社区成员以获得接触者可能的位置。如果该接触者始终没能找到则需要在接触者名单上标注说明。

③接触者出现疾病症状：如果接触者表现出来和埃博拉病毒病毫无相关的症状，没有发热并没有发热史，则管理者通常建议该接触者到当地的社区门诊就诊。

如果接触者表现出了疑似埃博拉病毒病的相关症状，则需要通知应急小组（alert team）。主管需要指导追踪人员和接触者保持一定的安全距离，并且留在原地等待应急小组的到来。

（4）关注接触追踪的进展：在工作日结束之前，主管应该通过电话或见面的方式和追踪人员取得联系，检查分配给每个追踪人员的名单。应该注意是否每个接触者都被随访到并确定名单上的接触者是否出现了疑似症状。

（5）关注安全和安保问题：主管应明确可能威胁追踪人员健康和生命安全的各种情况的风险：

①追踪人员生病：追踪人员生病时应该主动联系主管报告情况，并请假，在医学指导下在家进行隔离或进行治疗。

②追踪人员在社区内遭遇抵抗或敌对：主管应该向追踪人员了解具体什么时间什么地点发生了该情况，并决定是否在该社区内继续工作。严重的问题需要和区监测官商议解决。

（6）向数据管理团队提交进展报告：主管应该每天向数据管理团队或区监测官上报接触者的情况以更新数据库。

（7）和追踪人员每周至少有一次会面：主管应该安排和每一个追踪人员进行每周至少一次会面，讨论工作中遇到的问题与挑战，并获得完整的追踪表格拷贝。

3. 追踪人员的工作流程

（1）获取接触者名单：每天早上，追踪人员通过手机或会面的方式获取接触者名单。然后为每一个接触者填写一份随访表。和主管每周至少进行一次会面，其他的时间可以使用手机交流。

（2）到达工作区域确定接触者位置：进行随访时应该尊重当地风俗，以下情况除外。

①不要通过握手或拥抱等方式和接触者进行直接的物理接触，并解释此目的是为了防止埃博拉病毒的传染。即使提供了座位也不要坐下，并说明随访过程很快结束。

②在穿着个人防护装备的时候不要进行随访，如戴着手套、口罩或隔离衣时。

（3）在进行随访时要向接触者或该家庭主人小心解释随访的目的，然后说明随访只需要问一些关于和埃博拉病例接触相关的问题。

①如果接触者拒绝随访：则需要向其解释随访的目的是维护社区人员的健康，并会帮助患者接受治疗。如果此时，接触者仍然拒绝随访，则要感谢他们抽出时间，并立即离开，在表格上注明拒绝随访。

②如果接触者没在家中：应立即向管理者上报情况。如果该接触者的其他家庭成员在，向他们询问接触者可能去的地方。如果可能，在当天的其他时间再次随访该接触者。

（4）向每个接触者询问以下的问题

①是否感觉到生病或者健康状况是否发生恶化，在随访表中详细记录任何出现的症状。

②观察接触者是否有生病的迹象。如果接触者发热或生病：追踪人员应该立即向上级主管上报该情况。安抚接触者并劝其待在家中，直至其他评估措施完成。如果接触者健康状况良好，则在随访表中记录上该情况即可。

（5）询问除了接触者本人以外的家庭成员是否生病，如果有生病的成员，立即上报管理者。

（6）感谢接触者抽出时间完成随访，并向其解释随访过程会持续 21 天。

（7）进行手部消毒：使用肥皂和水清洗手部。如果没有水和肥皂，则需要用酒精类消毒剂对手部进行消毒。

（8）完成名单上的所有接触者的随访。

（9）完成一天的随访工作后，通过手机或会面的方式向主管汇报所有接触者的健康状况。保留随访表的拷贝并在会面时将其提供给管理者。

（五）病例调查与接触追踪工作及其成绩

NERC 主导招募并培训了大量的追踪人员，追踪人员的招募、培训主要由 UNFPA 开展，其他组织如美国 CDC，WHO，红十字会，非洲联盟外国医疗队等共同参与。多个组织共同参与随访工作的实施，这些组织包括：UNFPA，红十字会与红新月会联合会（IFRC），国际救助贫困组织（CARE），拯救儿童公益组织（Save The Children），反对饥饿公益组织（Action Contre la Faim，ACF），关爱世界组织（Concern Worldwide），国际救援委员会（IRC），以及美国 CDC。

NERC 下属监测组病例调查与接触追踪工作已完全覆盖全国的 14 个区，追踪人员每天在岗人数 3000~5000 人，每天随访接触者 9000 人左右。该环节已成为埃博拉疫情控制的关键。

截止到 2015 年 2 月 11 日，NERC 下属监测组病例调查与接触追踪，累计进行了 81 185 人次的追踪观察，已有 74 065 人次完成了 21 天的观察。14 个区中的 10 个区共有 4038 名追踪人员，尚有 8908 名接触者需要进行追踪观察。其余 4 个区目前没有新发病例，因此没有接触者需要进行追踪。

监测组根据各地区新增病例情况，适时进行监测的调整。针对 2015 年 2~3 月份间首都弗里敦地区病例数量的回升问题，NERC 监测组与 UNFPA 增加追踪人员数量，以加强该地区的追踪观察工作。同时在发病率较低的区域疾病监测工作应该持续并加强，以防疫情反复。

目前，阻碍病例调查与接触追踪的一大问题是在不同区之间疑似病例的流动，这会大大减弱追踪观察的效果，因此要限制不同区之间疑似病例人员的流动。塞拉利昂 NERC 通过军方在主要交通要道设立关卡，对过往人员进行体温测量并仔细核对乘客，对疑似病例的流动起到很好的控制。

二、实验室检测工作

（一）工作职能

实验室检测是 NERC 组织领导下监测组的重要分支，其由塞拉利昂卫生部和 WHO 共同主导，由 NERC 国家实验室协调中心（National Laboratory Coordinating Centre，NLCC）的国家实验室技术工作组（National Laboratory and Technical Working Group，LTWG）具体实施管理与协调。该部门依托 WHO 以及国际援助实验室等技术力量，根据埃博拉防控不同阶段的需求，整合、优化国际援助实验室的资源分配。

（二）工作目标

实验室检测有两大核心工作目标。一是使塞拉利昂的埃博拉检测能力的地区分布尽可能合理，保证塞拉利昂每个区（district）的疑似病例均能就近得到实验室确认；二是优化环节实现自采集样本至完成检测和结果报送在 24 小时内完成。

上述目标的实现将保障埃博拉疑似患者均能快速有效检测和甄别，从而有效支撑社区诊所、留观中心与医院尽快开展埃博拉患者的隔离与救治，遏制埃博拉的感染与传播。

（三）组织机构

1. 管理与协调机构

LTWG 是监测（实验室）部主要管理与实施单位，其主要依托塞拉利昂卫生部及其下属的国家实验室服务中心（National Laboratory Services）等实体单位开展相关工作。

卫生部首席医疗官（CMO）和医院与实验室服务中心理事直接主管 LTWG 相关工作。工作组分设了政务组组长、执行组组长、区域总管和实验室技术支持组组长，分别承担不同的工作任务。

在技术环节，LTWG 主要依托 WHO、塞拉利昂空军、美国 CDC、英国 PHE 的技术支持开展实验室督察、考核和协调工作，例如由 WHO 协调由美国

CDC 和德国罗伯特科赫研究所提供样本与技术支撑，开展实验室外部考核评估；由英国 PHE 协助开展采样人员培训和实验室能力评估；由美国 CDC 协助开展实验室检测结果的流行病学分析等。

2. 技术实施单位

（1）实验室总体概况：目前在塞拉利昂陆续有包括美国、英国、中国、加拿大、欧盟、南非、尼日利亚、丹麦等多达 13 家国际援助实验室参与埃博拉疑似病例的筛查工作。这些实验室构成了塞拉利昂埃博拉疑似病例实验室检测的核心力量。截止 2015 年 2 月底的援塞实验室基本情况及能力指标见表 5-3 和表 5-4。

表 5–3　塞拉利昂各区埃博拉医疗机构对应实验室

区	地区或医疗机构	留观中心床位数（计划）	治疗中心床位数（计划）	实验室（备选）	国别
北区	Koinadugu	16	0	OCNML- MAGBURKA	加拿大
	Tonkolili	90	20	PHAC OCNML	加拿大
	Kambia	7	0	PHE Portloko	英国
	Bombali	160	100	PHE Makeni	英国
	Port Loko	134	200	PHE Portloko	英国
南区	Bo	35	35	Bo- CDC	美国
	Moyamba	40	0	DTRA- Moyamba	美国
	Pujehun	24	0	Bo-CDC	美国
	Bonthe	19	0	Bo CDC	美国
	Kailahun	30	100	CANADA	加拿大
	Kenema	20	25	Bo-CDC	美国
	Kono	20	0	Dutch Lab	荷兰
西区（东部市区）	Connaught	18	0	PHE Kerry Town	英国
	Macauley St	7	0	PHE Kerry Town	英国
	ODCH	20	0	PHE Kerry Town	英国
	PCMH	11	0	PHE Kerry Town	英国
	Rokupa	27	0	China CDC	中国
	Kuntorloh	20	0	China CDC	中国
	Aspen	5	0	PHE Kerry Town	英国
	Kissy Mental	2	0	PHE Kerry Town	英国
西区（东部郊区）	Hastings PTS	20	100	NICD	南非
	Hastings PTS2	20	80	EM Lab Hastings	欧盟
	Kerry Town	8	80	PHE Kerry Town	英国
	Methodist BHS	0	30	PHE Kerry Town	英国

续 表

区	地区或医疗机构	留观中心床位数（计划）	治疗中心床位数（计划）	实验室（备选）	国别
西区（西部市区）	34 Military	18	30	NICD	南非
	POW School	50	50	EU Nigeria	尼日利亚
	Lumley	12	0	Italian	意大利
	Kingharman Road	2	0	NICD	南非
西区（西部郊区）	Lakka	20	0	Italian	意大利
	Hamilton CCC	22	0	NICD	南非
	Goderich	0	60	Italian	意大利
	Jui	40	0	China CDC	中国
	John Thorpe	24	0	PHE Kerry Town	英国
	Newton CCC	24	0	PHE Kerry Town	英国
	Newton CHC	16	0	China CDC	中国

表 5-4 援塞实验室检测能力基本情况

实验室	技术人员数量	单日检测能力	每日检测次数	样本处理时间	已检测数
美国 CDC BO LAB	4	19~168	1~3	3	11 267
荷兰 Dutch, KONO	4	20	2~4	5~6	330
南非 NICD LAKKA	9	58	2	/	6553
荷兰 Dutch- ERASMUS	4	60	1~5	4~5	/
英国 PHE PORT LOKO	12	100	8~10	6	2969
英国 PHE Makeni	16	100	4~5	6	1605
欧盟 EU HASTINGS	4	20	1~4	3~5	890
尼日利亚 POW	6	20	2~3	4	556
中国 CHINA JUI	11	90	1~2	4	4044
加拿大 PHAC/OCNML	2	40	2~3	3	2914
英国 PHE KERRY TOWN	14	100	8~10	6	4459
意大利 INMI/EMMERGENCY	3	15	2~4	5~6	700

（2）英国 Kerrytown 检测实验室介绍

①实验室位置：Kerrytown 英国实验室位于西区东南部郊区的 Kerrytown 埃博拉治疗中心（ETC）营区内，见图 5-3 和图 5-4。实验室为固定式单层建筑，有一附属帐篷作为实验室物资库房。自病房区有一廊道与实验室相连，为 ETC 送样通道；另一侧廊桥为其他 ETC、EHC 送样通道。

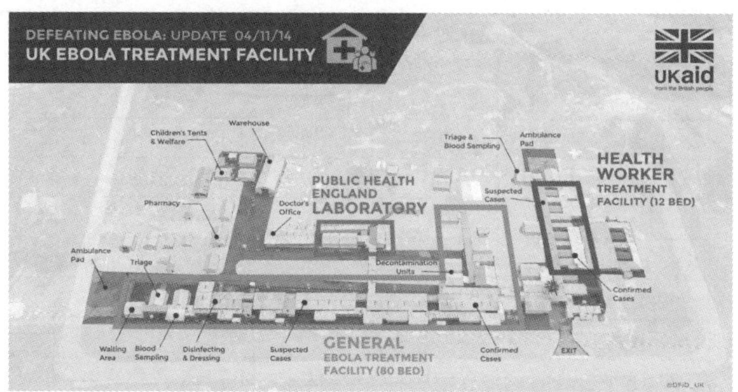

图 5–3　英国 Kerrytown ETC 布局图（来自 UK aid）
（蓝色为实验室。其中左侧房屋为库房，右侧房屋为实验室）

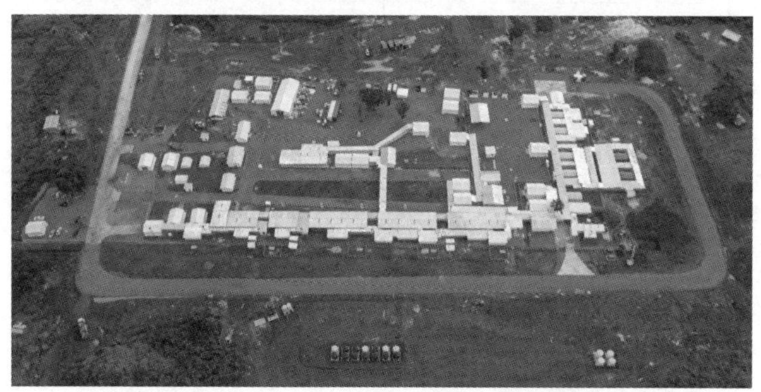

图 5–4　英国 Kerrytown ETC 俯瞰图（来自 UK aid）
（中间白色廊桥通往的房屋即为实验室）

②实验室布局：Kerrytown 英国实验室基于单层房间建设，其有不同的房间分隔（图 5-5）。主实验室区域进行样本处理与核酸制备，另设 3 个小房间开展 PCR 液配制、模板添加和 PCR 反应。同时，该实验室在房间中部设一台大型负压手套箱开展临床生化检测。

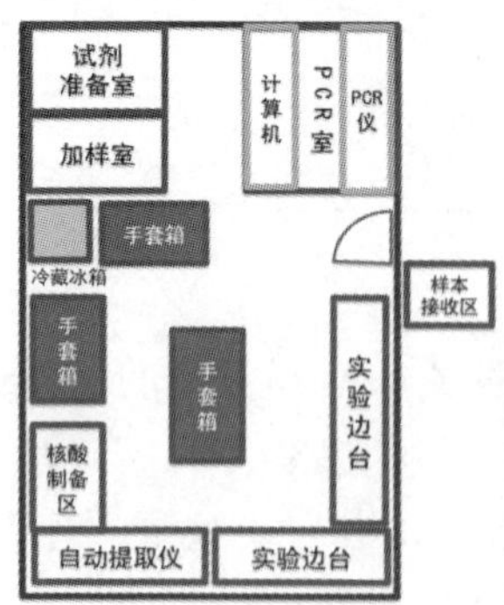

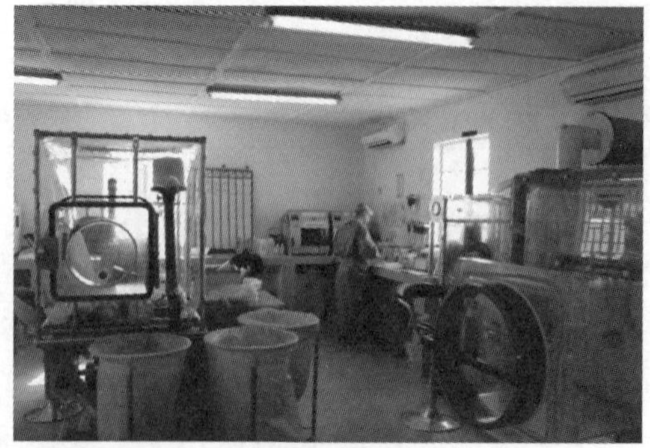

图 5–5　英国 Kerrytown 实验室布局

③实验室工作流程

A. 样品接收：样本接收区位于实验室入口。通过南侧和北侧的廊桥分别接收来自 ETC 或 EHC 的临床样本。

送样人员将样本放于浸湿含氯消毒剂纸垫的托盘内，收样人员将样本袋浸入 5000 ppm 的含氯消毒剂中（图 5-6），在液面下打开样本袋，将包装有样本管的 50 ml 离心管直接暴露在含氯消毒剂中，浸泡至少 10 分钟。装有病例信息和送检样本信息的袋子则经过 10 000 ppm 浸泡消毒后，放于样本接收桌上，采用 ipad 拍摄的方法将样本信息汇总。

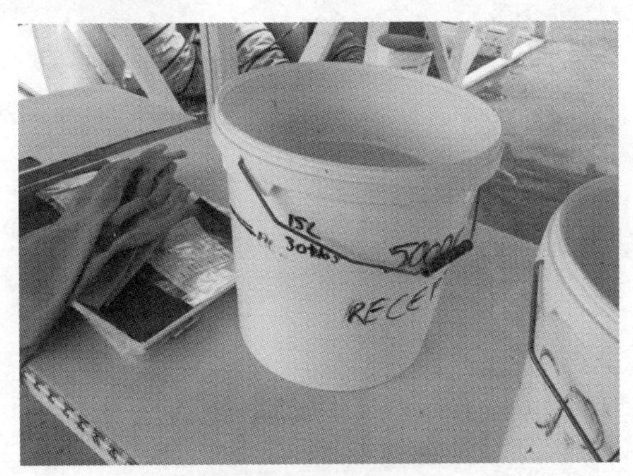

图 5–6 样本接收区
（右侧两个桶为样本浸泡消毒桶，左侧托盘上手套为浸泡消毒用，托盘里为表面消毒过的病例信息单）

B. 样品裂解处理：实验室人员直接将装有样本的 50 ml 离心管带入实验室，放入手套箱的传递窗（图 5-7）。在手套箱内，病毒的血清与血浆将会分离，并分开保存，用于不同的科研需求。适量血清将会加入到 EZ1 病毒提取试剂盒的裂解液中进行充分裂解后，表面消毒后取出（图 5-8）。

C. 核酸提取：英国实验室采用 2 台德国 Qiagen 公司自动核酸提取仪 EZ1（图 5-9）进行病毒核酸提取。该仪器采用磁珠法，可一次提取 14 个样品。按其提取方案，样本加入裂解液和蛋白酶 K 后，需 70℃处理 10 分钟，以保障病毒颗粒被彻底裂解。

D. PCR 反应液配制与加样：在如图 5-10 所示的试剂准备室内的小型台式洁净柜（Labairek）中配制 PCR 反应液，然后拿到加样室加入提取的标本 RNA。

E. PCR 扩增：加入待检标本后，将反应管拿到如图 5-11 所示的 PCR 扩增室进行扩增。扩增室一侧为信息录入区，另一侧为 PCR 区，有 6 台 16 通量的 SmartCyclerk 实时核酸扩增仪，因此该实验室可同时一次检测 96 个（16 通量

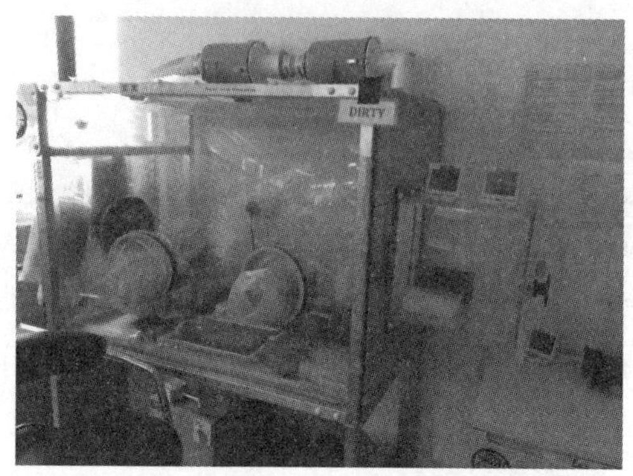

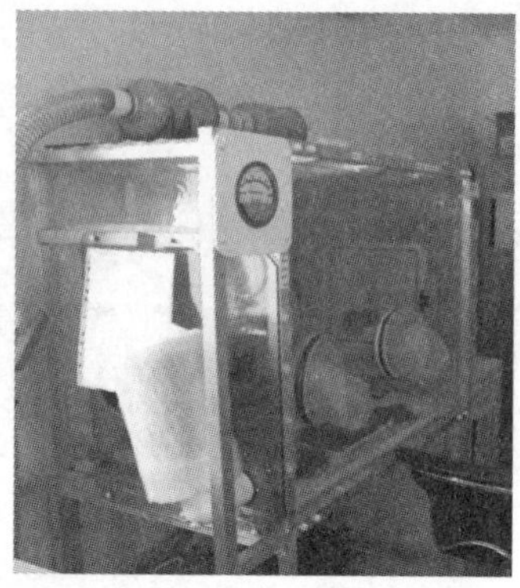

图 5-7　负压手套箱

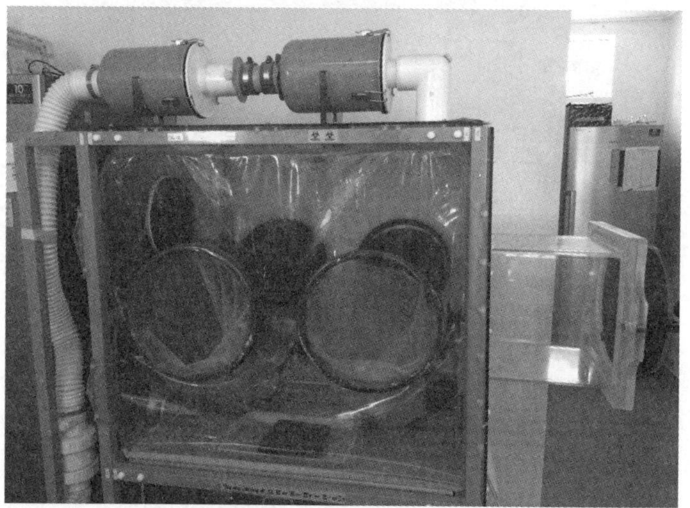

图 5-8　备用手套箱

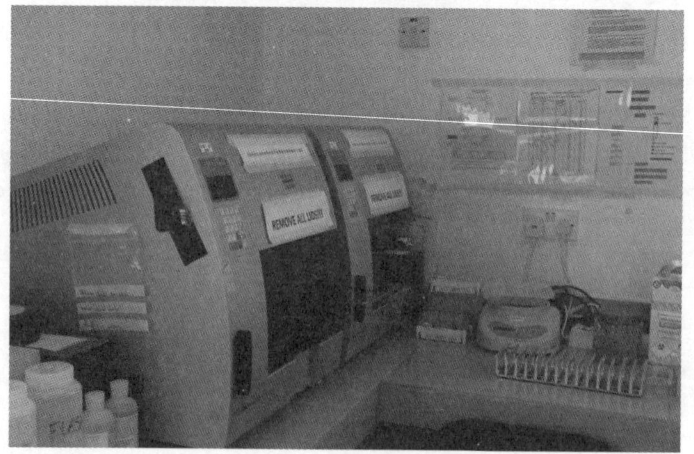

图 5-9　核酸提取区

×6 台）样本。常规每天样本量为 20~30 份。

F. 血生化检测：实验室在房间中部设大型手套箱（图 5-12），开展患者血液样本的临床样本生化检测。

④实验室工作机制：英国实验室工作时间为早 6 点至晚 10 点，每天共有 15 名工作人员三班倒，即同时有 5 名实验人员开展检测工作。人员为五周轮换一次。

⑤实验室生物安全保障：英国实验室依托内排式手套箱保障生物安全条件。人员仅着一次性实验服进行普通实验防护，不佩戴口罩。在核酸提取步骤中，添加蛋白酶 K 以及 70℃处理 10 分钟，保障了病毒的灭活。同时实验室对手部清洁非常重视，禁止随意碰触污染实验台面后，再接触清洁区域。

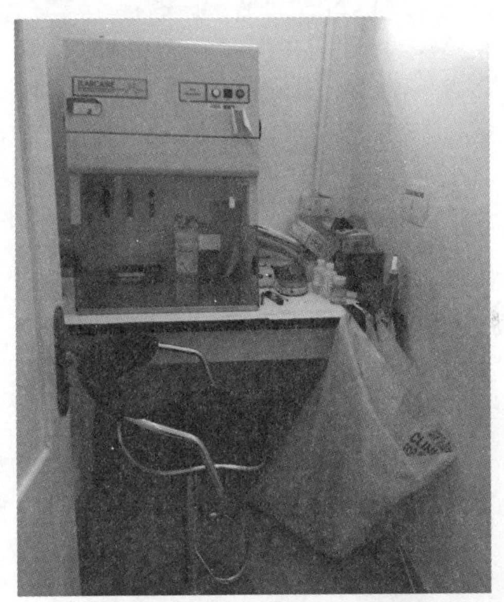

图 5-10　PCR 反应试剂准备室

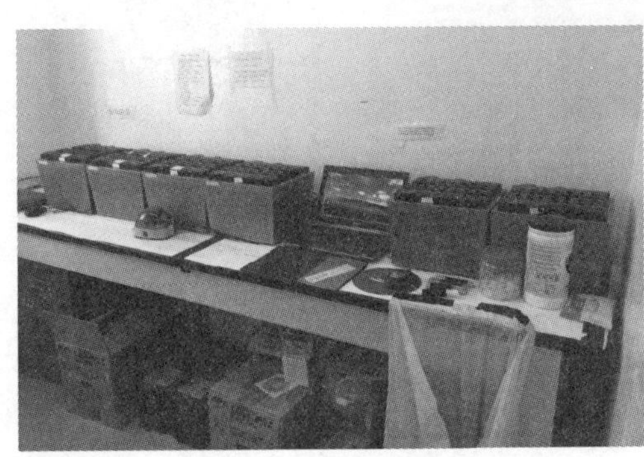

图 5-11　PCR 扩增区

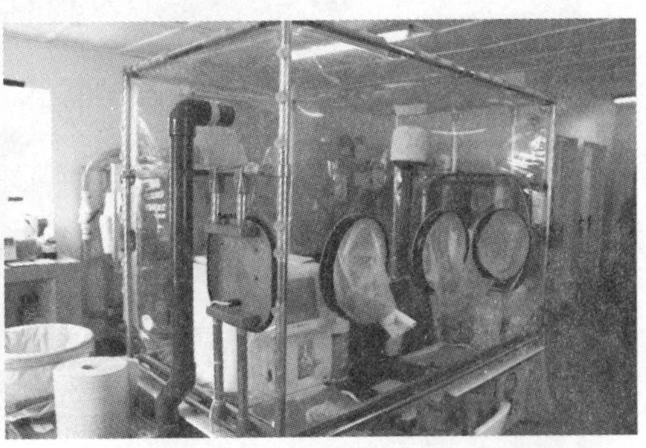

图 5-12　用于开展生化检测的手套箱

（3）欧盟移动实验室介绍

①实验室位置：欧盟移动实验室（Eurepean Mobile Lab）位于 Hastings 警察培训学校埃博拉治疗中心的南侧（图 5-13）。

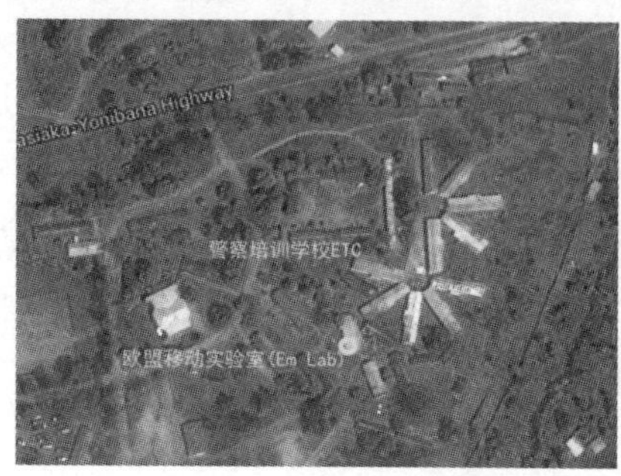

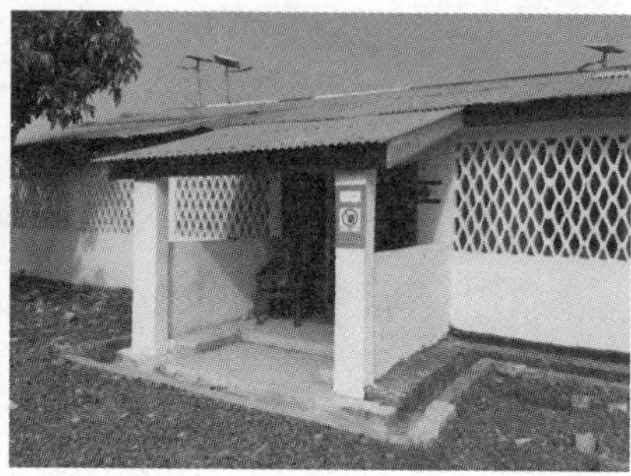

图 5–13　欧盟移动实验室

（左图为实验室位置卫星俯视图；右图为实验室入口）

②实验室布局：欧盟移动实验室为真正的“移动实验室”，其设备、仪器和耗材装在 23 个派力肯箱中（图 5-14），采用皮卡汽车进行运输，可快速移动和随时展开。

该实验室原部署在几内亚开展埃博拉检测工作。随着疫情的变化，转移至塞拉利昂 Hastings 开展工作。目前其实验室位于一平房内，条件非常简陋，但具备所有的功能与分区。功能分区为采用塑料膜隔离出的房间，如样本处理和核酸制备室、试剂准备室、PCR 室等，具体布局见图 5-15。

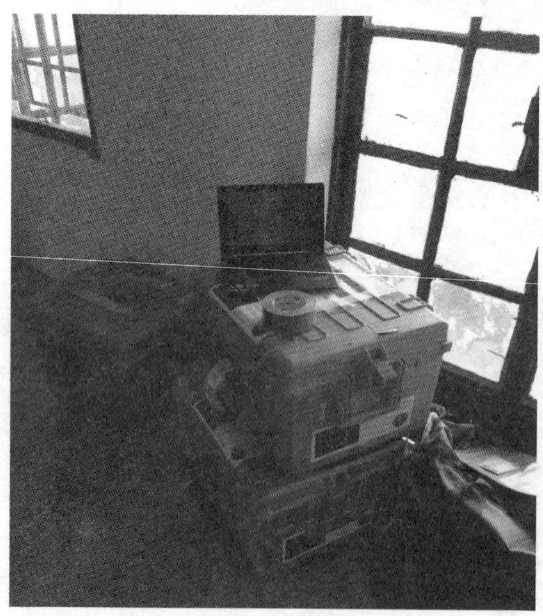

图 5–14　移动实验室的派力肯箱组

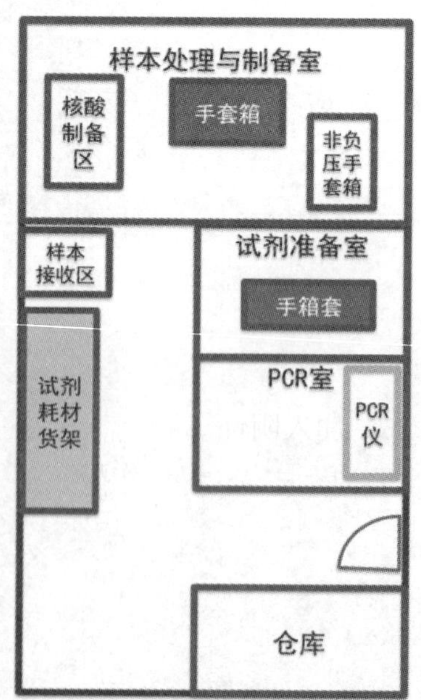

图 5–15　欧盟移动实验室布局图

③实验室工作流程

A. 样品接收：样本接收区位于实验室后门。送样人将样本送至实验室后，需按实验室要求重新填写一份样本送检单，同时在样品管和送样单上贴上条形码，以保证样品和送样单一一对应。该送检单为防水材质，将和样本一起放入含氯消毒剂中浸泡消毒 10 分钟。

B. 样品裂解处理：样本表面消毒后，通过传递桶转入手套箱内，加入核酸提取试剂盒（QIamp Viral RNA mini kit, Qiagen 公司）的裂解缓冲液 AVL 进行裂解处理。手套箱为内排式（图 5-16）。实验室另有一套非负压的手套箱用于生化检测，在出气口装有生物防护滤罐以保障排出手套箱的气体清洁。裂解的样品表面消毒后传出手套箱。

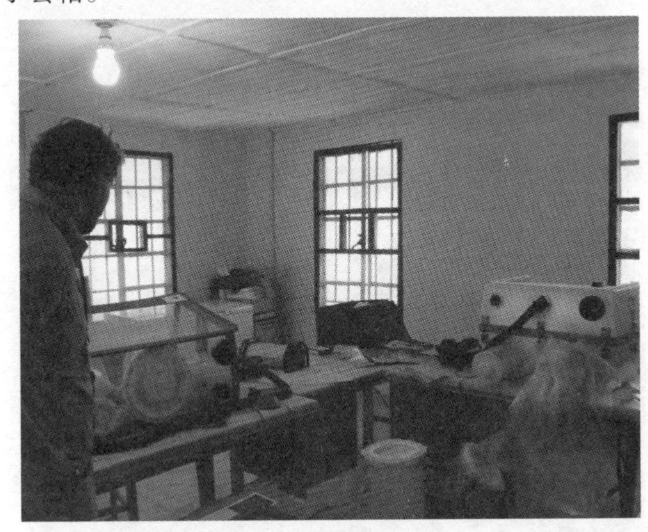

图 5–16 样本处理区

（左侧为样本处理用负压简易手套箱；右侧为非负压生化检测手套箱）

C. 核酸提取：在手套箱西侧的实验桌上，采用 QIamp Viral RNA mini kit 进行样本中病毒 RNA 的手工提取。整个提取过程是开放式的。

D. PCR 反应液配制：在如图 5-17 所示的试剂准备室内的手套箱内配制 PCR 反应液，加入阴性对照，然后拿到 PCR 室。该手套箱为实验室原有样本处理装备，因不堪用已淘汰，仅用作配液时的隔离。从结构上，应另有负压系统，因不需要而没装上。

E. PCR 扩增：如图 5-18 所示，在 PCR 扩增室的实验桌上加入待检标本 RNA 后，将反应管拿到右侧 PCR 扩增区进行扩增。目前该实验室可每天检测 1~2 批样本，从接收样本至获得结果时间为 4 小时。该实验室同时携带一台微型 PCR 仪，如果需要可以开展普通 PCR 检测。

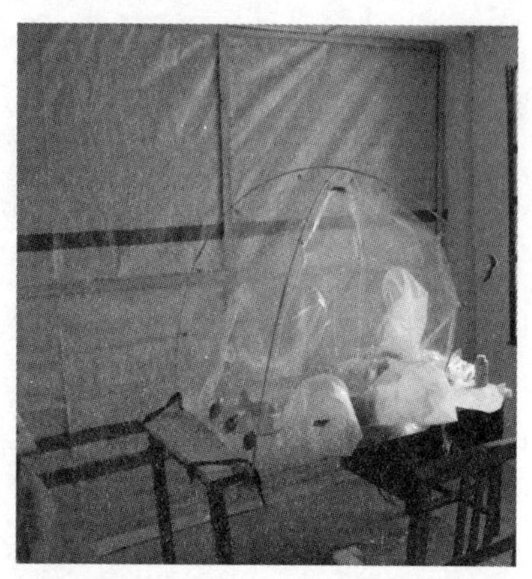

图 5-17　PCR 反应试剂配液室（简易手套箱）

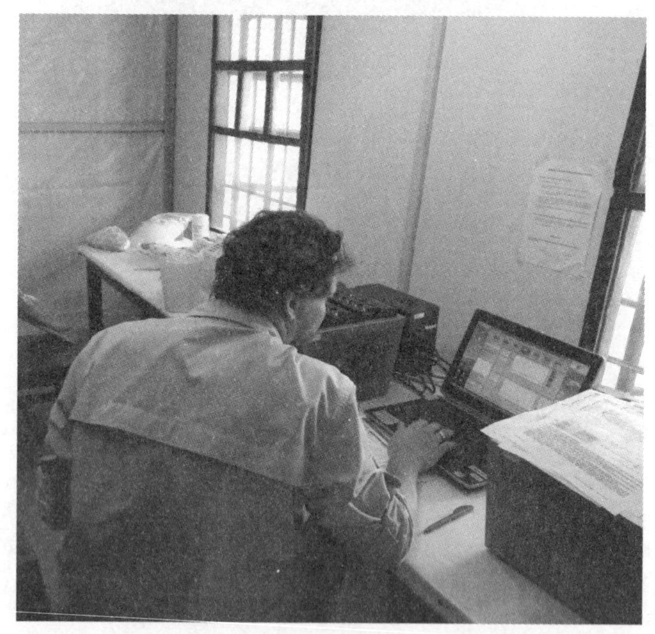

图 5-18　PCR 反应加样和扩增区

④实验室工作机制：目前，欧盟移动实验室工作时间为早 9 点至晚 11 点，有 4 名工作人员全天工作，一周 7 天无休。五周轮换一次。该实验室为欧盟资助，实验人员均为来自欧盟的各国科学家志愿者，如意大利、德国、英国等。

3. 管理模式

由于技术实施单位均为国际援助实验室，因此 LTWG 主要通过 WHO 来开展督导与协调，从而实施有效管理，并通过样本送检与结果报送等技术环节将实验室纳入塞拉利昂整体埃博拉防控工作。

在 WHO 协助下，LTWG 与援塞实验室在放置地点进行充分协商，并对其实验条件和生物安全条件进行准入考核评估。此外，在英国协助下，LTWG 定期对各实验室的检测能力，包括收样、检测和保送是否及时，保送数据是否完整等进行分析，并在每周一定期召开的技术工作会（TTM）进行通报与反馈，通过与各实验室代表的充分讨论，促进实验室流程以及整体监测流程的改进与优化。而各援塞实验室内部为自行管理，仅在技术环节纳入塞拉利昂统一部署和管理。

（四）主要工作内容

在 2014 年疫情初期，塞拉利昂仅有加拿大无国界医生组织援助的移动检测实验室开展疑似患者的检测工作。但随着中国、美国和英国等援助实验室的陆续加入，实验室分布不均衡、检测流程脱节、医务人员采样技术不足等问题与矛盾愈加突出，对实验室资源的统筹整合与流程和结果保送的规范化的需求越来越迫切。

1. 制定埃博拉样本采集与检测的 SOP

依托 WHO、美欧等国埃博拉相关烈性病原体样本采集、运送、实验室检测等技术指南，结合塞拉利昂实际情况，制定《埃博拉应对—实验室检测操作手册》，为塞拉利昂埃博拉疫情防控从样本采集、运送、检测到结果反馈提供了必要的技术规范。

（1）样本采集

①人力资源需求：根据样本采集与人员熟练程度估算，LTWG 估算每名样本采集人员每天可采集 4 轮样本，其中每小时可采集 6 名疑似患者的样本。

根据这一估算，LTWG 要求 25 张床位以下的留观与治疗中心，应有 3 名采集人员（含 1 名主管）；26~50 张床位的医院，则应配备 5 名采集人员（含 1 名主管）；对于社区，则要求配备至少 2 人（含 1 名主管）。对于实验室，要求除专家团队外，还应配备或兼职样本管理、信息管理与报送等工作。

②采集与生物安全防护要求：LTWG 对各层级医疗中心样本采集与运输，以及防护服等的采集耗材与试剂、生物安全防护用品、样品运送时间均有明确估算与统计。采样人员的工作时间通常为早晨 7 点到晚上 7 点，其中样本采集截止时间为晚上 7 点，晚上 7 点前未能完成派送将会安排转天进行样本派送。

③样本采集与包装运送流程：通常样本采集人员分别于上午 7:15 和中午 12 点在留观或治疗中心进行样本采集并在 2 个小时内运往实验室。但实际上，囿于人员与车辆不足，这一间隔时间大多都会翻倍。如果样本未能及时送往实验室，应保存在样本采集单位的冰箱中，下一批进行派送。

其中样本采集人员应检查核对样本是否标记清楚，确保 EDTA 采血管或拭子放入第二层包装并进行表面消毒，然后放入第三层运输用包装中，核对送检清单，保证样本编号与样本及病例信息表一致。

如果没有低温条件，样本箱外表面受污和缺少样本送检单，该批样本应视为作废，重新安排样本采集工作。

实验室接收样本时，应进行核对。理想情况下，样本编号与病例 ID 号一致，包含有完整的姓名、采集日期、发病日期等信息，样本的体积（血，4 ml；咽拭子，3 ml）。如果发现样本编号与病例信息对应不上，缺乏冷藏条件，血液样本凝固，样本体积不足等情况时，应及时与送检单位，样本采集和运送单位联络，确认相关事宜。实验室应尽可能对已采集的样本进行检测。

（2）实验室检测：目前，援塞实验室普遍采用生物安全三级或者二级实验室 + 手套箱等准三级实验室条件开展工作。囿于检测量庞大，除小型机动实验室如欧盟与意大利 Goderich 实验室采用手工提取外，其他实验室均采用基于磁珠法的自动核酸提取仪进行核酸制备，然后采用实时 RT-PCR 检测方法进行埃博拉扎伊尔型病毒的检测。各实验室均依据各自生物安全需求的不同，仪器与空间分隔的不同，建立了各自的实验室检测标准程序。

（3）结果上报：LTWG 要求各实验室应在检测结果出来后及时将结果上报。为提高留观中心埃博拉患者的及时处置，塞拉利昂要求从样本采集到结果上报应控制在 24 小时之内。

检测结果获得后，首先应将检测结果反馈给样本送检单位如留观中心或治疗中心，然后将结果发送给塞拉利昂疾病预防控制部（DPC），由其整理发送给其他合作方。

2. 实验室协调管理

由于实验室来自不同国家，分散在塞拉利昂各个区域，NERC 的监测实验室组进行了大量的协调管理工作。

（1）技术培训：在检测过程中，实验室普遍反映样本，标识不清、编号有误等多种问题，对样本的核对识别造成很大困扰。LTWG 针对这一情况，在 WHO、英国和美国 CDC 帮助下，分别于 2014 年 11 月初和 11 月下旬，以及 2015 年 2 月底，对样本采集的生物安全防护、样本采集方法、如何填写病例调查表、如何正确标注样本信息等进行了充分的培训。

（2）实验室援助力量的协调：监测组通过 WHO 协调，从几内亚和尼日利亚分别协调了 2 家欧盟资助的移动实验室，安置在西区的 Hastings 和华尔兹学校（POW）治疗中心，于 2014 年 12 月初开展检测工作，有效缓解了检测力量不足的问题。

（3）样本转运：囿于缺乏检测实验室，以及道路与交通工具的不足，Koinadugu

的样本无法得到有效检测。在UNMEER帮助下，从2014年11月初每周从Kabala向美国Bo城实验室空运6批样本，并于2015年1月中旬实现稳定运送，解决了偏远地区无法得到疑似病例筛查的困难。

（4）实验室考核：从2014年10月，NERC的监测实验室组在世界卫生组织的指导下开展了3次实验室考核评估。第一次和第三次由德国罗伯特科赫研究所提供样本和技术支持。第二次外部质控考核由美国CDC特殊病毒病原体中心提供质控样本和技术支持。

质控考核的目的在于帮助评判目前在塞拉利昂使用的各种埃博拉病毒的检测方法（包括RNA提取）。

以第二次外部质量考核为例。该次考核共提供10份模拟样本，对各援助实验室进行自愿的检测考核。其中1~5号模拟样本为灭活的埃博拉病毒（H.sapiens-tc/COD/1976/Yambuku-Mayinga株），模拟样本稀释在人血清中然后冻干。要求实验室将其重悬在200μl的水中，采用实验室标准程序进行RNA制备和实时RT-PCR检测。这5份样本将同时考核各实验室核酸提取步骤。6~10号模拟样本为埃博拉病毒（H.sapiens-tc/GIN/2014/Makona-Gueckedou-C05株）的RNA。要求实验室将其重新溶解在40μl水中，并至少进行1:5的稀释后进行RT-PCR检测。这5份样本考核实验室对当前埃博拉流行株的检测能力。10份样本中，#1、4、7、8、9为阴性，#10为阳性，#3和#6为强阳性，#2和5为弱阳性。考核将每份样本结果定为10分，如果出现假阳性或假阴性，将不得分，如果Ct值偏移考核实验室上报总体Ct值的2个标准差，则给5分，考核总分为100分，90分视为合格。

质控的结果（图5-19）会用来帮助制定最敏感的检测方案以促进目前的诊断水平。从考核结果看4号和5号实验室未能检出弱阳性埃博拉样本。每个在塞拉利昂的埃博拉实验室都将收到完整的质控考核报告（图5-20），对实验室需要加强的部分也会提供相关建议。

（5）检测结果报送：为提高样本报送速度，通过多次与实验室协调沟通，LTWG培训和雇佣了6名实验室协调官（LLOs），安置在西区各实验室，以迅速将检测结果报送样本送检单位。这提高了30%的周转率。

（五）小结

NERC的监测实验室组提供了极好的实验室检测管理模式。通过国际性大组织例如WHO与联合国，对各国际援助力量进行充分协调；通过技术规范的发布，对整个技术流程进行有效管理；通过塞拉利昂当地人员与国际援助力量的合作，对整个监测流程的快速联动进行了有效推动。在整个疫情期间，塞拉利昂实验室的单日检测能力曾高达 1500 份，有效支援了埃博拉疫情的防控工作。

Laboratory / Challenge	VSPB CDC	01	02	03	04	05	06
1	neg	neg	neg	neg	neg	neg	neg
2	30	32.2	31.1	32.7	31.2	32.4	30.6
3	22	25	23.7	24.8	23.7	24	23.9
4	neg	neg	neg	neg	neg	neg	neg
5	34	35.9	35.1	35	neg	35.8	33.1
6	25	25	25.7	25.7	22.3	28.5	25.9
7	neg	neg	neg	neg	neg	neg	neg
8	neg	neg	neg	neg	neg	neg	neg
9	neg	neg	neg	neg	neg	neg	neg
10	29	32	32.9	32.7	28.4	neg	31.7
Score	100	100	100	100	90	90	100

图 5–19　第二次外部质量考核 10 家实验室考核结果

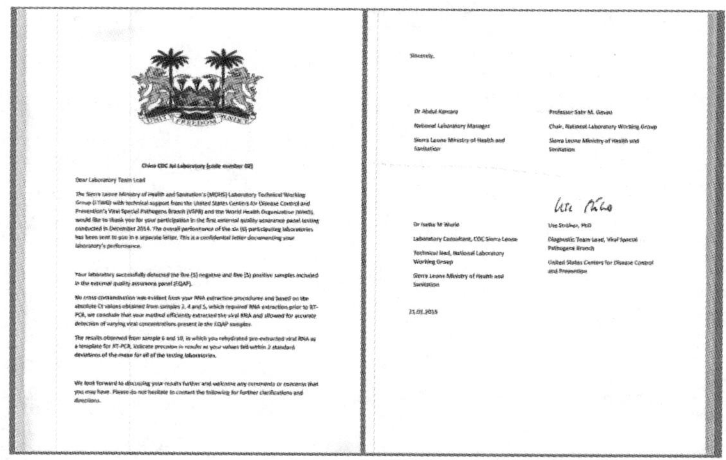

China CDC Jui Laboratory (code number 02)

Dear Laboratory Team Lead

The Sierra Leone Ministry of Health and Sanitation's (MOHS) Laboratory Technical Working Group (LTWG) with technical support from the United States Centers for Disease Control and Prevention's Viral Special Pathogens Branch (VSPB) and the World Health Organization (WHO), would like to thank you for your participation in the first external quality assurance panel testing conducted in December 2014. The overall performance of the six (6) participating laboratories has been sent to you in a separate letter. This is a confidential letter documenting your laboratory's performance.

Your laboratory successfully detected the five (5) negative and five (5) positive samples included in the external quality assurance panel (EQAP).

No cross contamination was evident from your RNA extraction procedures and based on the absolute Ct values obtained from samples 2, 4 and 5, which required RNA extraction prior to RT-PCR, we conclude that your method efficiently extracted the viral RNA and allowed for accurate detection of varying viral concentrations present in the EQAP samples.

The results observed from sample 6 and 10, in which you rehydrated pre-extracted viral RNA as a template for RT-PCR, indicate precision in results as your values fell within 2 standard deviations of the mean for all of the testing laboratories.

We look forward to discussing your results further and welcome any comments or concerns that you may have. Please do not hesitate to contact the following for further clarifications and directions.

Sincerely,

Dr Abdul Kamara
National Laboratory Manager
Sierra Leone Ministry of Health and Sanitation

Professor Sahr M. Gevao
Chair, National Laboratory Working Group
Sierra Leone Ministry of Health and Sanitation

Dr Isatta M Wurie
Laboratory Consultant, CDC Sierra Leone
Technical lead, National Laboratory Working Group
Sierra Leone Ministry of Health and Sanitation

Ute Ströher, PhD
Diagnostic Team Lead, Viral Special Pathogens Branch
United States Centers for Disease Control and Prevention

21.01.2015

图 5–20　质控考核报告

本章相关附件清单见附录 2。

参考文献

[1] NERC Surveillance Pillar. 2015. Sierra Leone Emergency Management Program Standard Operating Procedure for Contact Tracing. http://nerc.sl.

[2] WHO. 2014. Case definition recommendations for Ebola or Marburg Virus Diseases. http://www.who.int/csr/resources/publications/ebola/ebola-case-definition-contact-en.pdf

[3] NERC Surveillance Pillar. Surveillance Guidance to Districts. http://nerc.sl.

[4] WHO. 2014. Laboratory diagnosis of Ebola virus disease. http://www.who.int/iris/bitstream/10665/134009/1/WHO_EVD_GUIDANCE_LAB_14.1_eng.pdf

[5] Sierra Leone, Ministry of Health and Sanitation, National Laboratory Technical Working Group (LTWG).2015. Laboratory Service Response Operations Manual – EBOLA RESPONSE. http://nerc.sl.

[6] PAHO. 2014. General procedures for inactivation of potentially infectious samples with ebola virus and other highly pathogenic viral agents. http://www.paho.org/hq/index.php?option=com_docman&task=doc_view&Itemid=270&gid=27982&lang=en

[7] United Nations Mission for Ebola Emergency Response (UNMEER) and the National Emergency Response Centre (NERC). 2015. Sierra Leone: Ebola Emergency Weekly Situation Report No. 1-19. http://nerc.sl.

（姜　涛　辛文文）

第六章　安全埋葬组

根据埃博拉病毒的传播特点，病毒主要存在于患者的体液（血液、排泄物、呕吐物、乳汁、尿液、精液等）中，人类通过密切接触感染动物的血液、分泌物或其他体液而感染埃博拉病毒。还没有发现其通过空气传播的证据，这也就是说，只要严格避免直接或间接接触确诊患者体液就可以阻断埃博拉的传播。人们因处理受感染而死去的患者或者死去的热带雨林中的黑猩猩、大猩猩、果蝠、猴子、森林羚羊和豪猪等动物而导致感染。埃博拉病毒在尸体内可以存活 7 天，7 天仍可检测到活性，而在内脏器官中，这种高致死性病毒可存活长达 3 天。一旦有人与感染埃博拉病毒的动物发生接触，就可能在社区造成人际传播。当人们通过破损皮肤或黏膜与感染者的血液、体液或其他分泌物（粪便、尿液、唾液和精子）直接接触时就可导致感染。当健康人的破损皮肤或黏膜接触被埃博拉患者的血液和体液污染的环境或物品（如脏衣物、床单或者用过的针头）时，也可发生感染。

目前所知埃博拉病毒的人际传播的模式主要分成两种：一是院内感染，在医院内，通过医护人员诊疗或者护理病例，接触了体液分泌物。还有通过不安全的注射，也就是注射器污染以后，又去对另外的患者进行下一次的注射，这样也会导致院内感染传播。二是家庭内传播，家庭成员无防护的条件下护理已感染的患者，通过接触血液、体液和排泄物传播，其中，非洲葬礼的习俗特色也成为埃博拉病毒传播的有力推手。如亲吻及直接抚摸或触碰死者尸体，参加葬礼的人用洗过尸体的水洗手等，是导致埃博拉传播扩散的一大危险因素。世界卫生组织报道，塞拉利昂有超过 300 例埃博拉死亡病例可追溯至同一葬礼，同时在几内亚约 60% 的埃博拉确诊病例与参加传统葬礼有流行病学关联。所以传统葬礼引起疾病传播的风险非常巨大，因此控制和隔离因埃博拉病死的尸体，切断尸体与家庭成员的接触，由经过训练的人员处理、埋葬埃博拉患者尸体，实施安全葬礼，是防止埃博拉扩散的重中之重。

一、安全葬礼队伍的创办

如何治疗埃博拉病毒病目前是非常有限的，控制隔离传染源，切断传播途径，加强个人防护是防范的主要措施。由于目前对于埃博拉的治疗还没有特异性的药物和特异性的疫苗，对于病例所能够采取的治疗方法是以对症和支持治疗为主，所以，基于治疗埃博拉病毒病的有限性，控制隔离传染源，切断传播途径，加强个人防护就显得非常重要，采取安全的埋葬方式是隔离传染源，切断传播途径，保护健康人群的重要一步。因此，塞拉利昂卫生部在红十字会和红新月联合会以及世界卫生组织的协助下在疫情发展的高峰时期，在全国 14 个区共计成立了 134 支专门的埋葬队伍，由专业人员来实施埃博拉病死者的葬礼。其中国际红十字会组建了 54 支队伍，成为专业埋葬队的主力。此外，其他一些国际组织组建了 80 支埋葬队伍，其中，世界宣明会（World Vision）32 支、天主教海外发展机构（Catholic Agency For Overseas Development，CAFOD）6 支、关爱世界（Concern Worldwide）10 支、国际救援委员会（The International Rescue Committee，IRC）12 支、CRS 组织 20 支，这些专业的埋葬队在全国 14 个区的具体分布如表 6-1 所示。截至抗埃任务结束时共计处理了 21 832 具尸体，专业葬礼的实施在控制传染源，切断传播途径，防止疫情进一步扩散的进程中发挥了非常重要的作用（表 6-1）。

表 6-1 塞拉利昂全国埃博拉应急反应中心安全葬礼实施情况一览表

（数据更新至 2015 年 3 月 27 日）

地区	红十字会			其他组织			总计		
	队伍数	葬礼数	尸体数	队伍数	葬礼数	尸体数	队伍数	葬礼数	尸体数
Bo	4	71	1522	6	50	1078	10	121	2600
Bombali	4	37	853	6	110	787	10	147	1640
Bonthe	3	15	276	4	20	383	7	35	659
Kailahun	3	30	1057	0	0	0	3	30	1057
Kambia	2	16	124	6	52	381	8	68	505
Kenema	3	26	687	12	76	255	15	102	942
Koinadugu	2	13	148	5	39	245	7	52	393
Kono	5	28	365	10	39	922	15	67	1287
Mayamba	2	25	222	6	53	1154	8	78	1376
Port Loko	5	21	732	9	150	896	14	171	1628
Pujehun	2	23	353	2	16	417	4	39	770
Tonkolili	4	24	316	4	47	1104	8	71	1420
西区农村	6	61	1208	1	30	406	7	91	1614
西区城区	9	85	2362	9	151	3579	18	236	5941
总计	54	475	10 225	80	833	11 607	134	1308	21 832

二、安全葬礼队伍的组织管理与工作模式

每个区的安全葬礼团队所有成员由 DIFID 出资，国家应急反应中心统一协调每个区，每个区建立指挥和控制中心来协调管理专门的葬礼人员，每一个区

参与安全葬礼的人员来源有：① Red Cross；② Concern Worldwide；③ CRS；④ CAFORD；⑤ World Vision；⑥ IRC；⑦ ACF 等背景。为了消除不安全葬礼带来的传播风险，全国范围内共计建立了 134 个专业的葬礼队伍，每个葬礼队伍需要由 9~12 个成员组成，实际操作过程中通常由 9 名成员组成，最低限度是 5 名成员，包括尸体处理人员、消杀人员、司机和联络员。他们必须经过专业的培训，既要考虑到遵守死者家属等家庭成员的意愿和宗教习俗，更要遵照标准的操作程序来实施葬礼，而后者是最重要的。每个区出现死亡病例，通常是打电话 117 报告塞拉利昂卫生部的出生和死亡中心，然后由各个区协调派出丧葬队伍。

三、安全葬礼队伍的策略、措施和行动

（一）破除宗教和民族习惯的媒体宣传

考虑到宗教和民族习惯对葬礼的巨大影响，先期的媒体宣传非常重要。处理和掩埋死于埃博拉病毒的死者尸体的人感染风险是巨大的，因为埃博拉尸体的传染性比活着的埃博拉病患还要强。报道称，这几个国家的现实情况是，基础设施不足、后勤问题严重、当地民众与西方主导下的医护人员存在着矛盾冲突，当地丧葬习俗诸如给死者洗浴触摸和亲吻等恶习，都会导致极大的风险，在吊唁人员和照顾死者的人员当中遏制疫情蔓延时问题很多。针对如何安全运送和埋葬埃博拉病患尸体的问题，世界卫生组织提供了详细的指导意见，其中包括“留心（死者）家庭的风俗习惯和宗教信仰”和“帮助死者家庭理解某些丧葬习俗之所以做不得，是因为它们置死者家庭及他人于高危境地”等。世界卫生组织表示，在当地传统丧葬习俗中，不能对死于埃博拉病毒的死者做的有：家庭成员主导的尸体处理工作和要求直接触碰尸体的宗教仪式等。例如，穆斯林的传统要求，在死者下葬前，其同性家属应该清洗死者尸体。此外，当地还存在关于处理死者尸体的人员及方式要求的宗教规则。对埃博拉病毒传播而言，病患死后是一个特别危险的时间段。因此，为了将埃博拉的传播风险降到最低水平，卫生部门官员必须遵循相应的程序，但是上述宗教规矩与其完全相左。红十字会和红新月联合会联合教会力量，在全国范围内开展了正确认识埃博拉以及安全葬礼的宣传运动，这对于推广安全的葬礼起了有效的推动作用。

（二）安全葬礼具体工作内容

1. 实施安全葬礼之前必要的心理和人员的准备以及常识

死于埃博拉的人病毒仍然在其体内并且很容易扩散，清洗死者的尸体或者接触死者的衣服都会造成埃博拉病毒的传染，任何死亡病例，不管他是否是死于埃

博拉，或者是死于其他原因，在没有给出确切埃博拉检测报告之前，都应该被视为潜在的埃博拉病例，在处理程序上必须严阵以待，任何遇见死亡病例都需首先给国家应急反应中心出生和死亡办公室拨打电话上报死亡情况。要确保死者所在社区的人们实践安全的葬礼，不能有一个例外。实施安全的葬礼、体面的医学葬礼是体现对死者尊重的同时，保证自己、家庭以及社区活着的人的安全的有效保障。实施安全葬礼必须考虑需要下列人员：①墓葬队伍；②牧师或阿訇充当家庭顾问；③鼓励家庭实施安全葬礼的酋长；④家庭成员中有葬礼经验的人员。鼓励听众立誓："我发誓，如果我死于埃博拉，请给我一个安全的、体面的卫生葬礼，保护我的家人和我的朋友的安全。"遇见任何死亡情况，在拨打 117 报告给应急反应中心的同时隔离尸体，不得让人触摸、清洗尸体，不得接触死者体液及死者随身的任何物品。确保死者的家人、朋友、祈祷者以及社区的人们不得触摸尸体，在安全距离之外。要隔离尸体以及死者的衣物等物品，直到专门的丧葬队伍来处理。

2. 具体策略、措施和行动

在埃博拉疫情紧急状态下，所有死亡情况必须上报国家应急反应中心出生和死亡办公室。社区中有很多死于非埃博拉而是其他疾病的情况，死者需要经过专业的埃博拉检测进行分类，除了在特定的高传染区要求所有死者必须实施安全葬礼，那些明显死于非埃博拉而是其他原因的，比如交通事故意外伤害等死者，可以交由家庭和社区来进行埋葬，不必检测，在紧急状态下其他所有的尸体必须谨慎埋葬。葬礼标准操作程序的目的是提供一个操作指南，包含死亡分类、尸体处置以及潜在污染物的处理。适用范围：标准程序适用于葬礼队伍和所有涉及处理尸体的人员。在埃博拉病毒病暴发期间，所有葬礼协调人、物流人员、监督人和埋葬队伍必须遵守此 SOP 条款。卫生部负责并确保所有埃博拉病死者遵守此 SOP 程序。

（1）具体策略：所有的死亡，包括社区死亡和发生在卫生设施的死亡，都应该向当局报告。在死者被埋葬之前，死者是否死于埃博拉病毒的检测由区卫生官员或受过训练的调查人员给出，相关的检测和调查会在身体被清除之前进行。在非高传播地区，非埃博拉的死亡证明可直接给死者家庭；在高传播地区，所有的尸体必须收集起来实施安全的墓葬。

①所有死亡人员将被分类为确诊、可能、疑似或并非埃博拉病例。

②在非感染或者或低感染地区，只有非埃博拉死亡病例可以由家庭和社区埋葬。标识为可疑、可能的或已确诊的病例将收集并由负责埋葬的团队埋葬。卫生部不建议在这一时期召开葬礼方面的大型集会，尽量少的送葬人员跟随。

③在埃博拉高发地区，要统一施行安全墓葬，所有的尸体将立即被墓葬团队

清除，可疑的或者可能患有埃博拉的（suspect and probable）病例可取咽拭子进行检测，墓葬团队不必等检查结果。

④任何情况下，人口的出生和死亡必须录入每个区的人口动态统计系统，死亡必须登记到出生和死亡办公室。

⑤可疑或者疑似病例应该取口腔咽拭子进行埃博拉核酸检测，而且要填写完整的病例调查表，两者一起被送往实验室。

⑥取完咽拭子之后，尸体由安全墓葬团队立即安全埋葬。

⑦告诉死者家庭可以使用棺材，但是尸体必须首先被装入尸袋而且在装入棺材之前必须始终在尸袋内。

⑧ 18:00 以后不实施墓葬。

⑨尽量少的送葬成员，不要超过 10 个，包括宗教领袖等被允许参加葬礼的人员，必须保持在安全距离之外，至少距离墓穴 5 米。

⑩葬礼完成之后，墓穴被土壤填埋可以立碑。

⑪区卫生官员负责确保家庭及时收到实验室检测结果。

（2）死亡个体的标准病例定义

①确诊病例：埃博拉病毒实验室检测阳性后死去的，咽拭子不必收集，墓葬团队直接实施安全墓葬。

②可疑病例：不明原因的死亡或者死亡症状符合埃博拉病例定义的（发热加 3 个埃博拉症状）。咽拭子被采集，然后再实施安全墓葬。

③疑似病例：照顾埃博拉患者或者出席埃博拉死者的葬礼而死去的人，咽拭子被采集，然后再实施安全墓葬。

④非埃博拉死亡：那些有明显原因的死者，诸如死于车祸、火灾或者已知的健康原因，与埃博拉病例没有关联，没有埃博拉相关症状或信号的人。不采集咽拭子。在非感染或低感染地区可交由家庭或社区埋葬。

（3）葬礼程序（死亡定义完成之后，确诊、可疑和疑似的死者葬礼程序）

①面对家庭的注意事项

A. 墓葬团队一到达死者住所，墓葬领队应该介绍自己和其他的团队成员。

B. 为了与家庭良好地进行沟通，需要社区领导或者一个顾问，牧师或者阿訇。

C. 向家庭表达唁电。

D. 向家庭告知需要采取哪些特殊的步骤以确保家庭和社区成员免于感染。

E. 帮助他们理解必须实施安全葬礼的原因，确保家庭和社区成员在祈祷的时候，与死者保持安全的距离。

F. 征得家庭同意，让家庭交出死者的衣物等个人物品。

G. 告知家庭尸体的安葬时间及安葬地点。

H. 在转移和埋葬过程中始终表现出对死者的尊重。

②准备措施

A. 墓葬队要有两辆车，一辆汽车将用来运输埋葬队伍和用品；另一辆车运输尸体并且有一个隔离舱，以确保墓葬队和司机不会暴露在尸体前。

B. 要准备好聚乙烯材料的尸袋，所有的尸体应装在尸袋内。

C. 未穿戴防护装备，墓葬队员不得接触确诊、可疑或疑似埃博拉死者的尸体。防护装备包括手套，眼罩或面罩，面具，防护服，橡胶靴子或者鞋套。

D. 所有的材料，如床垫或其他床上用品，包括毯子和蚊帐，死者生前使用的物品，应在房子的安全距离之外烧毁。垫子等将由所卫生部提供替代品。

E. 墓葬队伍必须熟知家庭的文化习俗和宗教信仰，帮助他们理解安全墓葬，降低他们暴露的风险。

③安全地处理和移动尸体

A. 在接触尸体之前，埋葬队员都必须穿上世界卫生组织推荐的个人防护装备（手套、护目镜或脸盾、口罩、衣服和橡胶靴子或鞋套）。厚的橡胶手套应该用于手套的外层。

B. 咽拭子采集人员要按照正确的咽拭子采集程序采集咽拭子，并且把它装在安全的实验室运输盒子内，送交实验室检测。鉴于咽拭子检测结果对于监测埃博拉病毒在社区内的传播非常重要，必须努力采集咽拭子。如果在 24 小时内没有及时地采集到咽拭子，尸体也应立即埋葬，监测队应对所有死亡病例进行病例调查，不管咽拭子采集与否。

C. 墓葬队按照如下步骤安全地转移尸体：

a. 用 0.5% 的含氯消毒剂喷洒尸体和周围的区域。

b. 将尸体装入尸袋（尸袋由聚乙烯材料制成）安全封口，0.5% 的含氯消毒剂喷洒消毒尸袋。

c. 如果家庭准备有棺材，将装有尸体的尸袋装入棺材。

d. 在各个阶段都要尊重死者，缓慢和仔细地将尸体抬起装入运尸车，注意这可能是家庭人员最后一眼看他们所爱的人，社区都注视着埋葬队的每一个动作，所以不得有任何不尊重死者的行为。

e. 按照世界卫生组织标准下的正确穿戴步骤脱去个人防护装备。

f. 尽快地将尸体运往埋葬地点，埋葬管理员必须全程陪伴埋葬队，确保整个过程在安全的防护措施之下。

④安全运输尸体

A. 在运输过程中埋葬队任何接触或搬运尸体的成员必须要穿戴个人防护

装备。

B. 当尸体被运至埋葬地点，要强制施行埃博拉病隔离措施。

C. 为安全起见，尽可能选择最短路径和限制任何可能的接触的传播发生。

D. 如有偶发接触尸体或者感染的体液，或者有渗出液溅到运输车上，要用 0.5% 的含氯消毒剂喷洒消毒，感染物品要装入密闭的容器中并喷洒消毒。

注意：司机在运输过程中只须穿橡胶靴子，不需要穿戴 PPE，全程不参与尸体的处理和搬运。

⑤埋葬地点的处理

A. 墓穴必须至少深 2.4 米，必须在墓葬队到来之前挖掘好。

B. 所有的埋葬必须是当地社区授权指定的地点。

C. 埋葬地点必须距离水源 30 米远，距离居民区 500 米远。

D. 埋葬深度不得靠近地下水位，必须与地下水位有 15 米的垂直距离。

E. 从运尸车卸下尸体之前，墓葬队员必须穿戴新的个人防护装备。

F. 仔细将尸体放入在指定地点预先掘好的墓穴，缓慢降低棺材或者尸袋到墓穴中。

G. 每个墓穴只放一个尸体。

H. 死者衣物等个人物品随尸体一同埋葬。

I. 如家庭预先准备有墓碑或者幕板，埋葬队员应该将其立于墓前加以标识。

J. 如果家庭或者送葬成员没有出席葬礼，埋葬队管理员应该告知家庭确切的墓穴地点。

K. 使用过的用含氯消毒剂消过毒的个人防护装备以及其他医疗废弃物要装入袋中，恭敬地放在墓穴死者的足部。如果家庭不接受放入墓穴中，则必须在指定的安全地点焚烧销毁，或者深埋于墓地附近的沟渠中。

⑥消毒运尸车

A. 墓葬队员必须穿戴个人防护装备，然后消毒车辆。

B. 用 0.5% 的含氯消毒剂冲洗运尸车内部。

C. 用 0.5% 的含氯消毒剂浸润保持 10 分钟。

D. 冲洗完全后再用洁净水漂洗车辆，然后在空气中自然晾干。确保冲洗完全，因为含氯消毒剂对车辆有很强的腐蚀性。

（3）安全葬礼的图示说明：以下是西非三国实施的安全葬礼的简要图解说明，为的是让普通群众知晓并充分理解安全葬礼的益处和重要性（安全葬礼图示包含图 6-1 至图 6-9）。

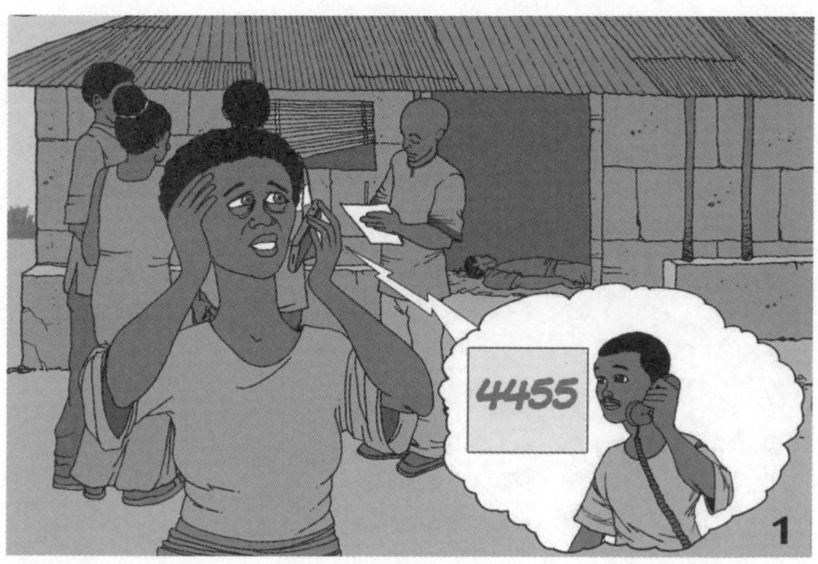

图 6–1 安全埋葬所有的死者——遇见死亡病例请打卫生部埃博拉应急反应中心死亡办公室电话汇报死亡情况

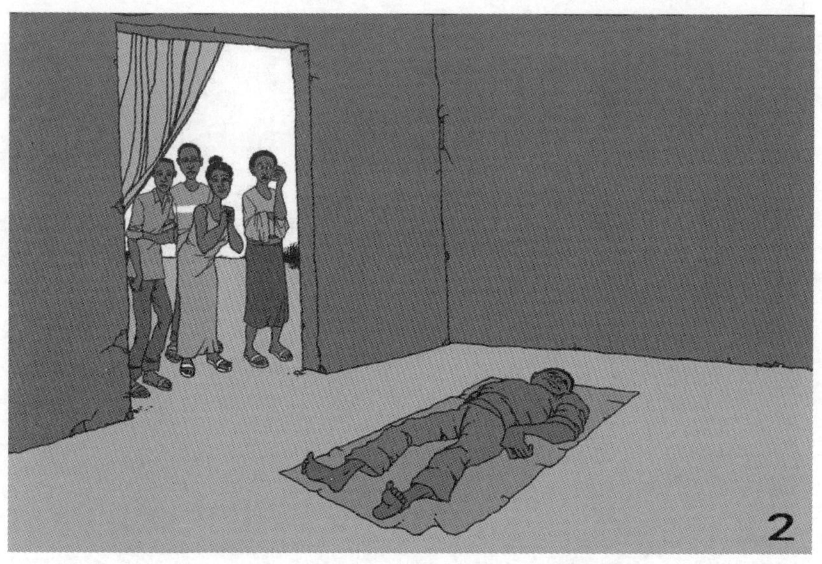

图 6–2 在埃博拉疫情期间不能像过去那样以直接接触的方式对待死去的亲人或者朋友，应该等待专业的埋葬队伍到来进行处理，等待期间不得接触尸体、保持距离至少 1 米

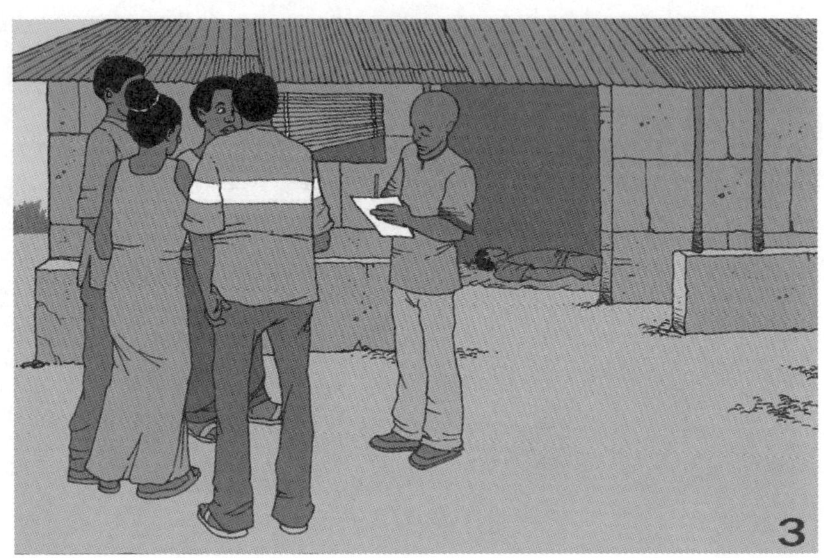

图 6–3 不要接触或清洗任何尸体，安全地埋葬所有的尸体是确保埃博拉零感染的最有效的途径之一，第一时间拨打埃博拉应急反应中心死亡办公室电话报告死亡情况，提醒专业的埋葬队前来收尸

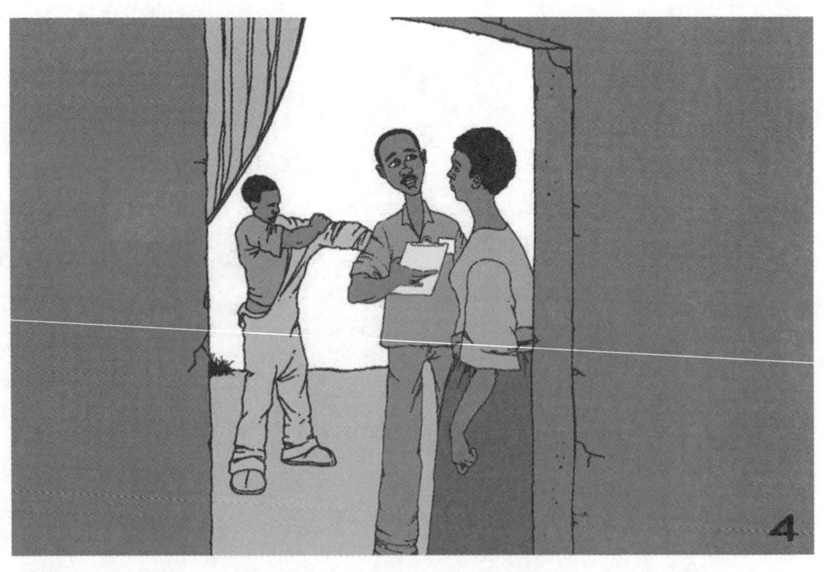

图 6–4 埋葬队要知晓相对于传统葬礼，让家庭和社区来转变方式而采用埃博拉安全葬礼是艰难的决定，队员要告知家庭成员不接触尸体也可以向死去的家人表达缅怀和敬意，耐心解释专门的埋葬是安全、免费并且有尊严的

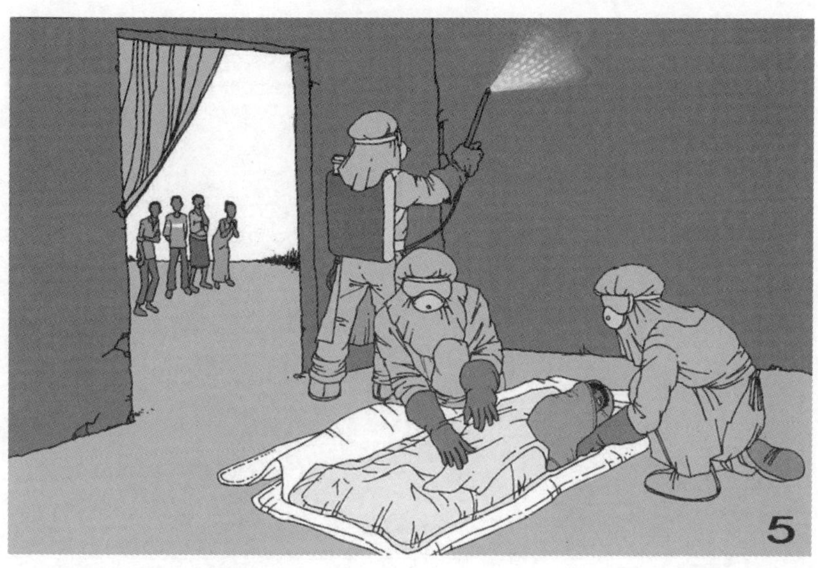

图 6–5　埋葬队穿着特殊的防护服以保护自身安全，他们用含氯消毒剂喷洒消毒死者和死者生活的环境以杀死埃博拉病毒，确保家庭和社区安全

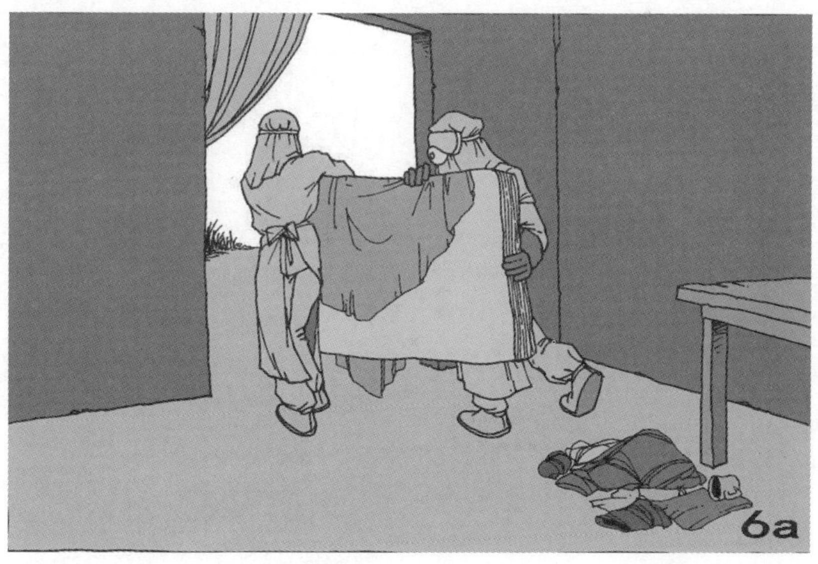

图 6–6a　家庭有权决定死者的个人物品是否焚烧销毁或随死者一同埋葬或喷洒含氯消毒剂消毒，埋葬队在处理死者个人物品时要尊重家庭的意见

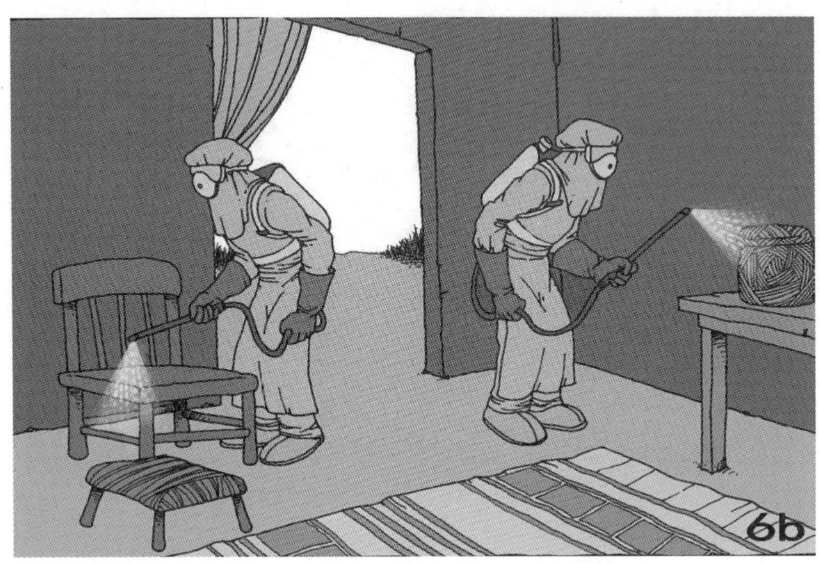

图 6–6b　死者的个人随身物品或密切接触物品要进行专业的埃博拉消杀处理，通常是喷洒含氯消毒剂，以杀灭埃博拉病毒

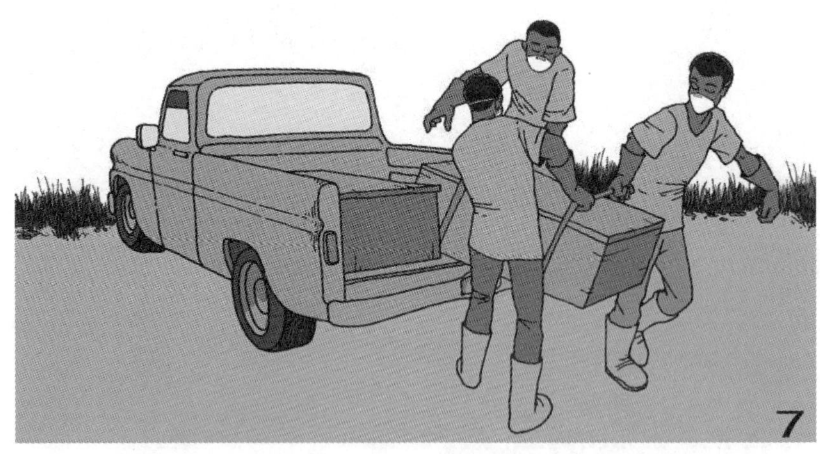

图 6–7　专业的尸体埋葬队把尸体运送到指定的墓地，墓地的选择遵照卫生部埃博拉应急反应中心的标准，按照事先的规划提前布置和实施

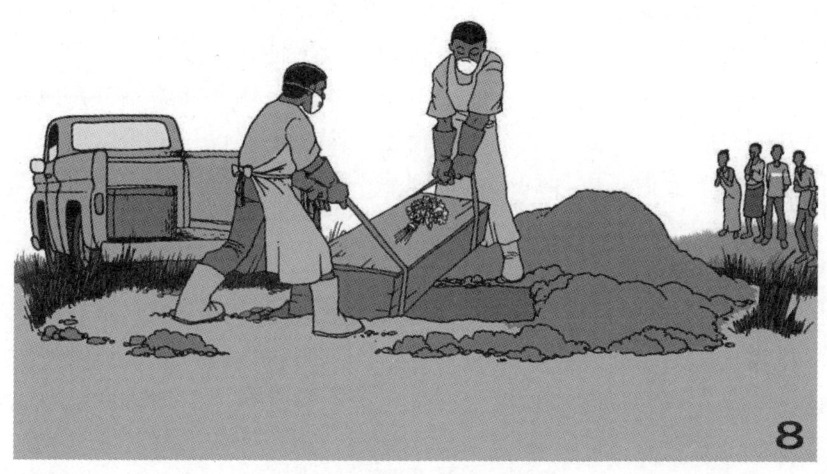

图 6–8 埃博拉应急反应中心规定不超过 5 名家庭成员出席葬礼，他们与埋葬队分开前往，到达墓地后站在 5 米外的距离，随同葬礼出席一名阿訇或者牧师等宗教领袖以安抚家庭成员，家庭可以选择为死者立墓碑或者不立

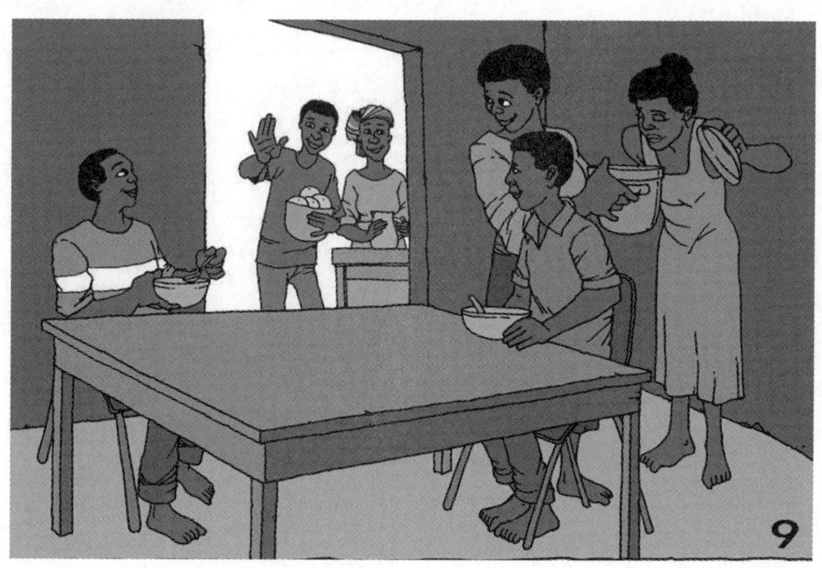

图 6–9 保护自己，保护家人，保护社区，遇见任何死者，第一时间致电卫生部死亡办公室，所有的葬礼是安全、免费和有尊严的

四、小结

在实际操作过程中，在某些地区人们行为方式的改变是一个巨大的挑战，在埃博拉高发区经常出现不安全的葬礼，包括清洗死者尸体，延迟报告和缺乏有效隔离等情况，特别是在弗里敦和西部农村地区，据估计很多死于埃博拉病的葬礼未经过专门机构受理就已经发生了；埃博拉样本的运输、实验室分析以及结果的上报等花费的时间至少需要一天，这使得安全葬礼不仅仅只覆盖埃博拉阳性确诊病例，同时也应该覆盖高度怀疑或者疑似病例。由于安全葬礼不仅要求清除感染者尸体，同时还包括一个消毒和净化的过程，即清除死者家中的感染物，比如床垫、衣服等死者的随身物品，以及起居室等环境的消毒清洁，所以安全葬礼也面临一个挑战，即缺乏供给来补充这些家庭所要求的生活必需品，需要较多的资金来实施净化过程。为了有效推行安全葬礼，需要咨询宗教领导人以及当地的传统领袖，让他们来建议和指导当地居民以促进安全葬礼被人们所理解，社会动员也是推行安全葬礼的有效方式。在埃博拉高峰时，由于西部城区和农村地区埃博拉病例持续增加，葬礼队伍在墓地选址上面临困难，同时也需要较多的焚化炉来处理墓地旁废弃的 PPE。

截至目前，由于还没有有效的治疗方法和疫苗，因此只能依靠非药物干预来控制埃博拉传播。世界卫生组织推荐的干预措施包括以下 4 种：防止医护工作者感染、进行卫生的葬礼、隔离感染者和追踪接触者并进行检疫隔离。埃博拉防控的进展情况证明，要遏制埃博拉的蔓延，仅靠减少医院和社区内的传播是不够的，必须同时限制传统的下葬行为，因为这是疾病扩散的一个重要原因。安全葬礼有效地控制了埃博拉传染源，切断了向健康人群的传播途径，但是对于无症状感染者可能会漏报，而这会降低防控措施的预测效果。对由世界卫生组织推荐的 4 种非医疗干预措施的分析结果发现，没有一种措施在单独使用的情况下可以在接下来几个月内控制疫情的蔓延，因此最好的方法就是将这 4 种措施结合起来，并保证实施范围。虽然世界卫生组织推荐的措施都行之有效，但在制定政策时也要考虑可行性、个人行为、对措施的严格遵守程度等因素对实施效果的影响。比如，进行卫生的下葬有助于防止埃博拉的传播，而另一方面，人们从城市搬往乡村增加了追踪接触者的难度，而某些地区救护车的缺乏也让隔离措施受到了限制。

参考文献

[1] Centers for Disease Control and Prevetnion. 2014. What You Need to Know about Ebola. http://www.cdc.gov/vhf/ebola/pdf/what-need-to-know-ebola.pdf.

[2] World Health Organization. 2014. Ebola surveillance in countries with no reported cases of Ebola virus diease. http://www.searo.who.int/entity/emerging_diseases/ebola/ebola_surveillance_countries_with_no_reported_cases_of_ebola_virus_disease.pdf.

[3] World Health Organization. 2014. Sierra Leone: a traditional healer and a funeral. http://www.who.int/csr/disease/ebola/ebola-6-months/sierra-leone/en/.

[4] Kupferschmidt K. Infectious diseases: A new phase in the Ebola war[J]. Science, 2014, 346(6213):1039-1040.

[5] Briand S, Bertherat E, Cox P, et al. The international Ebola emergency [J]. N Engl J Med, 2014, 371(13):1180-1183.

[6] Reaves EJ, Mabande LG, Thoroughman DA, et al. Control of Ebola Virus Disease— Firestone District, Liberia 2014[J]. Morbidity and Mortality Weekly Report, 2014, 63(42):959-965.

（蒋宝贵）

第七章　社会动员组和通讯组

一、创办背景

塞拉利昂的埃博拉疫情在该国北部出现后迅速蔓延至全国，并且不断恶化，使该国很快成为埃博拉疫情最为严重的国家之一。这种局面的出现不仅与当地医疗卫生资源严重不足有关，更凸显出该国社会动员能力的欠缺。联合国儿童基金会曾将社会动员定义为：人民群众广泛参与，依靠自己的力量，为实现特定的社会发展目标的大规模的持久的群众性运动。由此可见，社会动员的本质特征在于人人参与、自力更生和持续性。但是，塞拉利昂长期贫穷落后，对国际援助长期依赖，民众对埃博拉缺乏足够的认识，卫生部门执行效力有限。这些都使得塞拉利昂在埃博拉疫情暴发后根本不具备实现社会动员本质特征的条件，也必然难以形成有效的社会动员效果。塞拉利昂在通讯联系能力上的严重欠缺进一步制约了包括社会动员在内的埃博拉疫情防控措施的有效实施。而这种通讯联系能力的不足不单体现在广播、电视、电话等人与人之间的软体联系，也体现在交通工具、宣传手册等人与人之间的实物联系。因此，塞拉利昂政府必须集合更多力量，以更强有力的方式实施社会动员，并建立更为广阔和有效的通讯联系网络以推动各项埃博拉防控措施的实施。世界卫生组织、联合国儿童基金会及众多国际援助组织长期在塞拉利昂开展或推动健康教育、计划免疫、儿童营养监测与改善、艾滋病控制等卫生项目，而社会动员正是卫生项目工作的策略之一。这些国际力量既具有进行社会动员的经验，又具有提升塞拉利昂社会动员能力的需求。因此，面对埃博拉疫情的不断恶化，塞拉利昂成立了由总统直接领导、由国内多个部门和国际力量合作抗击埃博拉的 NERC 组织，其下设的社会动员组和通讯组使塞拉利昂可以在更强有力的层面开展社会动员和通讯工作来抗击埃博拉疫情。

二、组织管理

作为 NERC 的下属部门，NERC 的社会动员组和通讯组由塞拉利昂健康和卫生部（Ministry of Health and Sanitation，MoHS）与联合国儿童基金会（United Nations International Children's Emergency Fund，UNICEF）共同主导。由于社会动员和通讯工作的受众是国家的全体民众，涉及的领域广、层次多。因此，除了塞拉利昂健康和卫生部及联合国儿童基金会这两个主导力量外，众多的塞拉利昂政府部门和国际援助力量以不同形式、从不同角度参与了社会动员和通讯工作，使社会动员和通讯工作渗透到了日常生产和生活的各个方面，有效提升了抗击埃博拉的效果。

社会动员及各种建立通讯的工作实质上是为了达到特定的社会发展目标而进行的一系列活动，包含基本要素和运作方式。而这些要素和方式必须符合社会动员及通讯的客观规律和当地与当时的客观实际。在 NERC 组织的社会动员与通讯组投入工作后，塞拉利昂的社会动员及通讯能力得到了大幅提升，为全国抗击埃博拉工作的整体推进提供了重要支持，而这首先得益于国内外各种力量集成后形成了符合客观实际和塞拉利昂实际的组织管理模式。

一方面，NERC 框架下社会动员组和通讯组包含了社会动员及通讯静态结构中必需的基本要素，即启动者、参与者、投入和产出。国际力量凭借其资金、技术、理念上的优势和先进性，成为塞拉利昂社会动员和通讯活动实际意义的启动者。而参与者则涉及塞拉利昂的全社会。尽管根据职能不同可以将参与者区分为决策层、操作管理层和受益民众，但实际上在埃博拉疫情肆虐的情况下，全体社会成员都是社会动员的参与者。根据塞拉利昂社会的实际情况，参与者的不同层面兼顾了社会不同的群体，宗教领袖、部落首领、传统医疗术士、帮会首领、社团领袖和村民等均参与到埃博拉防控工作。各种新思想、新知识、新技术、可借鉴经验与操作模式和必要的硬件与活动资金在 NERC 框架下形成了投入要素。相应的产出要素则表现为各类参与者相关职能的知识、态度和行为得到改善，社会运行机制得以改善。由于社会动员基本结构要素客观齐备，NERC 社会动员及通讯组的工作得以有效开展。

另一方面，在 NERC 框架下社会动员组和通讯组形成了社会动员及通讯所必需的运作方式，包括：现状调查、目标确定、传播、社区组织、网络与联盟建设、倡议与游说、资源筹集与社会行动。社会动员组和通讯组通过对决策层、操作管理层和受益民众进行相应调查，分析存在的问题，根据抗击埃博拉总目标来确定社会动员的重点目标，然后进一步通过大众传播媒介告知更广泛群众参与。针对确定的目标，在社区将民众联合起来，形成社区组织，达到互相学习、互相激励、共同参与的效果。由于相对于城市区域的社会动员工作来说，广大农村区域是易被忽视的地方，社会动员工作借助通讯工作在传媒、交通等方面的发展将社会动员由城区向郊区推进。通过社会动员网络使各个社区组织和援助力量相互间建立联系，共同计划，共同行动，协同性地为基层提供技术支持及其他服务。同时，建立倡议与游说渠道，形成与决策层的传播交流。依靠国际组织援助筹集资金和各种资源用于社会动员和通讯建立与维护。最终通过动员大会、媒体报道、宣传号召、技术培训、参观考察、教育活动等社会行动实现社会动员的目标。由于采取了比较完备的运作方式，社会动员组和通讯组开展的社会动员工作对抗击埃博拉疫情发挥了积极作用。

三、主要工作与成效

联合国儿童基金会（UNICEF）是联合国社会动员和社区宣传的领导机构，与塞拉利昂卫生部的卫生教育部门共同领导塞拉利昂的社会动员和宣传工作，目的是建立全覆盖的社会动员队伍，提高民众对埃博拉感染危险因素的认识，改变人们的某些特定行为，以求减少埃博拉的感染传播。社会动员组由行政区级别、当地级别的社会动员组织组成，通过社会动员协调人员及其社会动员志愿者负责实施社会动员活动。通过建立社会动员组织，培训社会动员协调人员和志愿者，加大社会动员的力度，提高民众的安全意识，使正确的防止感染的行为得到执行，为埃博拉疫情趋于稳定做出积极贡献。

同时，为了有效推进埃博拉各项防控措施，控制疫情的传播，世界卫生组织主导下的NERC组织针对埃博拉的特殊情况制定了媒体宣传的原则与策略，制定了124页的媒体宣传指导手册（Effective Media Communication during Public Health）。NERC还针对自己的员工制定了简短的媒体宣传的标准操作流程来规范NERC组织的员工和合作伙伴，以帮助公共卫生官员和其他人在紧急情况下有效地通过媒体进行宣传和与民众的沟通，这些措施减轻了民众对埃博拉疫情的恐惧心理，增加了民众战胜埃博拉疫情的信心，有序地推进了埃博拉防控措施的高效施行。

社会动员组和宣传组开展的主要工作包括：

（1）通过广播、电视、报纸等新闻媒体进行广泛宣传，与公众保持顺畅的沟通，及时发布埃博拉疫情信息。

（2）制作各种防控埃博拉宣传制品，并通过各种渠道发放，做到资料到户、到人，动员全体人员积极地参加到抗击疫情的行动中去。

（3）充分利用公共场所的宣传栏、科普画廊、板报等宣传阵地，进行埃博拉防控宣传。

（4）开通117急救中心电话，建立网络互动平台，为公众提供及时的咨询服务。

（5）在社区、医院、学校等场所举办防病专题讲座及培训，使公众掌握预防埃博拉的基本知识，提升卫生意识。

（6）定制并发放基本的个人防护用品（如口罩、手套、消毒液等）及垃圾处理器具，协调相关部门为民众提供技术支持和行动指导，使公众能够一旦发现家庭成员有疑似病例，可以做到及时隔离、合理防护。

（7）号召公众主动监测自我健康情况，并督促他人执行，做到及时发现、及时报告、及时就医。

（8）注重加强心理健康疏导，正确引导，消除公众恐慌心理。

（9）走进社区，培训社会动员协调人员和社会动员志愿者，确保覆盖到全国范围。

（10）协助监测队、检疫队、安全埋葬队进行埃博拉疑似、确诊和死亡患者的检测、检疫和埋葬工作。

（11）组织埃博拉治愈者积极加入到社会动员活动中，加强对埃博拉病毒病知识的传播。

（12）制定针对儿童、残疾人、艾滋病患者、性工作者等特殊人群的社会动员行动计划。

在 2014 年 12 月 17 日启动的西区大会战（WAS 计划）中，社会动员工作占据了很重要的部分。WAS 计划的前两周都是高强度的社区动员和病例入户搜索工作，由数百名社会动员工作人员进入社区，宣传埃博拉病毒病危害、防控知识以及行动的重大意义，劝告人们改变原有的行为习惯。同时，还鼓励社区和宗教的领袖、政治家前往社区宣传埃博拉防控知识，鼓励人们前往医院进行埃博拉诊治。

在随处可见的警示标语和宣传图册以及大批次的知识培训后，民众的卫生意识及行为方式开始逐渐改善，很多家庭房子外面放置了含消毒剂的洗手装置，人们停止了拥抱及握手，改变了以往的葬礼习俗而实施安全卫生的葬礼。埃博拉电话专线 117，平均每天可接到超过 1000 个的求救电话，其中一半以上的电话都需要进一步的追踪。走入社区家庭的培训和宣传使得大部分民众开始理解和支持国家的埃博拉防控政策，这些行为的改变在遏制疫情扩散方面起到了非常重要的作用。

（一）社会动员和宣传人员的选择和培训

1. 选择、征募和替换

咨询宗教领袖、部落首领、社团领袖、行政领导的意见，选择合适的人员作为社会动员和宣传人员。选择标准包括活动能力、工作激情、可信度等，也包括年龄、性别和受教育水平等，尽量招募一些女性以保证活动中的性别平衡。在个人意愿的基础上，优先招募埃博拉治愈者和埃博拉隐性感染未发病者。

2. 培训和准备

所有社会动员和宣传人员必须遵循标准工作流程，必须保证已获得足够的知识，有良好的态度和技能应对各种突发事件；必须经过一系列培训，包括埃博拉感染传播方式、个人防护、儿童保护、密切接触者监测等。所有社会动员和宣传人员必须具备及时获取各种信息的技能，可以通过培训、宣传、会议，了解各种埃博拉防控的关键信息。

（二）社会动员的工作流程

1. 注册

（1）在进行社会动员之前，社会动员工作人员必须在地区卫生管理机构 / 当地社会动员机构进行注册，名单上报地区埃博拉反应中心。

（2）要开展新的活动，或者在新的地点开展活动，社会动员工作人员必须咨询当地的地区卫生管理机构和地区埃博拉反应中心，以寻找合适的地点进行社会动员活动，尽量避免同地区重复的行为。

（3）社会动员工作人员在行动之前，必须咨询当地行政领导、区域主席、宗教领袖等的意见。所有行动的执行必须遵循当地的法律。

2. 组织

（1）社会动员工作人员必须按时参加组里每周工作组组会。

（2）社会动员工作人员必须上交一份完整的社会动员地图给地区卫生管理机构 / 地区社会动员工作组，包括所有参与人员的姓名、联系电话和居住地址等，如有任何改动必须马上上报地区卫生管理机构 / 地区社会动员工作组。

（3）鼓励社会动员工作人员积极参与制订社会动员行动的周 / 日计划。

3. 监测和上报

（1）社会动员工作人员必须在每周的截止日期之前，上报一份完整的社会动员工作周报给地区卫生管理机构 / 地区社会动员工作组。

（2）地区卫生管理机构需要社会动员活动的整体规划，以定期进行监测和指导。

（三）媒体宣传工作流程

1. 媒体宣传的原则

媒体宣传作为 NERC 组织的重要组成部分，充分利用媒体的机会获得正确的信息，所做一切必须确保正确的宣传，把新闻、视角和反应传达给公众，通过媒体以官方的、准确的、及时的和易于被接受的方式。为此，NERC 组织制定了 SOP，指导 NERC 工作人员在线活动和在塞拉利昂的其他的媒体沟通方式处于正确的范畴之内。在社会媒体，包括社交网站，博客和其他在线平台，保持与家人、朋友和自己的机构的沟通和联系。如果在线，NERC 组织人员应警惕其从事的范围：不违反保护个人和其他重要信息，保持信息的安全，并小心注意在线分享。

2. 媒体宣传一般准则

（1）NERC 员工和合作伙伴必须做到

①坚持高标准的处置行为方式，不管是在线媒体或者其他的媒体，要符合合理预期。

②保护个人信息的安全，保持运营安全，小心在线共享的信息。

③在媒体面前发布埃博拉应对活动和数据要寻求 NERC 媒体和通信部门的授权，并且给出联系方式。

④不在互联网上张贴可能会玷污 NERC 或政府形象的海报或者图像。

⑤不要对媒体说未经 NERC 授权的话。

⑥保护所有的密码，如有必要，不共享计算机。

⑦对于个人社交媒体上放置的文件要小心处理。

⑧不要未经授权试图非法进入 NERC 组织电脑和邮件。

⑨不要未经授权访问、修改、损坏、删除或传播其他用户的文件、电子邮件和通信数据。

（2）媒体宣传工作要做到

①只回答关于自己工作的问题。

②谈话要带着尊重，同情他人。

③不能忘记自己代表的机构和国家。

④记住采访记者的姓名和单位。

⑤尽快反馈信息给 NERC，报告采访人员单位和采访内容。

⑥如果不知道如何回复，参阅在线管理和 NERC 文件。

⑦采访尽量礼貌、简短、精确、坚持事实。

⑧所有 NERC 人员应知道 NERC 组织基本知识和 / 或组织的谈话要点。

⑨ NERC 的讲话要点可从 NERC 媒体和通信部门获得。

（3）媒体宣传工作尽量不做

①不必要的交谈。

②回答您无权回答的问题，而是指向这些问题的链接或 NERC 媒体工作室。

③提供有关 NERC 的关键问题的个人意见。

④谈论的东西，个人不知道，或者不是个人负责的。

⑤披露非常关键信息的计划或程序。

⑥讨论其他的组织机构或人员。

⑦出现偏袒一方。

⑧如果有疑问，请咨询 NERC 媒体宣传部门。

3. 其他

（1）授权从事媒体宣传工作机构或人员：在部门层面处理媒体宣传问题是管理层的责任，只有部门负责人或指定的主管媒体官员被允许与媒体打交道。然而，这种涉媒体工作应多限于有关他 / 她的部门或机构的问题。有关 NERC 的复杂或微妙的问题应该交由 NERC 新闻宣传部或通讯板块负责人。

（2）限制文件出版的类别：所有的文件，关键的安全和关键信息未经官方授权不得向媒体披露，这些限制的文档可能是以视频剪辑、照片、磁带、电子或硬拷贝的形式。

（3）制定处罚措施：建立一个防护网，确保服务于 NERC 的敏感信息或者个人信息的安全，该安全对于 NERC 运行的有效和国家在战胜埃博拉疫情的效果是至关重要的。

（4）回顾与更正：随着时间的流逝和新的信息的不断更新，这些 NERC 媒体政策方针，会因此受到审查，通常每 3 个月进行到回顾和重新修订。

（5）自觉维护媒体宣传信息的准确和安全：媒体宣传的互动使得人们频繁使用社交网络和互联网，每个人在潜意识上都必须记住信息安全是每个人的责任。每个成员都是互联网信息环境中的眼睛和耳朵。如果发现某些信息刚好是属于被保护的类别之一，必须与相应的上级机关或 NERC 的新闻宣传部联系，立刻采取相应措施。

（四）社区宣传在埃博拉防控中的作用

1. 社区宣传策略

广泛的社区宣传是埃博拉防控战役中的重要一环，但是铺天盖地的宣传会使民众感到困惑、无所适从，需要清晰、简单的信息来帮助民众改变容易传播埃博拉的行为。为了帮助理解这些关键的信息，NERC 组织了一个全国性的宣传行动，称为“每周一个抗埃大创意（Ebola Big Idea of the Week）”，这个全国性行动与各种形式的媒体合作，包括广播、电视、报纸、SMS 短消息以及社会媒体，根据埃博拉防控战役的不同阶段，每周聚焦一个关键的问题，如安全葬礼、拯救生命、及早治疗、帮助治愈者重返家庭等。社会动员工作人员的一个重要工作就是将这些关键的信息通过培训、社区走访的形式，传播至普通民众中。

在 2015 年 3 月 22 日，塞拉利昂总统 Koroma 发起的埃博拉“零病例（Zero Ebola）”运动中，塞拉利昂卫生部统一部署，开展社区健康教育，并逐户进行病例搜索，查找隔离并治疗埃博拉病毒病患者，并有针对性的挨家挨户进行调查和追踪接触情况，此项工作在埃博拉的后期防控中起到了至关重要的作用。

“热点终结者”是社会动员和宣传工作中的重要部分。作为应急工作的一部分，在社区被确定为疫情热点后，“热点终结者”迅速前往这些社区。“热点终结者”自己就是这些社区的成员。经过培训后，他们可以加强社会动员工作，增进社区的参与度，阻止埃博拉病毒的蔓延。“热点终结者”开展一对一的宣传活动，挨家挨户走访，提高公众认识。

为确保覆盖热点社区，社会动员者发动社区的青少年、妇女和志愿者组织，每周接触大约 9000 户居民。他们积极参与社区监测。社区居民拨打 117 埃博拉热线电话，向社区动员者报告亲属的病情，以确定是否需要送医院就诊。

“热点终结者”倡议是联合国儿童基金会应对塞拉利昂埃博拉疫情暴发的关键措施。作为社会动员组的联合主席，联合国儿童基金会与塞拉利昂医疗卫生部的健康教育部门紧密合作，联合国儿童基金会提供的协助包括规划并让传统和宗教领袖、有影响力的社区人物、妇女和青少年组织参与其中；与 97% 的广播电台合作开展埃博拉疫情教育；使用短信进行实时监测；围绕社区护理中心，领导社区的参与进程和社会动员活动。

2014 年 10 月开展的一项有关知识、态度和行为的调查显示，社会动员和宣传工作是行之有效的，对比 8 月份的第一次调查结果，民众对埃博拉的认识、态度和改变行为的意愿都有了明显的积极变化。

2. 社区宣传在不同防控时期的特征

针对埃博拉防控战役不同时期的特点，塞拉利昂卫生部和 NERC 组织有不同的宣传侧重点，通过媒体、海报等形式进行频繁的宣传，使塞拉利昂民众从早期的懵懂到中期的配合再到后期的支持，在塞拉利昂的疫情防控中起了很重要的作用。

（1）防控早期：在埃博拉疫情暴发初期，民众对埃博拉的认知普遍处于空白状态。因此，早期的宣传重点主要在于介绍埃博拉的症状以及埃博拉的传播途径等，使民众对埃博拉有“Ebola is real”的体会，此时的宣传海报主要集中在介绍症状等（图 7-1、7-2）。

（2）防控中期：在民众已接受了埃博拉的存在后，宣传的重点开始转向隔离治疗、安全埋葬、个人防护等方面。通过宣传，人们知道要避免与患者直接或间接接触、用含氯消毒剂洗手、治疗时应多采取补液的方式，以及患者死亡后应尽快进行安全埋葬等。此时的宣传海报主要集中这些方面（图 7-3 至图 7-6）。

（3）防控后期：埃博拉防控后期，除了继续宣传埃博拉的隔离治疗、个人防护和安全埋葬等方面外，宣传中心开始转入患者的密切接触者追踪，以及埃博拉治愈者回归社会等方面，此时的宣传海报主要集中这些方面（图 7-7，图 7-8）。

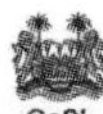

EBOLA KEY MESSAGES unicef

What is Ebola ?

Ebola is a killer disease caused by a virus. It spreads quickly from person to person, kills in a short time, BUT can be prevented.

Signs & Symptoms

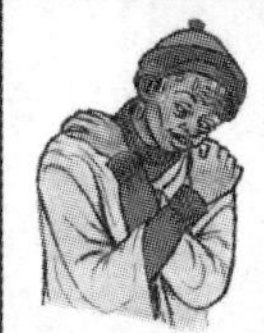

FEVER

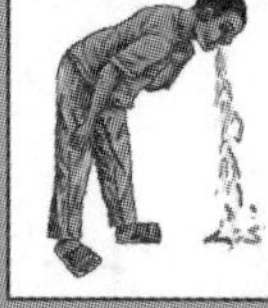

VOMITING
Sometimes bloody

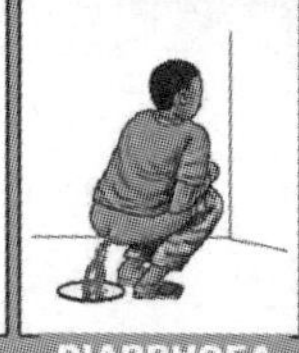

DIARRHOEA
Sometimes bloody

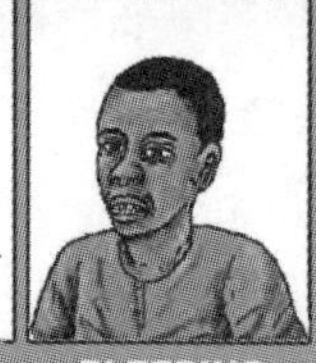

BLEEDING

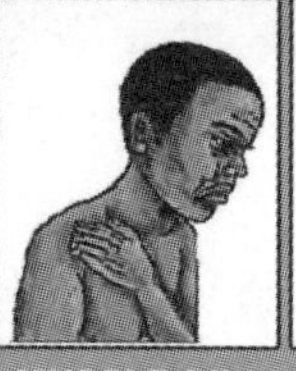

MUSCLE OR JOINT PAIN

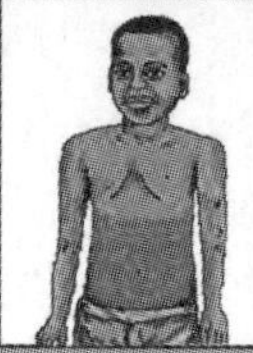

SKIN RASH

How is Ebola spread ?

It is spread through:

Direct contact with wounds, body fluids like blood, saliva, vomitus, stool, urine of an infected person or splashing of such fluids from an infected person to another person and un-sterilized injections.

Using skin piercing instruments that have been used by an infected person.

Direct physical handling of persons who have died of Ebola.

Eating bush meats, especially monkeys, chimpanzees, bats, or dead animals.

Eating fruits that bats or wild animals have partly eaten (bat mot).

How to prevent Ebola

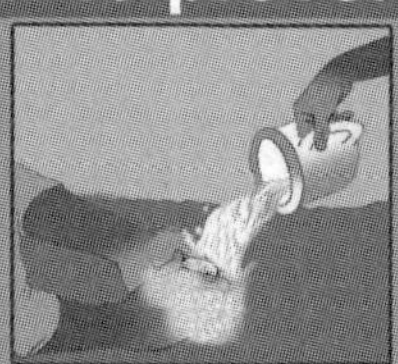

Wash hands with soap after touching a sick person.

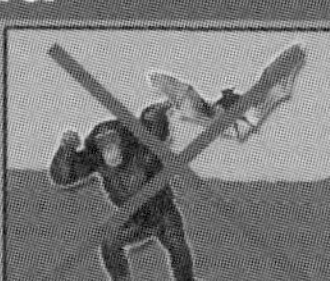

Avoid eating bush meats especially Monkeys, Chimpanzees and Bats.

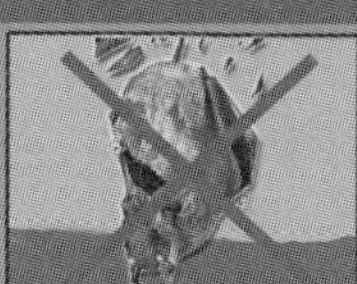

Avoid eating fruits that bats or wild animals have partly eaten (Bat Mot).

Treatment for Ebola

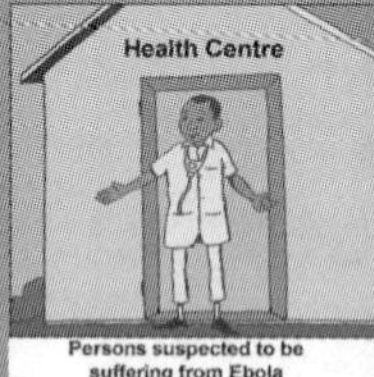

Persons suspected to be suffering from Ebola should be referred to the nearest health facility immediately.

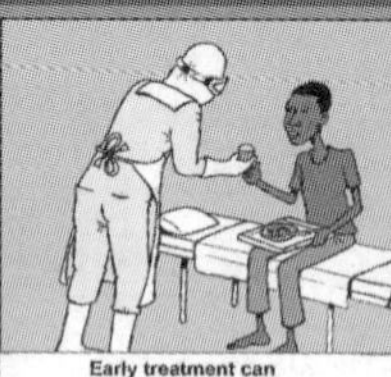

Early treatment can increase one's chances of survival. Hospital care is free and includes food, drink, and medications.

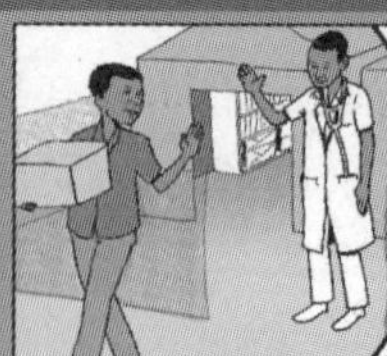

With good care, some patients will survive Ebola and re-enter their communities. Make them welcome and do not stigmatize them.

For More Information Call FREE 117

图 7–1　宣传埃博拉的症状、传播途径、阻断传播方式和处置方式的海报

Are You Going to the Airport?

Do NOT Travel if You Feel Sick

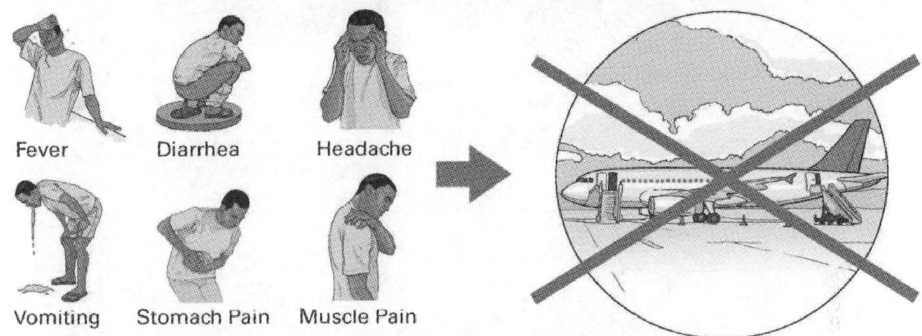

Travelers and Airport Employees ONLY

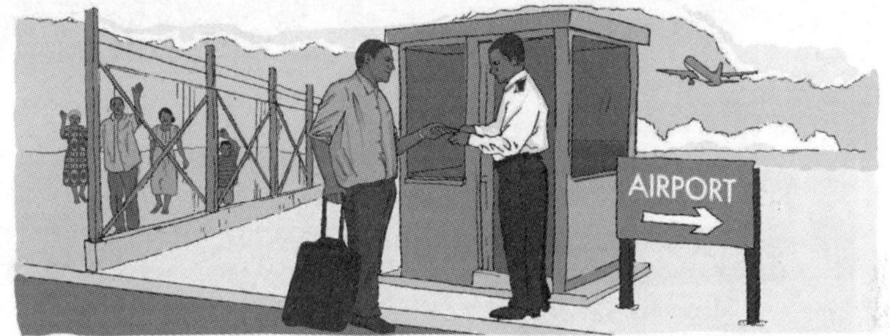

Only travelers with tickets and airport employees will be allowed at the airport.

Everyone Will Wash Hands and be Screened

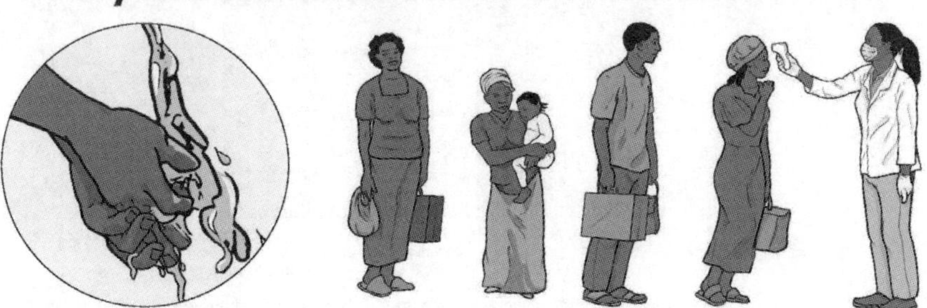

Please wash your hands.

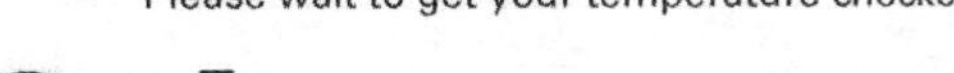

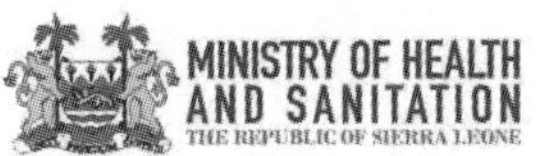

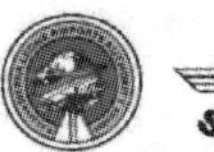

Developed in collaboration with the U.S.
Centers for Disease Control and Prevention.
November 21, 2014 253041-A

图 7–2　宣传埃博拉暴发流行期间去机场进行长途旅行的注意事项的海报

Get Early Treatment for Ebola

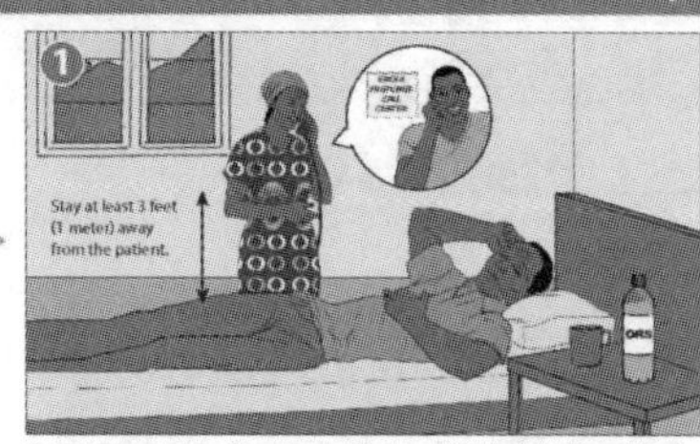

If a loved one is sick with suspected Ebola, call 117 for help. Do not touch them, their blood, or their body fluids (vomit, feces, urine, sweat). Tell them to drink plenty of Oral Rehydration Solution (ORS) or water. Patients who drink lots of ORS early have a much better chance of surviving. Do not touch the cup the patient drinks from. Refill it without touching. Wash your hands often while you wait for help.

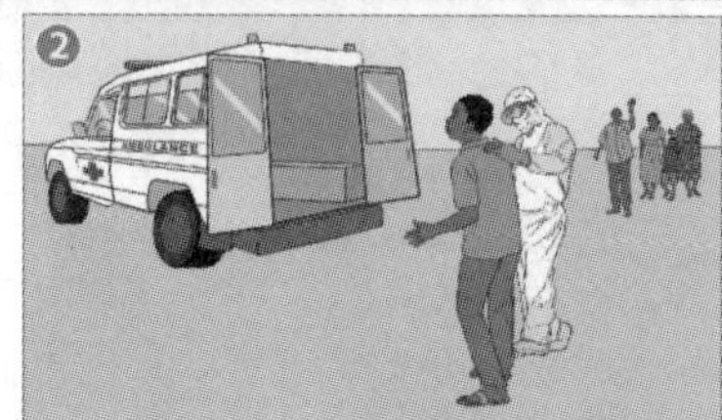

If you have a sick loved one, an ambulance is the safest way to get them to a treatment facility. Do not use taxis or other public vehicles. If your loved one is taken to a treatment facility early, they have a much better chance of surviving Ebola. This helps to protect your family too.

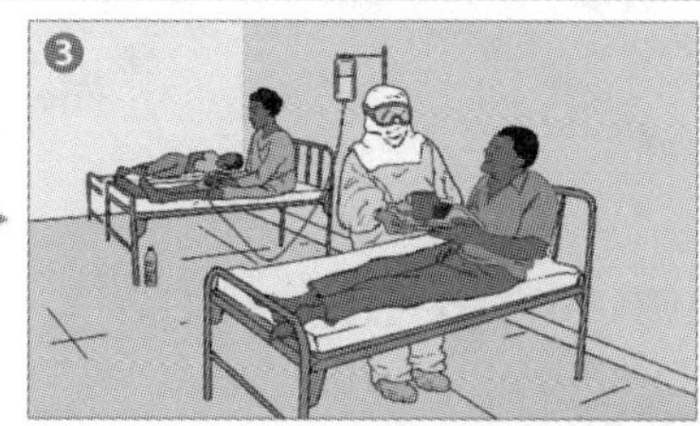

Your loved one will get the best early medical care at the treatment facility. They will get plenty of ORS and medicine for fever and other symptoms. At a treatment center, healthcare staff in protective clothing can safely care for patients, much better than at home.

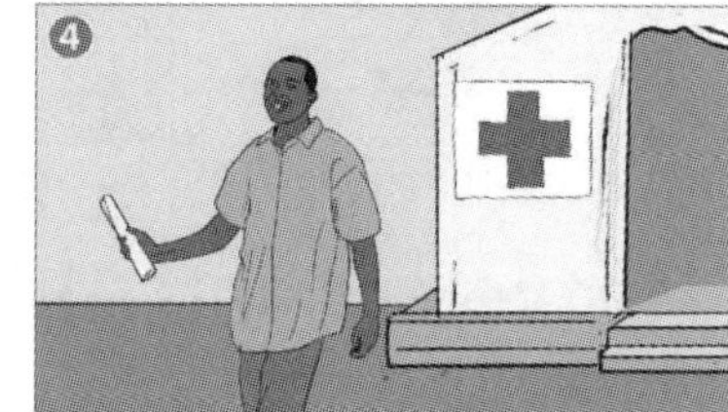

Your loved one has a much better chance of surviving Ebola if they get early medical care, soon after symptoms appear.

U.S. Centers for Disease Control and Prevention

图 7–3　宣传如何进行早期治疗的海报

ORS (Oral Rehydration Solution) for Symptoms of Ebola

Give ORS IMMEDIATELY if you see any of these symptoms of Ebola:

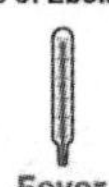

Fever

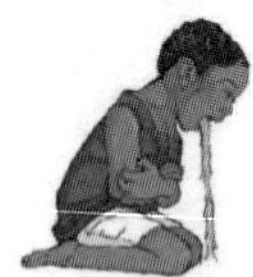

Vomiting

Diarrhea

How to Safely Give ORS

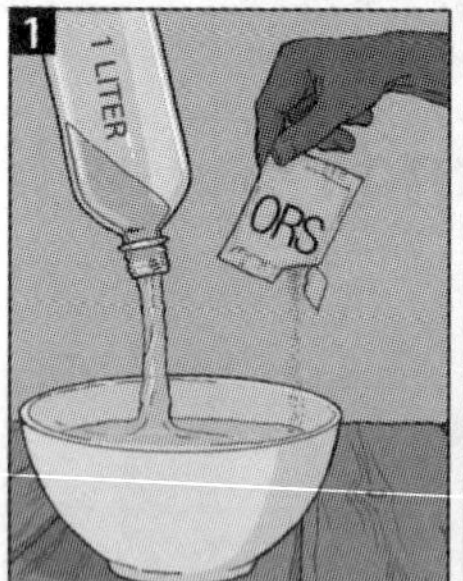

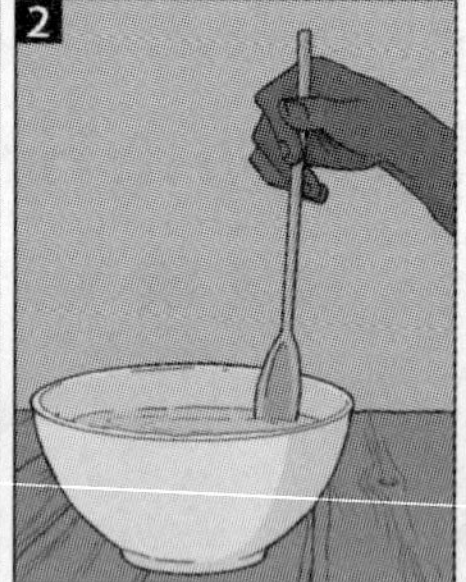

3

Mix 1 ORS packet in 3 pints (1 liter) of safe drinking water.

Pour mixture into a cup (or bottle). Take care to avoid touching the patient cup, bottle, or other belongings.
Do NOT share the ORS, cup, or bottle with others.

- **Encourage children and adults to drink ORS frequently if they have diarrhea or vomiting.**
- **Store unused ORS in a covered container.**
- **Throw away unused ORS each day.**
- **Stop ORS when diarrhea and vomiting stops.**

CALL 117 FOR HELP

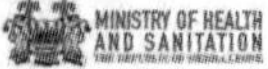

U.S. Centers for Disease Control and Prevention

CS252895

图 7–4　宣传如何在症状早期合理补液的海报

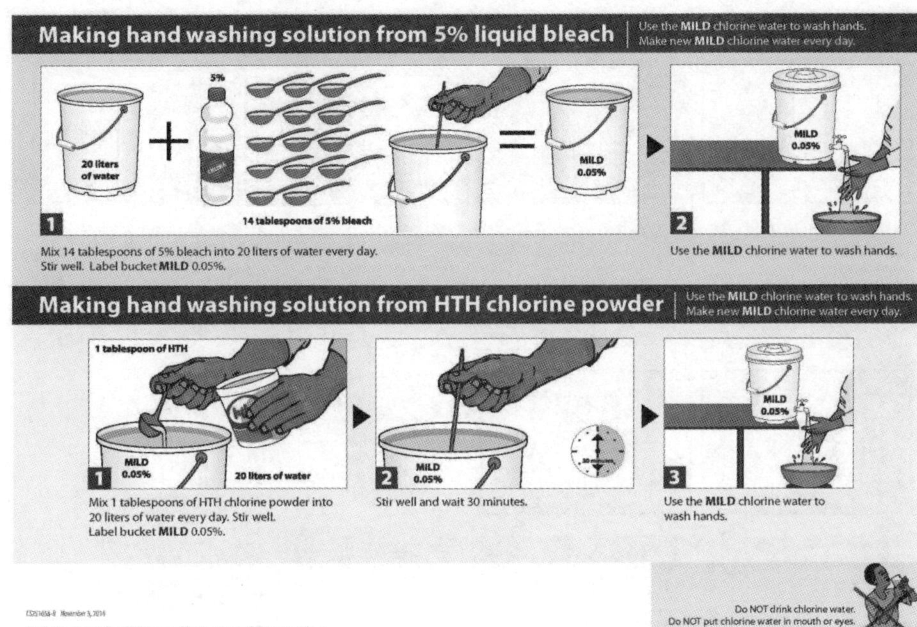

图 7–5　宣传如何正确使用含氯消毒剂洗手的海报

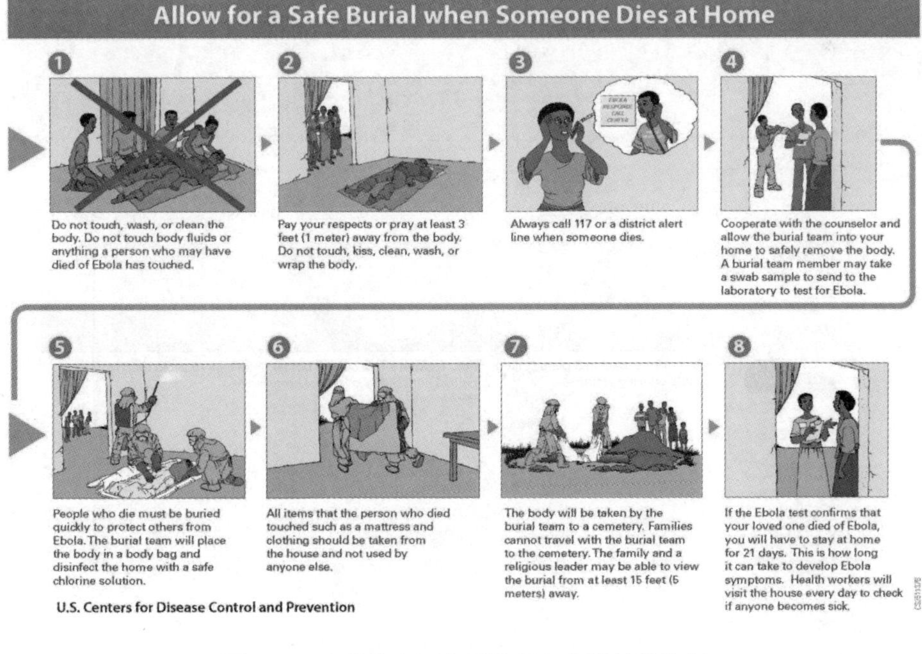

图 7–6　宣传患者死亡后进行安全葬礼的海报

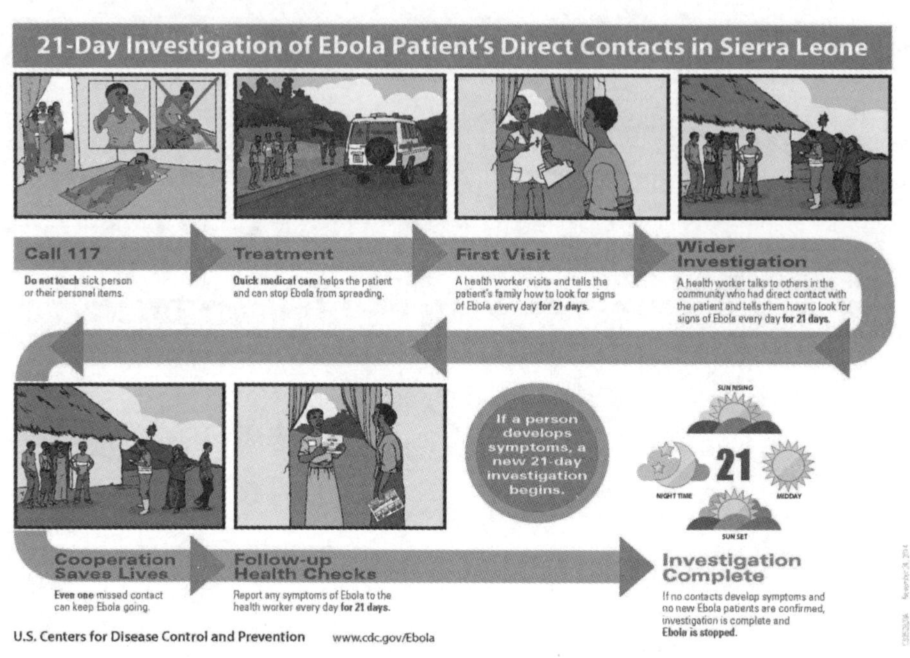

图 7–7 宣传进行 21 天密切接触者追踪监测的重要性的海报

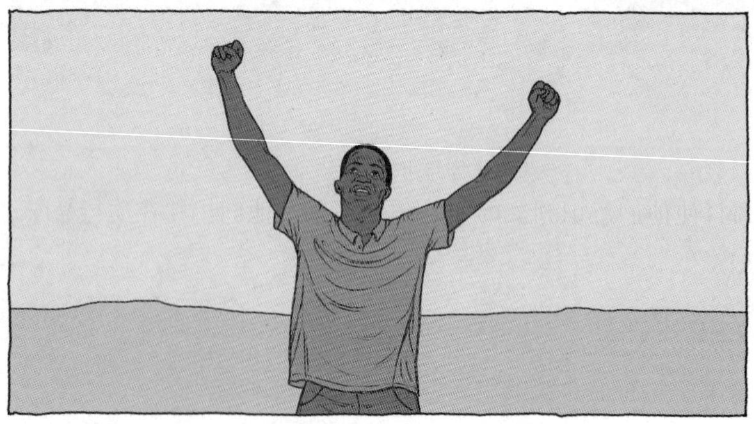

图 7–8 宣传埃博拉治愈者工作的海报首页

（五）社会动员工作对监测、检疫、安全葬礼等工作的支持和协助

社会动员工作人员受过良好的培训，而且工作贴近社区普通民众，因此，在社区和卫生工作者之间起到了非常重要的协调作用。对于第一线的服务人员，如救护车团队、监测人员、密切接触者追踪人员、安全埋葬队等，有很重要的支持作用。虽然社区动员工作者不直接参与这些行动，但是在他们和社区民众之间搭建了良好的沟通桥梁，使他们工作的开展更为顺利。如果某些警报直接来自社区，社区动员工作者应将其立即上报地区埃博拉反应中心，同时尽力与第一线的医疗团队合作，展开医疗服务。在整个协助工作期间，社会动员工作人员主要有以下几大职能：

1. 安抚亲属情绪，搭建沟通桥梁

在救护、检疫、监测、安全葬礼等专业团队人员抵达之前，社会动员工作人员要负责安抚患者家庭保持镇定，倾听亲属的诉求，保持患者亲属与患者的安全距离，做好个人的防护，向亲属解释救护、检疫、监测、安全葬礼等的工作流程。同时，在等待专业人员到达期间，向家庭成员普及埃博拉的症状特征以及如何进行有效的防范，向亲属解释 21 天密切接触者追踪监测、家庭检疫和举行安全葬礼的重要性。

2. 在救护、检疫、监测、安全葬礼期间，确保信息交流顺畅

在救护、检疫、监测、安全葬礼的过程中，社会动员工作人员要继续给予家庭情感上的支持，确保信息交流顺畅，但是不能做救护、监测、检疫、葬礼团队的工作，只有上述团队人员可以穿着 PPE 并且提供医疗救护，如果在救护、监测、检疫、葬礼过程中有意外事件发生，社会动员工作人员应马上上报地区埃博拉反应中心，以尽快做出积极反应。患者在留观中心或治疗中心期间，社会动员工作人员要确保其亲属能得到最新的治疗信息，但是不能直接对实验室检测结果和医疗机构治疗结果负责，如果患者在留观或治疗中心死亡，社会动员工作人员必须将结果上报工作组，并且联系当地宗教人士，以确保后续工作的顺利进行。

3. 保障后续工作的顺利进行

如果患者在留观中心被确诊为埃博拉阴性，社会动员工作人员要帮助他们重返社区，并且使他们意识到，即便是阴性结果，他们仍然在流行病学调查追踪者名单上，仍然会有追踪人员定时进行调查。如果埃博拉患者在治疗中心被治愈，社会动员工作人员将帮助他们重返社区，并且将他们尽可能培训为社会动员工作人员。埃博拉死亡患者举行安全葬礼后，社会动员工作人员要帮助亲属，联系宗教人士举行仪式；如果亲属没能参加葬礼，要对墓穴位置做好标记，并尽快通知亲属。

社会动员工作组协助病例管理组、监测组、检疫组、安全葬礼团队的具体工作流程（图 7-9 至图 7-11）。

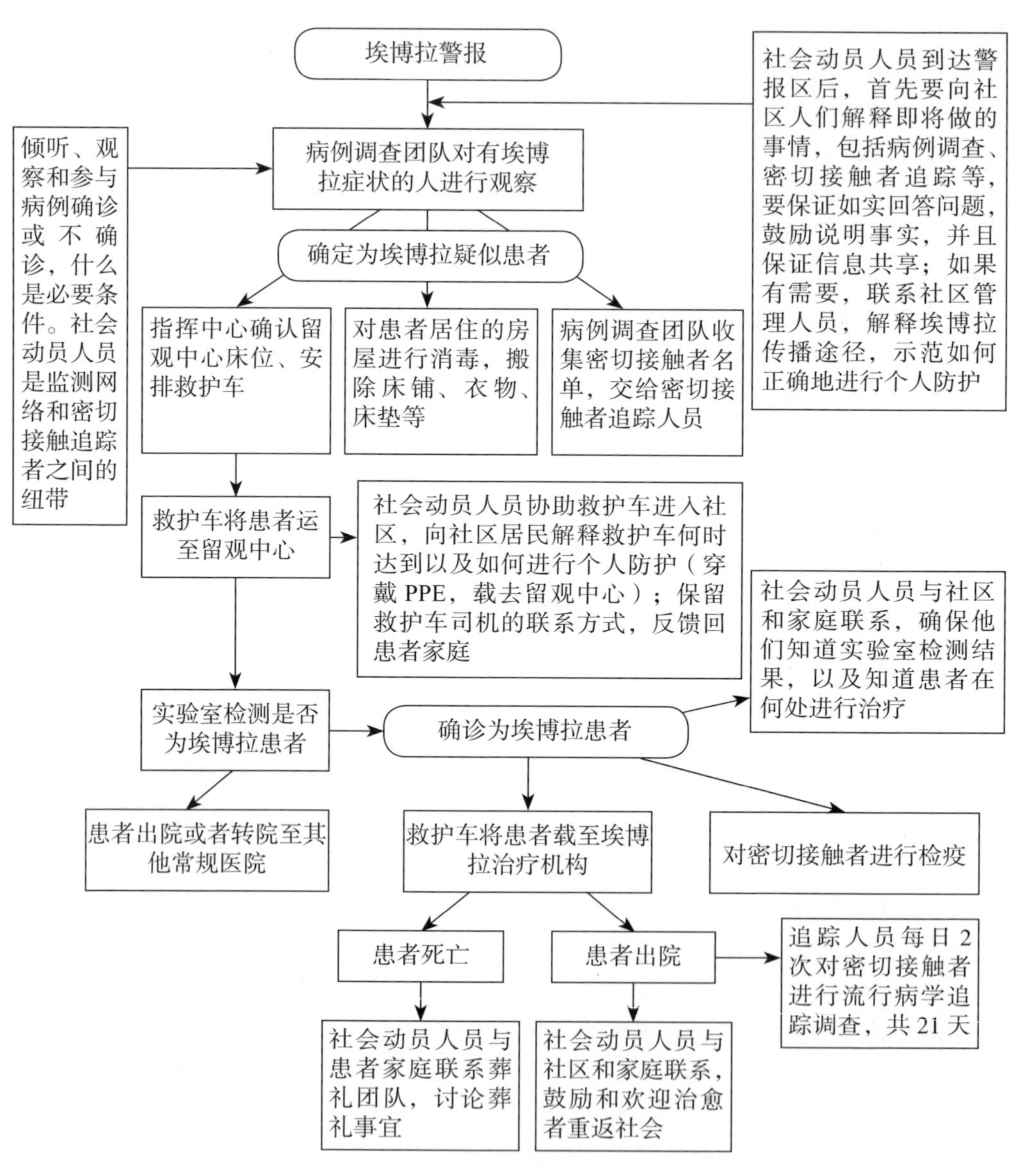

图 7–9　社会动员工作组协助病例管理团队和监测团队的工作流程

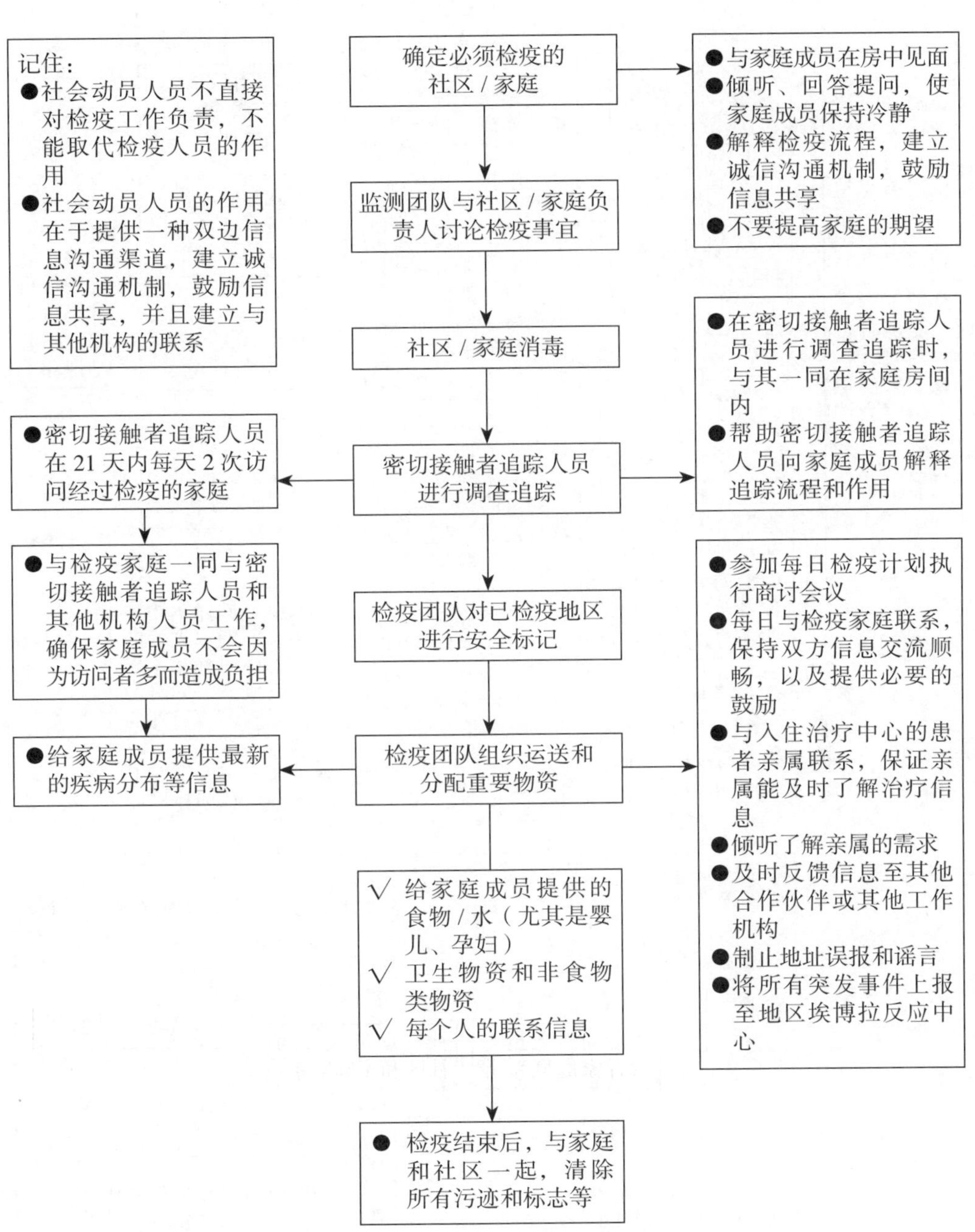

图 7–10　社会动员工作组协助检疫团队的工作流程

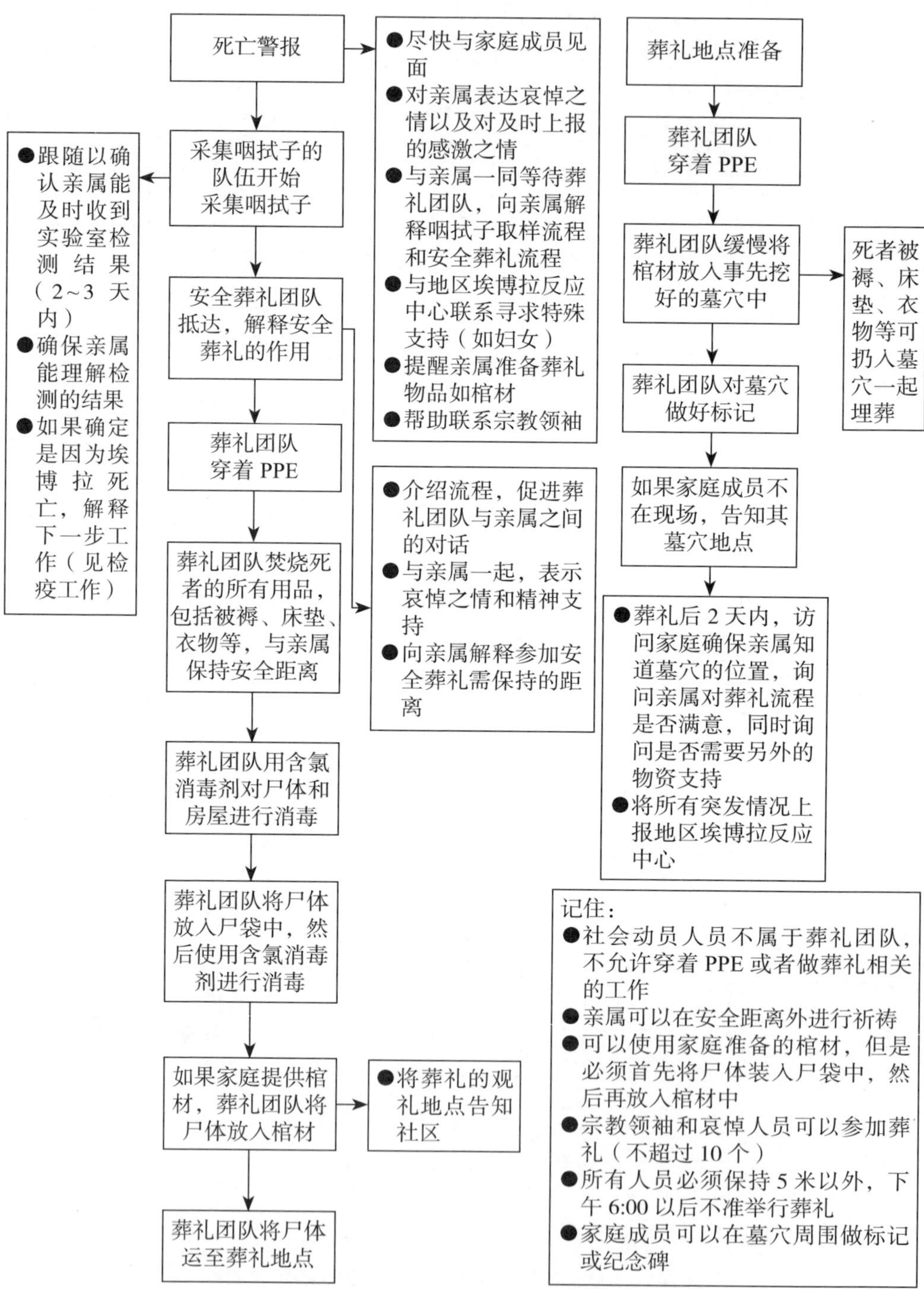

图 7–11 社会动员工作组协助安全葬礼团队的工作流程

本章相关附件清单见附录 3。

参考文献

[1] World Health Organization.Key Messages for Social Mobilization and Community Engagement in Intense Transmission Areas. WHO/EVD/Guidance/socMob/14.1.

[2] World Health Organization.Effective Media Communication during Public Health Emergencies. WHO/CDS/2005.31

[3] World Health Organization. Social mobilization in public health emergencies: Preparedness, readiness and response. WHO/HSE/GAR/BDP/2010.1.

[4] World Health Organization. Communication for Behavioural Impact (COMBI). WHO/HSE/GCR/2012.13.

[5] World Health Organization. COMBI Communication for behavioural impact toolkit: field workbook for COMBI planning steps in outbreak response. WHO/HSE/GCR/2012.14.

[6] World Health Organization. Involving everyone: Social mobilization is key in an Ebola outbreak response. Available: http://www.who.int/features/2014/social-mobilisation/en/.

[7] World Health Organization. Social Mobilization: Advice for Individuals and Families. WHO/EVD/Guidance/AdviceFam/14.1.

[8] World Health Organization. Ebola Outbreak Taking Action From Response To Recovery.

[9] Sierra Leone Standard Operating Procedures (SOPs) for Ebola SocialMobilisation and Community Engagement. Available at http://www.nerc.sl.

[10] NERC Media & Communications SOP. Available at http://www.nerc.sl.

（李春晓　赵光宇　蒋宝贵　庄道明）

第八章　儿童保护和社会心理组

儿童保护和社会心理组（Psychosocial Support, Gender, Children）专门负责组织、协调和实施塞拉利昂在埃博拉疫情期间的社会心理支持和妇女、儿童等弱势群体救助。

一、创办背景

埃博拉疫情的发展使受害者已不只局限于感染者和死者本身，埃博拉带来的压力和创伤给包括儿童在内的家庭成员和幸存者造成了严重的心理影响。人们遭受的社会心理困境在潜移默化中给疫情控制和恢复重建增加了难度。由于大量家庭失去了主要劳动力，妇女和儿童的生活受到严重影响。大量儿童成为孤儿或处于无人看护状态。而且由于埃博拉疫情迫使学校关闭、计划免疫暂停，儿童的前途和发展也受到了威胁。因此，社会心理支持和妇女、儿童等弱势群体救助成为埃博拉疫情中亟待开展的重要内容。

二、组织管理

作为NERC的下属部门，NERC的儿童保护和社会心理组由塞拉利昂社会福利、性别与儿童事务部（Ministry of Social Welfare Gender and Children’s Affairs, MSWGCA）和联合国儿童基金会(United Nations International Children's Emergency Fund，UNICEF)共同主导。塞拉利昂MSWGCA是该国专门负责本国社会福利和妇女、儿童权益的政府部门。作为长期受到世界各国和国际组织援助的国家，塞拉利昂MSWGCA在日常工作中拥有众多国际合作伙伴（见附录4）。联合国儿童基金会是联合国一个专门机构，对发展中国家的母亲和孩子进行长期的人道主义和发展援助，是促进建立一个实现儿童权利世界的主要推动力。因此，在MSWGCA和UNICEF这两方力量的主导下，塞拉利昂国内和国际上在社会心理支持、性别与儿童事务方面的不同力量得以有效协调。目前，塞拉利昂健康和卫生部（Ministry of Health and Sanitation, MoHS）、塞拉利昂教育和科学技术部（Ministry of Education, Science and Technology, MEST）、救助儿童会（Save the Children）、国际计划（Plan International）、联合国妇女署（UN

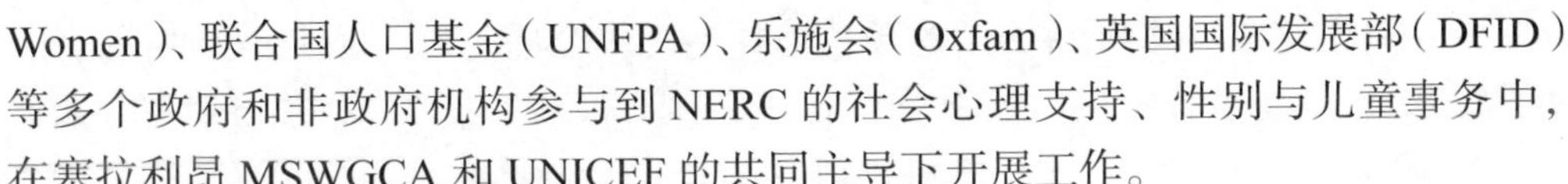

Women)、联合国人口基金(UNFPA)、乐施会(Oxfam)、英国国际发展部(DFID)等多个政府和非政府机构参与到NERC的社会心理支持、性别与儿童事务中，在塞拉利昂MSWGCA和UNICEF的共同主导下开展工作。

三、主要工作与成效

NERC的儿童保护和社会心理组根据疫情发展变化和应对的需要，在调查评估、设施建造、学生教育、寻亲团聚、心理辅导等方面开展了大量工作。

(一)调查评估工作

调查评估工作是随时准确掌握需求变化、及时有效调整策略重心、科学合理分配力量的重要基础。在NERC儿童保护和社会心理组的协调下，由不同机构牵头开展了多方面的调查与评估工作。

1.识别登记工作

对受埃博拉影响的人群进行识别和登记，是进行后续数据统计和施以援助的重要基础。在塞拉利昂埃博拉疫情期间，对受到埃博拉影响的儿童进行识别和登记是最为重要的一项工作，也是在多方合作下发展日渐成熟的一项系统工作。这项工作主要由UNICEF和MSWGCA、Save the Children、GOAL合作开展，并通过分布在塞拉利昂各个区开展寻亲团聚工作的部门共同参与完成。在埃博拉疫情早期，该项工作并不能及时获得各个区受埃博拉影响儿童的信息。比如，UNICEF曾计划在8月25~27日开展除Koinadugu区以外覆盖全区的登记工作，但截至8月31日只获得了14个区中6个区的数据。随着工作的深入开展，社区援助力量得到加强，对社区工作的指导能力也得到了提高。特别是NERC组织成立后对分散援助力量之间、国家层面与社区层面之间、社区与社区之间的协调能力得到加强，使得登记工作逐渐覆盖全国各区，并成为常态化工作。

对受到埃博拉影响儿童进行识别和登记，能够及时和有效掌握随着疫情的发展受埃博拉影响的儿童数量、感染埃博拉的儿童数量、与亲人团聚或被领养人数、接受社会心理支持的人数等信息，这些信息的获取与及时更新为开展和跟进埃博拉影响儿童寻亲团聚儿童保护计划、对受埃博拉影响的儿童进行救助提供了重要依据。

2.儿童危害评估

在UNICEF与Save the Children的合作支持下，MSWGCA在埃博拉疫情暴发后开展了一项快速评估工作，来了解埃博拉流行对儿童的社会保护、教育、健康等权益的影响。Kenema和Kailahun是塞拉利昂埃博拉暴发后疫情最为严重的两个区，因此该项评估工作首先在这两个区展开。Kailahun区的评估工作在2014年

7月中旬率先完成。到8月中旬，这项快速评估工作全部完成。通过这项评估工作，埃博拉暴发对儿童权益的危害被暴露出来。调查发现，至少87名儿童被家人遗弃或与家人分离；恐惧、不信任、羞耻感和歧视已经导致社区的凝聚力和埃博拉应对机制受到影响；埃博拉暴发给经济、健康和教育都带来严重影响。这项评估工作使埃博拉疫情中的儿童保护进一步得到重视，并且使相应的反应计划得以制订和跟进，包括：社区宣教、遗弃儿童临时看护、为受到埃博拉影响的儿童实现家庭重聚的社区机制、社会心理护理和支持、基本需求和生计的支持。

3. 教育广播调查

为了明确塞拉利昂开设的紧急广播教育项目（Emergency Radio Education Programme, EREP）的收听效果，塞拉利昂MEST在UNICEF的指导下开展教育广播调查，了解家庭的收听率。起初有52人接受了师资培训来监测家庭收听EREP的情况，之后计划培训人数增加到80人，监测人员来自全国394个辖区，追踪家庭的收听情况。通过这项调查，EREP收听情况及收听中出现的问题得以明确，使得该项教育广播项目实施的力度不断得到加强，更多孩子能够通过收听教育广播进行学习，在很大程度上弥补了埃博拉暴发流行期间学校关闭对儿童教育的冲击。根据NERC组织的统计，教育节目的收听率在节目播出初期为47%，到疫情后期收听率达到51%。

4. 性别因素调查

UN Women、MSWGCA、Oxfam和塞拉利昂统计部门进行了一项全国范围的埃博拉性别需求评估工作。评估结果显示，女性埃博拉感染率较高（56%），这与长期的男女不平等的性别标准和行为有关。这一调查反映出女性是埃博拉疫情中的高危人群和脆弱群体，也强调了女性在埃博拉疫情中的需求。在这一调查的促进作用下，埃博拉反应中的女性需求得到重视：防疫工作须顾及女性易受影响的特质；让女性易于取得如何预防和应对感染的信息；移除一切——包括财务上和文化上的——就医障碍；让女性参与从基层到中央各级危机应对策略的拟定。加强社区教育，有助于让女性更安心地寻求有关当局协助。

5. 心理因素调查

心理因素是埃博拉防控工作中不能被忽视的关键因素，心理状况和心理需求又会随着疫情的发展而发生变化。因此，开展合理的社会心理支持工作有赖于数据指导和科学分析。为此，由UNICEF、FOCUS 1000和天主教救济会（Catholic Relief Services，CRS）共同在塞拉利昂开展了有关埃博拉的知识、态度和实践（Knowledge，Attitudes and Practices，KAP）研究。KAP研究是一种通过获得特定人群对某一主题（如埃博拉）了解、认识和做法的信息来计划、实施和评估相关工作的研究。根据这项埃博拉相关KAP研究显示，在塞拉利昂对埃博拉受害者的丑化和歧视严重。96% 的人会对埃博拉疑似或感染者抱以与以往不同的态度；76% 的人表示不会欢迎从埃博拉感染中康复的邻居，即使他们获得了政府的康复证明；67% 的人表示将不会从有过埃博拉经历的店主那里购物。这项调查研究为社会心理支持工作以及如何使幸存者重回社区工作提供了重要的数据参考，对于采取有针对性的对策具有重要价值。而在疫情后期发布的关于悲伤问题的 KAP 研究结果表明，至少 50% 的人得知有人死于埃博拉，WHO 则基于这一结果加强了区级精神健康单位（District Mental Health Units，DMHU）提供充足社区悲伤咨询的能力。

（二）设施建造工作

塞拉利昂几乎不存在儿童关爱机构，因此，在埃博拉疫情暴发后建造可以使受到埃博拉疫情影响的儿童得到照料的场所变得非常重要和紧迫。在 NERC 儿童保护和社会心理组的积极协调下，能够提供不同照看方式的各种设施得以建造并运转使用，使得与感染者接触的儿童能够根据所需照料的不同获得暂时的庇护场所。

1. 临时护理中心（Interim Care Centre，ICC）

临时护理中心是由 UNICEF、Save the Children、MSWGCA 及其他合作伙伴建造的，由 MSWGCA 管理。其收留的儿童为埃博拉病毒感染后康复的儿童和那些虽然与感染的家长有接触暴露但已确定为阴性的儿童。他们通常在临时护理中心被照料 3~4 天，然后与家人团聚。有一些埃博拉成人幸存者会在临时护理中心照料儿童。第一家 ICC 在 Kailahun 区建成。随着疫情的变化，ICC 的数量不断变化，曾达到 17 家，覆盖全国 11 个区。到 2015 年 3 月 1 日，有儿童入住的 ICC 还有 7 家，覆盖 7 个地区，123 名儿童在这里得到照料。ICC 的建成使大量受埃博拉影响的儿童得到临时照料，高峰时收留儿童数量达 399 人（2014 年 12 月 16 日至 12 月 30 日 2 周时间）。

2. 临时监护中心（Observational Interim Care Centre，OICC）

临时监护中心同样是由 UNICEF、MSWGCA 及合作伙伴建造的，由 MSWGCA 管理。与 ICC 不同的是，这里收留的是由于与埃博拉感染者接触而需要隔离观察 21 天的儿童。OICC 依照制订的标准操作规程（SOP）运转。由于 OICC 接收的儿童需要进行留观，OICC 数量较 ICC 的数量多。第一批的两家 OICC 在 Port Loko 建成并投入运转。之后 OICC 逐渐增加，覆盖范围扩大。到 2015 年 3 月 1 日，塞拉利昂已建成 14 家 OICC，275 张床位，覆盖全国 11 个区。

（三）学生教育工作

塞拉利昂的教育在内战结束后得到了改善，2010 年该国有 76% 的儿童能够完成小学学习，其中77%能够升到中学接受教育，而内战结束后不久该国只有55%的学生能完成小学学业。尽管如此，塞拉利昂仍然是一个教育水平较为落后的国家。该国15~24岁青年人的识字比例在2009年和2010年分别只有58%和59%。埃博拉疫情的扩散导致塞拉利昂全国各地的学校纷纷关闭。塞拉利昂学校的全面停课使该国的教育雪上加霜。如何能够使学生继续接受教育成为需要解决的重要问题。塞拉利昂专门负责教育工作的MEST无疑成为埃博拉疫情期间开展教育工作的主要实施力量；UNICEF凭借自身专业能力、工作经验和国际影响力成为最主要的协作力量；同时，世界宣明会（Worldvision）、援助行动社（Actionaid）及塞拉利昂的教育发展伙伴（Education Development Partners, EDPs）等援助力量也共同参与其中。多个国内和国际力量在NERC组织的协调下，针对埃博拉疫情期间学生教育问题开展了系统性工作。

2014年8月，塞拉利昂MEST和UNICEF就已经在酝酿名为“紧急教育”（Education in Emergencies,EiE）的埃博拉应对计划。同时，MEST还建立了一个由来自MEST的八个成员组成的工作队来领导EiE的启动，并希望通过与其他教育利益相关方的共同工作来形成一套教育方面的埃博拉应对计划并付诸实施。在9月9日召开的一次教育发展伙伴专门会议上，MEST提出了这套“教育埃博拉应对计划”（Education Ebola Response Plan），并成立了工作队，在媒体、儿童继续教育机会、学校重新开放委员会和业务规划委员会四个方面开展工作。最终，在9月下旬，这项针对埃博拉期间教育问题的埃博拉战略反应计划（Ebola Strategic Response Plan）得以完成，该项计划包含媒体宣传、继续教育机会、学校重新开放、行动委员会四个方面，并建立了四个工作组专门负责各计划的实施。

1. 媒体宣传（media campaign）

媒体宣传工作组的职责是确保媒体策略的有效执行，从而促进埃博拉应急和恢复阶段MEST的各种计划。紧急广播教育项目（Emergency Radio Education Programme, EREP）就是其中最为重要和有特色的内容。

EREP于2014年10月3日开启，正式课程广播从2014年10月6日开始，每周5天，每天3小时。在塞拉利昂记者协会和独立电台网络的协调下，这些课程可以通过全国的41个电台收听。但面对广播教育的方式，一些新的问题应运而生，比如：因缺少收音机而无法收听广播、学生因为需要挣钱或干农活糊口而没有时间收听广播、广播课程难以取代学校集体教育所提供的社会交流机会等。尽管如此，紧急广播教育项目不失为埃博拉疫情期间弥补教育缺失的一项权宜之计（图8-1）。

EREP是一个通过媒体使学生获得继续教育的项目，因此，该项目涉及埃博

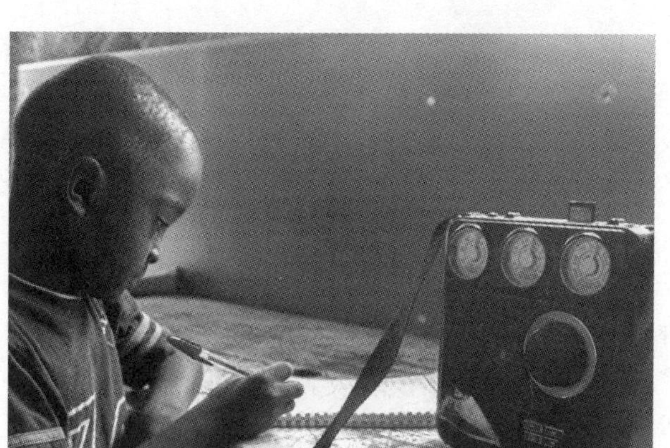

图 8–1　儿童在紧急广播教育方式下学习（来自 UNICEF）

拉战略反应计划中媒体宣传和继续教育机会两大内容。而媒体宣传工作组利用其在传媒手段上的优势在技术方面使电台广播覆盖全国得以保障。

2. 继续教育机会（continued learning opportunities）

继续教育机会工作组的重要任务是要在学校重新开放前通过互动和吸引人的广播节目来提供持续性的教学。与媒体宣传方面侧重硬件技术保障和收听条件不同，继续教育机会方面的侧重点在于教育节目的内容。为此，工作组需要与专家和脚本作家共同努力来形成教学内容。EREP 项目通过广播教授中小学课程，包括一些核心课程，如：英语、数学、社会研究、体育与健康教育、心理和生活技能、卫生和洗手（其中包括有关埃博拉的基本信息）。除了对教学内容负责外，继续教育机会工作组还要设法增强学生和家长对这一教育形式的重视。由于塞拉利昂是一个贫困的国家，很多学生会因为家境原因而主动或被动地利用不上学的时候干活挣钱。为此，工作组在 EREP 节目正式开始前向学生和家长进行了一周的节目宣传工作，目的在于使学生家长意识到他们支持孩子收听节目来接受继续教育的重要作用和责任；同时也要鼓励学生为学习做好准备。在随后的时间里，根据收听率调查和问题反馈结果，又增加了短信提醒内容来增强家长确保儿童准时收听教育广播的意识。

通过媒体宣传工作组、继续教育机会工作组提供的硬件和软件保障，及各种援助力量的共同努力，EREP 在埃博拉暴发期间发挥了重要作用，而且有可能在埃博拉结束后得以保留，成为一种重要的教学形式。

3. 学校重新开放（school reopening）

学校重新开放工作组的任务是确保学校开放时对于儿童是安全的，孩子能够得到家人支持而重返学校，并且能够为孩子们提供一个最佳的学习环境。2014 年 11 月，MEST 领导下的学校重新开放，技术工作委员会已经开始在 UNICEF 及合作伙伴的支持下草拟关于埃博拉暴发期间形成安全学校环境的指引。到2015年1月份，MEST部长在提交的关于重新开放学校的计划中指出，教育机构重新开始运行的最低要求包括：学校对于学生和员工进入和使用是安全的；对感染埃博拉的学生和员工进行早期检测和隔离能够到位；学校有专人能够使用温度计或传感器识别学生和员工是否可能感染了埃博拉病毒；鼓励学生在学校重新开放时重返学校的安排能够到位；能够为学生和员工提供心理社会支持。之后，塞拉利昂就重新开放教育机构成立了高层督导委员会，由MEST部长领导，塞拉利昂总统还专门任命了协调人。2015年2月，学校重新开放工作委员会已经就安全重新开放学校的指引和规程开展了验证研讨工作，并在UNICEF，MHS和MEST指导下联合弗里敦师范学院（Freetown Teachers' College, FTC）开始了相关师资培训。按计划，28人先期完成了培训，之后通过下级扩展培训使来自全国14个区的420名教师在2015年2月的上半月完成了培训，接下来通过进一步的下级扩展培训可以使7000人得到培训。受训人在埃博拉预防、社会动员、社会心理及安全开放学校指引和规程的执行方面都得到了培训，为学校重新开放进行了准备。基于重新开放学校的准备工作，并且鉴于出现新病例的速度放缓，塞拉利昂曾在2015年2月份制订计划于3月30日复课。但到了3月份，随着新病例的增加，这一日期被推迟至4月14日。

4. 行动委员会（Operational Committee）

行动委员会工作组的主要任务是加强MEST的战略计划与发展总体监督机制。该部分工作对于整个教育工作的顶层设计与监督实施具有重要作用。

（四）寻亲团聚工作

埃博拉疫情导致塞拉利昂大量儿童失去单亲或双亲，或因为本人或亲人需要隔离而成为无人陪伴儿童，这些儿童都是受到埃博拉影响的儿童。根据UNICEF的材料，受到埃博拉影响的儿童包括三类：孤儿、与主要照看人分离的儿童、无人陪伴的儿童。这些儿童中有些儿童与亲人的分离是暂时的，有机会在自己或亲人从埃博拉疾病中康复后得以团聚；而有些则永远失去了亲人。尽管ICC和OICC为这些受埃博拉影响的儿童提供了临时的栖身之地，但这并不能代替他们永久的家。与家人团聚或融入新的家庭是这些受埃博拉影响的儿童人生道路上的关键一步，为此，寻亲团聚工作（Family Tracing and Reunification, FTR）成为儿童保护计划的重要组成部分并得到重视。塞拉利昂MSWGCA，UNICEF及各合作伙伴积极开展受埃博拉影响儿童的寻亲团聚工作。在塞拉利昂的各区有区级寻亲团聚协调机构，包括：Worldvision，St George's Foundation，Christian Brothers，Goal，Save the Children，Family Health Movement，Plan International，

Defense for Children International，Don Bosco，Ben Hirsch 和 Child Fund。这些由不同援助力量形成的区级协调机构与 UNICEF 和塞拉利昂 MSWGCA 共同形成了寻亲团聚合作伙伴关系。UNICEF 作为 NERC 儿童保护和社会心理组的国际主导力量，通过 MSWCA 对这些分布在各区的寻亲团聚协调机构进行支持和指导，形成了寻亲团聚网络。这样也就在区级和国家级之间形成了一种自下而上获取信息和自上而下分发物资的系统，确保儿童保护工作中的信息和物资流动顺畅。通过寻亲团聚网络发现的受埃博拉影响的儿童会被核实和登记，再根据他们各自的情况寻找父母、亲友，实现与家人团聚或者被别人收养。寻亲团聚工作为儿童提供了寻亲团聚包裹，包括：玩具、水垫、衣服、烹饪用具和简便水桶，这些物品为受到埃博拉影响的儿童在物质上提供了必要的支持。但是，一方面由于儿童受到埃博拉影响容易形成心理困境，另一方面出于对埃博拉感染者或其接触者的心理芥蒂，旁人容易对受埃博拉影响的儿童产生排斥心理。因此，寻亲团聚工作还必须与心理疏导、社区动员等多方面工作协调配合，才能使受埃博拉影响儿童能够与亲人团聚或被人收养，融入到家庭生活中。寻亲团聚网络模式下的工作在塞拉利昂应对埃博拉的过程中越来越常态化，而随着疫情的发展，寻亲团聚工作也积累了越来越多的经验，从而变得越来越成熟。特别是在疫情后期，社会心理支持工作也变得常态化和规范化，寻亲团聚工作逐渐与社会心理支持工作有机结合起来，埃博拉影响儿童实现家庭重聚的比例和接受社会心理支持的比例同步得到了提高。到 2015 年 3 月 4 日，在被确认的 1869 名需要开展寻亲重聚工作的儿童中，1489 人已经实现了家庭重聚，占总人数的 80%；83% 受埃博拉影响的儿童和 69% 受埃博拉影响的看护人得到了社会心理支持。

（五）心理辅导工作

作为一场全国范围的烈性传染病大流行，埃博拉疫情对人心理影响的强度之大、时间之久是可想而知的。人们不仅需要面对埃博拉病毒感染带来的直接威胁，还要同时面对疫情背后存在的压力和创伤。亲眼目睹亲人、同事的死亡，康复后需要重新融入社会，这些问题使包括儿童、妇女在内的埃博拉感染者家庭成员、埃博拉幸存者及卫生工作者成为容易产生社会心理问题的群体，而儿童又是其中最为脆弱的人群。为此，NERC 儿童保护和社会心理组针对不同对象以不同形式开展了大量精神健康与社会心理支持工作。

1. 儿童始终是社会心理支持工作最为关注的群体

疫情出现后不久，儿童的社会心理支持工作就成为保护儿童计划的重要组成部分。随着疫情的发展，心理辅导逐渐成为当儿童与亲人重聚或得到收养后跟进的工作。从 2015 年 2 月 17 日起，每个月出现的需要社会心理支持的儿童都能获得一对一心理疏导或社区内集体心理疏导。截至 2015 年 3 月 4 日，12 327 名受埃博拉影响的儿童中已有 10 275 人（83%）从社会心理支持服务中获益。

2. 专业人员的投入和专业培训不断得到加强

2014年9月，在UNICEF的支持下，塞拉利昂MSWGCA推出《心理急救手册》并向各区推广；Goal，Restless Development，Enabling Access，Plan International 和 Save the Children 这 5 个非政府组织作为社会心理支持专题分组的一部分参与了推广培训。随着疫情的发展和埃博拉应对工作的深入开展，不断有精神卫生和社会心理支持的专业人士加入社会心理支持工作，经常举行的相关培训也使社会心理支持工作人员的能力不断加强。2015 年 1 月，通过与世界精神健康护理（National Mental Health Nurses）和世界卫生组织（WHO）的合作，8 名来自非盟的埃塞俄比亚精神健康专业人员部署在西区主要的医院和埃博拉治疗中心（ETC），为卫生专业人员、患者家属和幸存者提供服务。到 2015 年 2 月份，已有 20 名精神健康护士针对幸存者的社会心理需求进行了专业培训，接受培训的人员覆盖了塞拉利昂全部 14 个区；救助儿童会也通过精神健康联盟（Mental Health Coalition）进一步向受训护士进行了关于儿童和青少年精神健康的培训。

3. 幸存者的社会心理需求不断得到重视

随着疫情的发展，从埃博拉疾病中康复的人越来越多，幸存者的社会心理支持工作越来越得到全社会的重视。2014 年底，孟加拉乡村进步委员会（BRAC）通过与 MSWGCA 合作，计划向 4 个区的 1050 名年轻的埃博拉幸存者发放现金津贴，以使他们能够开始从事小的生计。该项工作同时也支持青少年女性参与埃博拉恢复工作。到 2014 年 12 月 31 日前，收到款项的受益人已超过 300 名。2015 年 2 月上旬，MSWGCA 组织了一次为期两天的儿童保护和社会心理国家策略研讨会。在会上，塞拉利昂社会福利、性别与儿童事务部部长强调了精神健康和社会心理支持的重要性。在各级社会心理支持工作组的努力下，精神健康与社会心理支持策略和提供社会心理支持的最低标准得到修订。针对埃博拉幸存者社会心理需求重视的不断加强，使得精神健康与社会心理支持服务越来越细致和规范。

四、工作特点

（一）调查研究成为贯穿始终的基础工作

我们常说没有调查就没有发言权。面对如此大规模的烈性传染病疫情暴发流行，科学的调查研究就成为科学开展救援工作的重要基础，是合理制定救援政策、有效分配救援物资、及时调整工作重心、正确评估救援效果的重要依据。而各种数据的收集工作又成为得出调研结论的重要前提。因此，数据的收集成为 NERC 儿童保护和社会心理组的一项重要工作。根据收集得到的各类数据，形成一系列的调研和评估报告，这些调研和评估结果又成为救援工作如何开展和跟进的指导依据。纵览 NERC 组织的每周报告可以发现，NERC 儿童保护和社会心理组开展的每一项工作都是从数据收集开始的，同时每一项计划的制订和跟进也都是在获得数据后经过调研评估做出的。这既符合科学救援工作的规律，也符合塞拉利昂救援工作的实际。塞拉利昂全国共有 14 个行政区，在抗击埃博拉疫情期间，各区中的众多社区成为开展工作的基本单位。因此，这些社区也就成为数据收集的基本单位。由于塞拉利昂是一个长期接受国际援助的国家，早在埃博拉疫情出现前，这里就存在包括 UNICEF，Save the Children，Oxfam 等众多的国际救援力量。这些救援力量长期在社区开展援助工作，同时也会开展各种调查研究工作。因此，这些国际援助组织在通过社区获得所需数据及后续数据分析与调查研究方面具有得天独厚的优势。当埃博拉疫情发生后，这些援助力量可以通过既定或类似的模式雇佣人员来完成数据收集工作，并科学地形成调查评估报告。但是，由于国际救援力量众多，NERC 在协调救援力量，有效使用数据方面具有重要作用。埃博拉疫情期间的各种调查研究工作普遍存在一个特点，即一方面某一类数据收集与调研工作往往不是短期的，而是长期的、贯穿相应一项计划执行过程始终的；另一方面，数据收集与调研工作往往不是仅限于塞拉利昂一国的工作，而是覆盖其他埃博拉影响地区、范围更广的工作中的一个组成部分。比如，针对埃博拉影响儿童开展的数据统计工作就是一项针对整个受埃博拉影响地区的调查。它并非是一项在塞拉利昂个别地区短期开展的孤立工作，而是覆盖了塞拉利昂、利比里亚和几内亚这三个埃博拉疫情最为严重的国家的调查评估工作，并且是通过有计划、阶段性的数据统计形成评估结果。贯穿救援工作的各类调查研究工作为塞拉利昂能够及时科学、合理地调整救援策略奠定了重要基础。

（二）各种计划成为疫情防控的工作主线

NERC 儿童保护和社会心理组开展的工作千头万绪，而这些工作尽管看起来纷繁复杂，其实都是以各种计划为主线的。这些计划是基于一定的调查研究所作出的救援决策。有了计划，工作就有了明确的目标和具体的步骤，就可以协调大家的行动，增强工作的主动性，减少盲目性，使工作有条不紊地进行。同时，计划本身又是对工作进度和质量的考核标准，对大家有较强的约束和督促作用。所以计划对工作既有指导作用，又有推动作用。在塞拉利昂，NERC 儿童保护和社会心理组通过开展多项有针对性的埃博拉应急反应计划，使本领域涉及的重大问题得以解决。其中重视程度最高、运作最为成熟、主线最为鲜明的就是儿童保护计划（Child Protection，CP）和应急教育计划（Education in Emergency，EiE）。儿童保护计划是针对受埃博拉影响儿童的一项应急保护计划；应急教育计划则是一项专门针对埃博拉对塞拉利昂教育的影响而推出的应急反应计划。

在儿童保护计划中，儿童成为重点保护对象。该项目涉及登记注册、临时照料及留观、寻亲团聚、救援物资、社会心理服务等多个方面，涵盖了从找到受埃博拉影响的儿童，到采取相应的处置措施，再到回归家庭和社会的全过程。而由儿童延伸出来的对其看护人的救助、各种师资培训工作、社区动员工作、物流保障工作等也被涵盖其中，并由 NERC 组织的不同部门负责开展。简单地说，儿童保护工作的基本流程是首先发现并确认受到埃博拉影响儿童的身份，进行登记；根据他们本身是否暴露或感染、家人是否暴露或感染等情况来判断他们所需要接受的处置措施；根据具体情况来判断他们是否需要入住 ICC 或 OICC，及是否需要接受寻亲团聚服务和社会心理服务，以及是否需要接受救济物资及应该给予什么类型的救济物资。在此过程中，孩子原先的看护人或准备收留孩子的看护人也会根据埃博拉暴露和感染情况来判别需要接受怎样的处置及社会心理服务。儿童保护计划是由塞拉利昂 MSWGCA 和 UNICEF 共同主导的，同时由 Save the Children，Plan International，Worldvision，Christian Brothers，Goal 等多个国际援助力量和塞拉利昂政府多个部门共同参与的。该项计划在塞拉利昂进展顺利，特别是从疫情中期以后，UNICEF 在阶段性报告中列出涉及该计划各方面的统计数据。从受埃博拉影响儿童接受社会心理支持比例、寻亲团聚比例、看护人救助比例、看护人社会心理支持比例等多项数据表明，大量儿童得到了社会心理支持，并与家人团聚或融入新的家庭。

应急教育计划是塞拉利昂救援工作中非常具有特色的主线工作。该项工作涵盖学校关闭期间的教育和学校重新开放相关事宜。针对学校关闭期间的教育工作，开设了 EREP 广播教育，使学生通过收听电台广播继续学习。同时持续通过调查发现问题，并通过协调人力资源、教育、媒体、物流、经济等不同部门及时跟进问题，加以解决。针对学校重新开放的问题，塞拉利昂政府专门成立了高层督导委员会，并有开展具体工作的学校重新开放工作组，同时还拥有分布在各个社区的师资队伍，来确保学校根据疫情发展的实际情况得以重新开放。

（三）国际力量成为救援工作的关键保障

塞拉利昂是世界上最不发达的国家之一，长期接受国际社会的援助。因此，国际力量在塞拉利昂开展工作已成为一种常态。此次埃博拉疫情暴发更使该国成为国际力量汇聚的焦点地区。由于埃博拉疫情的快速蔓延，塞拉利昂本国的救援能力根本无法满足现实需要。同时，塞拉利昂自身在硬件和软件上的实力是非常落后的。因此，国际救援力量毫无疑问成为支撑该国救援工作的关键。世界不同国家和非政府组织的救援力量不仅提供了大量的物资资助，同时也在救援理念、救助方式、技术方法等软件方面提供了关键性的支持作用。而 NERC 儿童保护和社会心理组通过组织、协调各种不同的救援力量，将各种先进理念、做法、技术、师资运用到其所属领域的救援工作中，使救援工作体现出很强的先进性和科学性。

（四）本国力量成为绝对主导的执行力量

尽管埃博拉疫情期间塞拉利昂汇聚了大量的国际救援力量，但与检测和医疗救援力量不同，在 NERC 儿童保护和社会心理组所属领域，各种国际救援力量更多地是给予指导和支持。面对如此严重的疫情、如此庞大的援助对象和如此繁重的救助工作，本国力量成为绝对主导的执行力量。塞拉里昂政府的 MSWGCA 成为具体实施救援工作的主导力量，由 UNICEF 和其他国际援助力量支持下建立的 ICC 和 OICC 均在建成后由 MSWGCA 管理；包括寻亲团聚、埃博拉儿童登记、社会心理培训在内的大量救助工作也都是在国际援助力量支持下由 MSWGCA 开展的。另一方面，诸如数据收集、物资发放、师资培训等繁琐而又大量的工作必须依靠当地人力来完成。例如在准备重新开放学校之际开展的师资培训工作，就是通过首先在塞拉利昂政府领导下，通过国际救援力量的指导先期培训少量人员，再由这些人员向下逐级扩展培训，从而保证培训的人数。因此，在社会心理支持、性别与儿童事务领域，塞拉利昂本国力量始终是占绝对主导地位的执行力量。这也提示，一个主权国家在应对突发灾难时，无论得到多大的国际援助，如果要使各种救援策略得以实施、各种救援措施得以执行，必须在执行中以本国力量作为主导。

五、小结

塞拉利昂是一个自身比较贫穷、长期接受国际援助的国家，在社会生活的方方面面与国际社会的关注和投入有着难以割舍的联系；塞拉利昂同时也是一个从内战炮火中走出、百废待兴的国家，在实现独立主权、处理本国疫情上具有迫切的愿望和切实的需要。因此，NERC 组织通过儿童保护和社会心理组来协调国内和国际抗击埃博拉力量、统筹各方面资源来实现埃博拉疫情期间的社会心理支持和妇女、儿童等弱势群体救助，是符合塞拉利昂现实国情的选择。同时，经过应对埃博拉疫情的实践检验也证明这种选择是正确和有效的。

参考文献

[1] http://mswgca.gov.sl/Home/

[2] http://mswgca.gov.sl/our-partners/?undefined

[3] http://www.unicef.org/appeals/files/UNICEF_Sierra_Leone_Ebola_Weekly_Sitrep_24_August_2014.pdf

[4] http://www.unicef.org/appeals/files/UNICEF_Sierra_Leone_Ebola_Weekly_Sitrep_31_August_2014.pdf

[5] http://www.unicef.org/appeals/files/UNICEF_Sierra_Leone_Weekly_Update_3_August_2014.pdf

[6] http://www.unicef.org/appeals/files/UNICEF_Sierra_Leone_Ebola_Weekly_Update_10_August_2014.pdf

[7] http://www.unicef.org/appeals/files/UNICEF_Sierra_Leone_EVD_Weekly_SitRep_22_Oct_2014.pdf

[8] http://www.unicef.org/appeals/files/UNICEF_Sierra_Leone_EVD_Weekly_SitRep_29_Oct2014.pdf

[9] http://www.unicef.org/appeals/files/UNICEF_Sierra_Leone_EVD_Weekly_SitRep_4_March_2015.pdf

[10] http://ebolaresponse.un.org/sites/default/files/situation_report-ebola-13oct14.pdf

[11] http://han-sl.org/index.php/resources/send/6-ebola/5-eboba-national-kap-study-final-report-sept2014

[12] SIERRA LEONE: Ebola Emergency Weekly UNMEER NERC Situation Report No. 16 2 – 8 February 2015

[13] SIERRA LEONE: Ebola Emergency Weekly Situation Report No. 11 29 December 2014 – 4 January 2015

[14.http://www.unicef.org/appeals/files/UNICEF_Sierra_Leone_Ebola_SitRep_31_Dec_2014.pdf

[15] http://www.globalpartnership.org/country/sierra-leone

[16] http://www.unicef.org/appeals/files/UNICEF_Sierra_Leone_Ebola_Weekly_SITREP_14_September_2014.pdf

[17] http://www.unicef.org/appeals/files/UNICEF_Sierra_Leone_EVD_Weekly_SitRep_-_21_Sept_2014.pdf

[18] http://news.sl/drwebsite/publish/article_200526589.shtml

[19] http://www.unicef.org/appeals/files/UNICEF_Sierra_Leone_EVD_Weekly_SitRep_4_Feb_2015.pdf

[20] http://www.unicef.org/appeals/files/UNICEF_Sierra_Leone_EVD_Weekly_SitRep_11_Feb_2015.pdf

[21] http://health.people.com.cn/n/2015/0326/c14739-26754864.html

[22] SIERRA LEONE: Ebola Emergency Weekly Situation Report No. 19 23 February – 1 March

[23] http://www.unicef.org/appeals/files/UNICEF_Sierra_Leone_Ebola_Weekly_Sitrep_7_September_2014.pdf

[24] SIERRA LEONE: Ebola Emergency Weekly Situation Report No. 15 26 January – 1 February 2015

[25] SIERRA LEONE: Ebola Emergency Weekly Situation Report No. 17 9 – 15 February 2015

[26] SIERRA LEONE: Ebola Emergency Weekly Situation Report No. 14 19 – 25 January 2015

（赵光宇　贝祝春）

第九章　后勤组

一、后勤组成立背景

西非埃博拉病毒病疫情暴发的规模前所未有，引起受感染国家和地区一系列严重的社会、经济和安全问题。为确保每一次抗击埃博拉行动能够得到迅速有效的后勤服务供给，在世界粮食计划署领导下，塞拉利昂成立了后勤组主要负责协调和信息管理等工作，该组织为保障联合国使团（United Nations Mission for Ebola Emergency Response, UNMEER）和人道主义团体，进行了以下行动：通过协调和信息管理，平衡重要抗疫行动单元间的需求，避免埃博拉应对中的冗余重复工作，使常用后勤服务的使用更加方便，并弥补后勤能力中已知的各种不足。

在 2014 年 9 月 19 日，联合国秘书长启动建立了 UNMEER，其主要协调中心位于加纳，在几内亚、利比里亚和塞拉利昂都有下属机构。建立 UNMEER 的主要目的在于提供行动框架、整合各方意图；确保迅速、有效和一致的行动，实现阻止疾病传播、治疗患者、确保必要的服务、保持稳定，以及防止疾病扩散至其他国家的目的。

二、后勤组整体工作介绍

塞拉利昂后勤组成立的目的是确保人道主义救援团体能够拥有充足、可靠的运输或者仓储能力，保障与后勤能力相关信息的确认和获取，以及促进感染人群生命维持装置的不间断供应。后勤组的协调机制是建立在代表人道主义团体监督后勤干预基础之上的。

值得注意的是：后勤组为人道主义团体提供常规服务并不是为了取代这些组织各自的后勤行动。常规服务的目的是为了弥补已知缺陷，并使塞拉利昂现有后勤资源得到最大化整合利用。

后勤组所能提供服务的限制与条件包括：

（1）利用常规服务的优先级作为标准，由位于加纳的 UNMEER 主要协调中心以及塞拉利昂 UNMEER 决定。

（2）只有在塞拉利昂共和国进行埃博拉应对行动的人道主义组织才能得到后勤组的服务。

（3）运输和仓储设施服务仅应用于塞拉利昂。

（4）后勤组通常不管理冷链和危险货物，但根据不同情况下的具体需求，可以安排相应服务。

后勤组的相关服务可以通过网络和电子邮件进行申请，常用的邮件地址和相关信息表格下载地址如下：

（1）有塞拉利昂运输和存储服务相关需求时，可联系 sierraleone.cargo@logcluster.org。

（2）服务申请表（Service Request Form, SRF）可通过该链接下载：http://www.logcluster.org/document/sierra-leone- service-request-form。

（3）审核订单表（Release Order Form, RLO）可通过该链接下载：http://www.logcluster.org/Ebola-release-order-form。

三、后勤组具体工作情况

（一）协调工作

为了更好地给塞拉利昂的合作伙伴提供保障，后勤组为参与应对埃博拉的人道主义合作者提供国家层面的协调帮助。下述后勤组在协调方面所做的工作，减少了人道主义救援者之间的重复工作，并使得后勤资产和资源得到最大化利用。

（1）后勤组充分介入已有的国家组织机构，在不同卫生部门的技术层面以及国家埃博拉应对中心（NREC）的最高层面之间进行协调。

（2）在弗里敦设置一名民间 - 军事协调员，负责协调人道主义者和军队（包括塞拉利昂部队和英国驻军）对应结构之间的交互工作。

（3）在弗里敦每周召开协调会议，包括 UNMEER 和 NERC 代表在内的所有人道主义合作者都要参加。

（4）后勤组为前方后勤基地（FLBs）部署协调保障，主要进行其与 UNMEER 野外危机管理组（FCMs）和区域埃博拉应对中心（DERCs）之间的协调。

（5）通过与 WHO，UNICEF，DFID 以及 UNMEER 之间的协调，部署所有国内埃博拉治疗中心和社区护理中心以及各地区所需要的后勤保障服务。

（二）信息管理

后勤组为人道主义团体提供和加强信息管理服务，以便应对埃博拉工作的计划和实施。后勤组会为合作者出版和发布以下信息产品：会议纪要、行动概况报告、形势更新、UNHAS/UNMEER 的航班安排、相关表格、指南和行动数据，如路况信息等；同时，发布与当地习俗和免税相关的后勤信息，并为合作者提供相关指南。后勤组还会为合作者提供大张彩页打印的 GIS 产品（要获取 GIS 地图服务时，可在线联系后勤组信息管理官员）。GIS 地图等信息产品发布给合作者时，可以通过专门设立的邮件列表和指定网站进行，网站地址是：http://www.logcluster.org/ops/ebola14。

（三）道路交通运输

后勤组期待合作者能自己通过各类已有渠道联系商业路运服务商。但是，在存在需求时，后勤组可以提供道路运力，完成仓库、机场、转运点之间的货物运输，并满足到上述地点附近进行接货的运输需求。

后勤组常规道路运输服务的获取方法和注意事项包括：

1. 需求组织（Requesting Organisation, RO）必须提前 48 小时通过电子邮件提供服务需求表，邮件地址为 sierraleone.cargo@logcluster.org。该项规定在抢救人员的情况下，或者在后勤组协调员同意时，可以有例外。需求组织必须以微软 Excel 表格的形式提交服务需求表，并不能对文件格式有任何更改；需求组织提交服务需求表时，需注意一个服务需求表只能包含一项运输任务（包括一个起点和一个终点），不能包含多项任务（含多个地点或者终点），且一项运输需求仅能包括：

一个起点（货物由需求组织交给运输服务人员的地点）；

一个终点（货物运输后交给需求组织或者需求组织指定的其他组织）；

一个需求组织，或称“委托人”；

一个在特定终点接收货物的组织，或称“受托人”；

货物运输的准确唯一日期。

2. 后勤组在接到服务需求表的 24 小时内会通过邮件确认表格收到（但此时尚未承诺同意提供服务，如果需求超出后勤组能力范围之外，会立刻告知需求组织）。此后后勤组会审查服务需求表，解答需求组织的任何疑问；并在必要时，对服务需求表提出修改需求。一旦服务需求表满足供求双方需要，后勤组将接收服务需求表并派专人直接联系需求组织，安排服务需求表中标明的供应派遣等事宜。这时才表示后勤组同意提供服务需求表中标明的服务。

3. 需求组织必须向后勤组明确提供要运输的货物类型并给出准确的重量和体积。还需要为后勤组 / 运输者提供必要的文件，包括运货单或者货物接收函等。所有组织应拥有最新的联系方式列表，用以在野外联系货物派送、接收等事宜。如果后勤组同意从除了储存点之外的其他地区收取需求组织的货物时，需求组织必须提前至少 24 小时通知后勤组货物到达指定交接地区的时间。

（四）仓储服务

后勤组为人道主义组织援助的物资提供仓储基地和管理（包括接管和报

告），这些人道主义组织可以在最长30天之内免费使用仓库的存储空间。在Port Loko，Makeni，Freetown（Ferry Junction），Kenema，Kailahun等城市均建有这种仓储基地。基地提供的存储空间是有限的，空间大小和期限长短由疫情防控的需求水平决定。需求组织应该至少提前48小时检查存储的可行性，并且尽早通过sierraleone.cargo@logcluster.org与后勤组联系相关事宜。

1. 后勤组常规仓储服务的获得和注意事项

需求组织必须在使用仓库前48小时通过电子邮件提交服务需求表（经过后勤组相关组织认定为急救物资时可例外），服务需求表必须是微软Excel文件，不能改变其任何格式，而且每个需求要单独有一个服务需求表。服务需求表的内容包括：存储位置、需求组织、物资进入储存基地的日期、物资运离储存基地的日期、发货地址。需求组织必须明确需要存储的货物的类型以及货物的准确重量和体积。需求组织将在24小时内通过电子邮件收到服务需求表的接收确认（但该确认仅仅意味着收到了服务需求表，并非同意提供服务）。

后勤组将接收服务需求表并解决需求组织的直接需求，并对服务需求表进行必要的改正。一旦服务需求表经过完善并符合后勤组的要求，服务需求将获得批准。由专人联系需求组织，并按照需求联系特定的储存地点对货物进行接收。需求组织也必须提供一份完整详细的所需储存的货物的包装清单。

2. 从常规仓储地点取回物资的手续

需求组织必须在取回储存物资前24小时通过电子邮件向后勤组递交物资释放预定表。如果需求组织需要后勤组将物资运往其他地点，应该在物资释放预定表中标明运送地址。在收到储存地点发来的货物后，需求组织或指定收货人应通过签收运货单或提交货物接受记录进行确认。

（五）世界粮食计划署装备外借－扩充仓储设施

后勤组还可通过世界粮食计划署提供外借仓储装备，如移动储存单位、集装箱、货盘等。这些设备必须通过签署世界粮食计划署外借协议才能取得，一旦取得后最长可使用90天。如果需要，后勤组将指派世界粮食计划署仓库技术人员或后勤官员协助需求组织建立移动仓储单元。

获得世界粮食计划署装备外接服务的基本过程包括：所有对世界粮食计划署装备外借需求都应该提交世界粮食计划署外借协议表，该表格可在http://www.logcluster.org/document/wfp-loan-agreement-form下载。表格填写完成后应以word文档形式，通过电子邮件发送到后勤组。后勤组将对所借设备的可行性进行确认，经批准后将结果通过电子邮件发送到需求组织。需求组织一旦收到批准邮件，应尽快在世界粮食计划署外借协议表签名、盖章并扫描后发回到后勤组。后勤组负责与世界粮食计划署联系并将后者签字后的外借协议表的扫描件发回到需求组织。

需求单位可以在使用仓储设备时得到技术支持，包括最基本的需求以及 GPS 定位等方面的需求。为建立移动仓储单元，必须提前进行地面的清理工作。但除非提前约定，后勤组和世界粮食计划署不承诺一定进行该工作。此外，如果需求可行，世界粮食计划署将提供专门的技术人员，确保对移动仓储设施进行适当的安装和固定。

移动仓储单元外借时应满足以下条款和情况：上面提到的移动仓储单元只用于存储救灾物资；上述移动仓储设备应根据签署的协议在 90 天之内交回世界粮食计划署；需求组织有义务负责移动仓储设施的管理、维护和设施及其存储物品的安全；返回上述设备允许在适当条件下的合理磨损；为了确保空间满足安装条件，需求组织应该向世界粮食计划署或其他组织提出需求，可通过与世界粮食计划署协商后解决。

（六）空中货运的紧急应对

在无法提供道路运输时，后勤组协调使用 UNMEER/UNHAS 的轮转空运资源实现国内紧急货物的空中运输，空运是建立在对用户免费基础之上的，因此所有服务需要有专门的资金支持，才能为用户提供免费空运服务。该服务仅限于提供货物运输，不接受乘客预定。乘客订票可以通过 UNHAS 进行，订票单和相关手续可在该网址中找到（http://www.logcluster.org/ops/ebola14）。另外，货物保险和所有通关手续由需求组织完成。除非提出要求并得到后勤组的许可，需求组织将负责在运输起点的货物装机和终点的卸货工作。

1. 获得货物空运服务的方式

需求组织必须在使用仓库前 48 小时通过电子邮件提交服务需求表（经过后勤组相关组织认定为急救物资时可例外），服务需求表必须是微软 Excel 文件，不能改变其任何格式，而且每个需求要单独有一个服务需求表。服务需求表的内容包括：存储位置、需求组织、物资进入储存基地的日期、物资运离储存基地的日期、发货地址。需求组织必须明确需要存储的货物的类型以及货物的准确重量和体积。需求组织将在 24 小时内通过电子邮件收到服务需求表的接收确认（但该确认仅仅意味着收到了服务需求表，并非同意提供服务）。

后勤组将接收服务需求表并解决需求组织的直接需求，并对服务需求表进行必要的改正。一旦服务需求表经过完善并符合后勤组的要求，服务需求将获得批准。由专人联系需求组织，并组织服务需求表中标明的保障工作。需求组织必须为后勤组运输人员提供必要的文件，比如装箱单、货运单等。需求组织或者指定的收件人必须在货运单上签字或者出具收货单，以确认货物收到。如果需求超出后勤组能力范围之外，需求组织会立刻被告知。后勤组希望所有组织都拥有最新的联系方式列表，用以在野外联系货物派送、接收等事宜。

2. 后勤组空运协调室服务

在 Cologne/Bonn 机场设有暂存区，以便于人道主义救援组织在利比里亚、塞拉利昂和几内亚应对埃博拉时的空中货运行动。后勤组空运协调室（Air Coordination Cell, ACC）可协助使用机场的暂存区。

（七）海运

塞拉利昂后勤组通常情况下不提供国际跨洋运输，仅在国家港口设施处提供通关指南和相关信息。而位于罗马的后勤组全球基地与马士其公司达成协议，作为后勤应急队，该公司将通过实物捐赠的协助形式，为后勤组免费提供埃博拉疫情国家的海洋运输（限于在集装箱场之间）。

（崔玉军　谭亚芳　姜　涛）

附　录

附录 1：第四章附件清单

（附件 1 见后，其他附件见 http 链接）

1. 埃博拉病毒病和马尔堡病毒病的诊断标准建议（Case definition recommendations for Ebola or Marburg virus diseases）

http://www.who.int/csr/resources/publications/ebola/case-definition/en/.

2. 埃博拉治疗机构内患者的护理和管理手册（Manual for the care and management of patients in Ebola Care Units）

http://www.who.int/csr/resources/publications/ebola/patient-care-CCUs/en/.

3. 塞拉利昂埃博拉治疗中心基本指南（Sierra Leone Ebola Treatment Centre pocket guide）

http://www.nerc.sl/?q=sierra-leone-ebola-treatment-centre-pocket-guide-15-dec-2014.

4. 塞拉利昂应急管理中埃博拉防控设施消毒的标准操作规程（Sierra Leone Emergency Management Program Standard Operating Procedures for Decontaminating the Ebola Facilities）

http://www.nerc.sl/?q=sierra-leone-emergency-management-program-standard-operating-procedures-decontaminating-ebola.

5. 塞拉利昂应急管理中埃博拉护理中心消毒的标准操作规程［Standard Operating Procedures On The Decontamination Of EBOLA CARE CENTRES（ECCs）］

http://www.nerc.sl/?q=sierra-leone-emergency-management-program-standard-operating-procedure-decontaminating-ebola-care.

第四章 病历管理组 – 附件 1

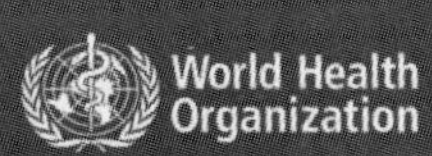

INTERIM GUIDELINE

Case definition recommendations for Ebola or Marburg virus diseases

9 August 2014

1. Standard case definitions

Routine surveillance[1]

- **Suspected case**
  Illness with onset of fever and no response to treatment for usual causes of fever in the area, and at least one of the following signs:
  - bloody diarrhea
  - bleeding from gums
  - bleeding into skin (purpura)
  - bleeding into eyes and urine
- **Confirmed case**
  A suspected case with laboratory confirmation (positive IgM antibody, positive PCR or viral isolation)

Community-based surveillance

- **Alert case**
  a. Illness with onset of fever and no response to treatment of usual causes of fever in the area; **OR**
  b. At least one of the following signs: bleeding, bloody diarrhoea, bleeding into urine; **OR**
  c. Any sudden death
- **If an alert case (living or dead) is identified,** report the case to a surveillance team or to the closest health centre
- This definition of "alert cases" for Ebola or Marburg virus disease has been developed for use by the community or community-based volunteers. It may be used for community-based surveillance during the pre-epidemic phase and during the outbreak.

Note: During an Ebola or Marburg outbreak, surveillance should use the case definitions described in section 2.

[1] *Technical Guidelines for Integrated Disease Surveillance and Response in the African Region (2nd ed.)* Brazzaville, World Health Organization, October 2010. (http://www.afro.who.int/en/clusters-a-programmes/dpc/integrated-diseasesurveillance/features/2775-technical-guidelines-for-integrated-disease-surveillance-and-response-inthe-african-region.html)

WHO/EVD/CaseDef/14.1

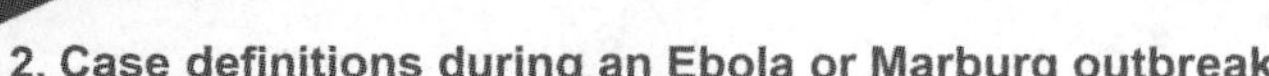

2. Case definitions during an Ebola or Marburg outbreak

Case definitions to be used by mobile teams, health stations and health centres

Important: *During an outbreak, case definitions are likely to be adapted to new clinical presentation(s) or different modes of transmission related to the local event*

- **Suspected case**
  a. Any person, alive or dead, suffering or having suffered from a sudden onset of high fever and having had contact with:
     - a suspected, probable or confirmed Ebola or Marburg case;
     - a dead or sick animal (for Ebola)
     - a mine (for Marburg); **OR**

  b. Any person with sudden onset of high fever and at least three of the following symptoms:
     - headaches
     - anorexia / loss of appetite
     - stomach pain
     - vomiting
     - diarrhea
     - lethargy
     - aching muscles or joints
     - difficulty swallowing
     - difficulty breathing
     - hiccups; **OR**

  c. Any person with inexplicable bleeding; **OR**

  d. Any sudden, inexplicable death

- **When a suspected case has been identified**
  - Report the case to the surveillance team
  - After obtaining express consent, collect a sample
  - Fill in a case notification form
  - Draw up a list of contacts of the suspected case
  - If the subject is alive, explain to the patient and his/her family the need to go to hospital to receive adequate medical care. After having obtained the consent of the patient or his/her family arrange for transfer.
  - If the subject has passed away, explain to the family the need for conducting a safe burial. After obtaining consent, coordinate funeral arrangements with the burial team.

Case definition for exclusive use by hospitals and surveillance teams

Important: *During an outbreak, case definitions are likely to be adapted to new clinical presentation(s) or different modes of transmission related to the local event*

- **Probable case**
  a. Any suspected case evaluated by a clinician; **OR**

  b. Any deceased suspected case (where it has not been possible to collect specimens for laboratory confirmation) having an epidemiological link with a confirmed case

  Note: if laboratory specimens are collected in due time during the illness, the preceding categories are reclassified as "laboratory confirmed" cases and "non-case".

- **Laboratory confirmed case**
  Any suspected or probably cases with a positive laboratory result. Laboratory confirmed cases must test positive for the virus antigen, either by detection of virus RNA by reverse transcriptase-polymerase chain reaction (RT- PCR), or by detection of IgM antibodies directed against Marburg or Ebola.

- **Non-Case**
  Any suspected or probable case with a negative laboratory result. "Non-case" showed no specific antibodies, RNA or specific detectable antigens.

Definition of Ebola or Marburg contacts

Important: *During an outbreak, contact definitions are likely to be adapted to newly reported infection risk factors related to the local event*

- **Ebola or Marburg case contacts**
  Any person having been exposed to a suspect, probable or confirmed case of Ebola or Marburg, less than 21 days before the identification as a contact by surveillance teams, in at least one of the following ways:
  - slept in the same household with a case
  - direct physical contact with the case (alive or dead) during the illness
  - direct physical contact with the (dead) case at the funeral
  - touched his/her blood or body fluids during the illness
  - touched his/her clothes or linens
  - been breastfed by the patient (baby)

- **Dead or sick animal contacts**
  Any person having been exposed to a sick or dead animal, less than 21 days before the identification as a contact by surveillance teams, in at least one of the following ways:
  - direct physical contact with the animal
  - direct contact with the animal's blood or body fluids
  - carved up the animal
  - eaten raw bush-meat

- **Laboratory contacts**
  Any person having been exposed to biological material in a laboratory, less than 21 days before the identification as a contact by surveillance teams, in at least one of the following ways:
  - has had direct contact with specimens collected from suspected Ebola or Marburg patients
  - has had direct contact with specimens collected from suspected Ebola or Marburg animal cases

- **Other infection risk factors include** contact with a hospital where Ebola or Marburg cases are being treated; injection or vaccination in the 21 days preceding the onset of symptoms.

- **The contact person should be followed for 21 days after exposure.** If the contact person is asymptomatic for 21 days after exposure, they can be released the follow-up.

附录 2：第五章附件清单

（所有附件见后）

1. 世界卫生组织，埃博拉病毒病的实验室诊断指南（WHO, Laboratory diagnosis of Ebola virus disease）

2. 世界卫生组织，埃博拉病毒及其他高致病性病原体感染性物质灭活程序（WHO, General procedures for inactivation of potentially infectious samples with ebola virus and other highly pathogenic viral agents）

3. 世界卫生组织，埃博拉 / 马尔堡病毒病病例定义（WHO，Case definition recommendations for Ebola or Marburg virus disease）

4. 塞拉利昂 NERC 监测组，塞拉利昂病例追踪标准操作程序（NERC surveillance Pillar, Sierra Leone emergency management program standard operating procedure for contact tracing）

5. 塞拉利昂 NERC 监测组，塞拉利昂行政区监测指南（NERC surveillance Pillar, Surveillance Guidance to Districts）

6. 塞拉利昂卫生部，埃博拉实验室应对操作手册（第一版）（Sierra Leone MoHS, Laboratory service response operations manual-Ebola response）

第五章 监测组 – 附件 1

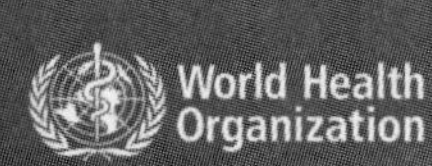

INTERIM GUIDELINE

Laboratory diagnosis of Ebola virus disease

19 September 2014

Important notes for laboratory staff

- Ensure that sufficient stocks of appropriate Personal Protective Equipment (PPE) and UN specimen triple packaging systems are available;
- Staff should be appropriately trained in putting on (donning) and removing PPE;
- Staff involved in specimen collection should be trained in how to collect, store, package and ship specimens, following national/international guidelines.

1. Specimen collection

The incubation period (the time from infection with the virus to the onset of symptoms) for EVD is 2-21 days. Patients are infectious when they start developing symptoms, namely fever (temperature > 38.5°C), diarrhoea, and haemorrhagic signs (bleeding). The bodies of deceased people are also infectious.

All Ebola cases (probable and suspected) should be referred to a designated Ebola Treatment Centre (ETC) or appropriate health care facility where trained medical staff should safely collect the appropriate specimens.

The timing of specimen collection

- Specimens for molecular detection should ideally be taken when a patient exhibits symptoms that meet the case definition[i] of EVD.
- If specimens are collected less than 3 days after onset of symptoms, additional specimens will be needed if the test result on the first specimen is negative. The second specimen should be collected at least 48 hours after the first specimen.
- Whole blood for serological testing can be collected after 8 days of onset of symptoms with strict infection prevention and control measures adhered to throughout the process, including waste disposal and disinfection. Refer to the WHO laboratory biosafety manual 3rd edition[ii] for appropriate biosafety practices.

It is recommended that the following specimens be collected for the diagnosis of EVD:

- Whole blood in EDTA (a minimum volume of 4mL), collected in plastic tubes from live patients;
- Oral swabs stored in a universal transport medium, collected from deceased patients* or in situations where blood collection is not possible e.g. children. Swab collection from live patients is not recommended due to lower sensitivity for reverse transcription polymerase chain reaction (RT PCR) and antigen detection.

WHO/EVD/GUIDANCE/LAB/14.1

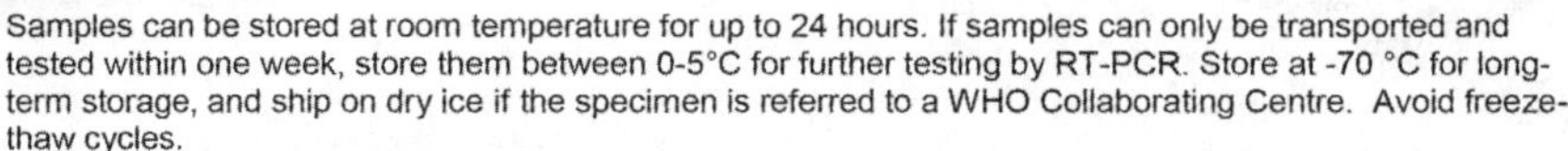

Samples can be stored at room temperature for up to 24 hours. If samples can only be transported and tested within one week, store them between 0-5°C for further testing by RT-PCR. Store at -70 °C for long-term storage, and ship on dry ice if the specimen is referred to a WHO Collaborating Centre. Avoid freeze-thaw cycles.

* Trained personnel (laboratory technicians/epidemiologists/medical staff) should collect oral swabs from deceased patients in the community.

2. Laboratory biosafety recommendations

It is the responsibility of the institute/laboratory to perform a risk assessment and decide on appropriate biological risk mitigation controls. Any testing for the presence of Ebola virus, its ribonucleic acid (RNA) or antibodies against Ebola should be performed in appropriately equipped laboratories by staff trained in the relevant technical and safety procedures. National guidelines on laboratory biosafety should be followed under all circumstances.

It is recommended that countries without appropriate biosafety capacity to perform a laboratory diagnosis on cases under investigation (suspected and probable) should send specimens to a designated WHO Collaborating Centre for Viral Haemorrhagic Fevers (WHO CC for VHF) (Step 4).

Filoviruses are highly infectious agents and strict precautions must be applied when handling specimens for diagnosis. Laboratory tests on the non-inactivated virus present an extreme biological risk[iii,iv]. Proper precautions and engineering control (i.e. facility and equipment) must be observed at all times, in accordance with the issues identified in the risk assessment for each procedure.

Biosafety recommendations for laboratories conducting diagnostic testing for EVD with appropriate biosafety BSL3/BSL4 facilities

- Virus isolation should be done only in a maximum containment BSL4 laboratory. Ensure safe and secure handling and storage of the virus isolates and other specimens from accidental or deliberate release.
- The inactivation of specimens, depending on the detection protocol used, should be performed under BSL3 conditions.
- For non-inactivated samples, RT PCR and enzyme-linked immunosorbent assay (ELISA) testing can be performed at a BSL3 laboratory.
- If samples have been inactivated (i.e. cell lysis) RT PCR and ELISA testing can be performed at a BSL2 laboratory.

Biosafety recommendations for laboratories conducting diagnostic testing for EVD without appropriate BSL3/BSL4 facilities

- Specimens for either PCR or ELISA testing should be processed inside a Class III biosafety cabinet (glovebox) with current certification in a separate laboratory area.
- Following inactivation, specimens can be removed from the glovebox and all other procedures performed under BSL2 conditions.
- Use appropriate Personal Protective Equipment (PPE) when handling the specimens before inactivation: gloves, fit-tested masks such as N95 Respirators and Filtering Face Piece (FFP) 3, Powered Air Purifying Respirators (PAPR) if fit-testing fails, full face shields, and disposable impermeable gowns.

Note: All liquid and solid wastes should be treated with care and undergo proper decontamination. Specimen containers and laboratory surfaces should be appropriately decontaminated.

3. Laboratory diagnosis

Laboratory results should be communicated to WHO as quickly as possible, in addition to International Health Regulations (IHR) reporting.

- For early detection of Ebola virus in suspect or probable cases, detection of viral RNA or viral antigen are the recommended tests.
- Laboratory-confirmed cases must test positive for the presence of the Ebola virus, either by detection of virus RNA by RT-PCR, and/or by detection of Ebola antigen by a specific Antigen detection test, and/or by detection of Immunoglobulin M (IgM) antibodies directed against Ebola.
- Two negative RT PCR test results, at least 48 hours apart, are required for a clinically asymptomatic patient to be discharged from hospital.

Note: It is recommended that the first 25 positive cases and 50 negative specimens detected by a country without a recognized national reference Viral Haemorrhagic Fever (VHF) laboratory should be sent to a WHO Collaborating Centre for VHF for secondary confirmation testing. Similarly, for countries with a national reference VHF laboratory, the initial positive cases should also be sent to a WHO Collaborating Centre for VHF for confirmation. If results are concordant, laboratory results reported from the national reference laboratory will be accepted by WHO.

4. Shipping specimens from cases under investigation for EVD

WHO has established an Ebola Shipment Funds Project with World Courier to facilitate shipments from countries to the WHO Collaborating Centres for VHF. For more information on this initiative, enquiries should be sent to edpln@who.int.

For countries without the capacity to test clinical specimens from cases under investigation:

- Clinical specimens should be shipped as Category A, using proper packaging, labelling, markings and documentation[v]
- Prior discussion with the recipient laboratory is necessary to arrange timely shipment and processing of the specimen
- Specimen details must be provided to the recipient laboratory.

The following WHO Collaborating Centres for VHF have the capacity to confirm EVD:

- National Microbiology Laboratory Public Health Agency of Canada (Winnipeg, Canada)
- Institut Pasteur de Lyon (Lyon, France)
- Centre International de Recherches Médicales de Franceville (Franceville, Gabon)
- Bernhard-Nocht Institute for Tropical Medicine (Hamburg, Germany)
- Kenya Medical Research Institute (Nairobi, Kenya)
- Institut Pasteur de Dakar (Dakar, Senegal)
- National Institute for Communicable Diseases (Johannesburg, South Africa)
- Uganda Virus Research Institute (Entebbe, Uganda)
- Centers for Disease Control and Prevention (Atlanta, United States of America)

5. Occupational health

All laboratory personnel working with specimens suspected or confirmed of containing Ebola virus should immediately report any symptoms matching the case definition of EVDvi to health authorities and the head of their laboratory.

Incidents or accidents involving potential or actual exposure to Ebola virus should be immediately reported and any affected laboratory area/equipment appropriately decontaminated. Personnel who may have been exposed should seek medical advice as soon as possible.

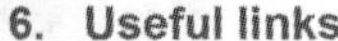

6. Useful links

Please consult the WHO website (http://www.who.int/csr/disease/ebola/en/) for regular updates on all laboratory-related documents.

- *Ebola virus disease.* Geneva, World Health Organization, September 2014 (http://www.who.int/mediacentre/factsheets/fs103/en/)
- *In-Country shipment: How to safely ship human blood samples from suspected Ebola cases within a country by road, rail and sea.* Geneva, World Health Organization, 2014 (http://www.who.int/csr/resources/publications/ebola/blood-shipment/en/)
- *How to safely collect blood samples from persons suspected to be infected with highly infectious blood-borne pathogens.* Geneva, World Health Organization, 2014 (http://who.int/csr/resources/publications/ebola/blood-collect-en.pdf)

References

[i] *Case definition recommendations for Ebola or Marburg Virus Diseases.* Geneva, World Health Organization, 9 August 2009. (http://www.who.int/csr/resources/publications/ebola/ebola-case-definition-contact-en.pdf?ua=1)

[ii] *Laboratory Biosafety Manual (3rd edition).* Geneva, World Health Organization, 2004. (http://www.who.int/csr/resources/publications/biosafety/WHO_CDS_CSR_LYO_2004_11/en/)

[iii] *Ebola and Marburg virus disease epidemics: preparedness, alert, control, and evaluation: Interim manual version 1.2.* Geneva, World Health Organization, August 2014. (http://www.who.int/csr/disease/ebola/manual_EVD/en/)

[iv] *Pathogen Safety Data Sheet – Infectious Substances.* Ottawa, Public Health Agency of Canada, August 2014. (http://www.phac-aspc.gc.ca/lab-bio/res/psds-ftss/ebola-eng.php)

[v] *Guidance on regulations for the Transport of Infectious Substances 2013-2014.* Geneva, World Health Organization, 2012. (http://www.who.int/ihr/publications/who_hse_ihr_2012.12/en/)

[vi] *Case definition recommendations for Ebola or Marburg Virus Diseases.* Geneva, World Health Organization, 9 August 2009. (http://www.who.int/csr/resources/publications/ebola/ebola-case-definition-contact-en.pdf?ua=1)

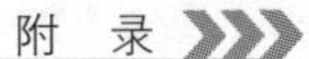

第五章 监测组 – 附件 2

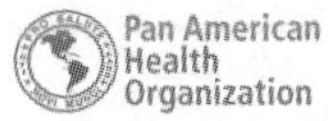

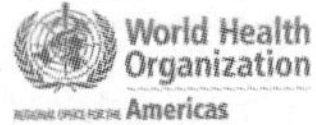

GENERAL PROCEDURES FOR INACTIVATION OF POTENTIALLY INFECTIOUS SAMPLES WITH EBOLA VIRUS AND OTHER HIGHLY PATHOGENIC VIRAL AGENTS[1]

Purpose of the inactivation

Once taken and handled safely (see document: *How to safely collect blood samples from persons suspected to be infected with highly infectious blood-borne pathogens*. WHO, 2014), clinical samples from suspicious cases of infection with highly pathogenic viral agents can be used to carry out:

- Specific etiological diagnosis (virological diagnosis)
- Evaluation and follow-up to the patient

However, Ebola, Marburg and Lassa, among other viruses, have been classified as pathogens of risk group 4, which means that the **viral isolation in cells (or any protocol with viable virus) should only be carried out in a level of equivalent biosafety (BSL-4).**

For this reason, the carrying out preliminary tests (genomic detection by PCR), or biochemical and hematological determinations (to follow-up and management of the patient), should be proceeded with a process of **inactivation of the sample** in a BSL-3 lab to subsequently allows safe handling even in a BSL-2 environment.

Inactivation **should be** carried out in a **BSL-3** environment of containment at the National Reference Laboratory, guaranteeing the adequate use of personal and environmental protective measures (management of biological risk and good practices in the laboratory) and according to the recommendations below.

The recommendations proposed below are general and have been compiled from various international publications. However, these recommendations can be subject to later modifications in accordance to the advances in the knowledge of the disease and the etiologic agent.

> *Each health institution **should** have its own biosafety manuals, aligned with policies of quality and good laboratory practices. Furthermore, a risk assessment should be performed before initiating any process.*
>
> ***Contact with the samples should always be restricted and unnecessary manipulation should be avoided.***

[1] These recommendations can be subject to later modifications in accordance to the advances in the knowledge of the disease and the etiologic agent.

1

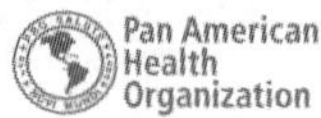

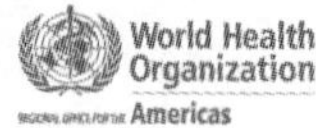

Considerations about the sample

- Samples should be used only in order to analyze the minimum necessary for the etiological diagnosis and management of the patient.
- The type of sample recommended for the virological diagnostic is whole blood (5mL, preferably in a collection tube with EDTA); however, serum or plasma can also be used for the diagnosis[2].
- For the follow-up and monitoring of biochemical and hematological markers of the patient, a second sample of whole blood, serum, or plasma should be taken, according to the test to be carried out and the analyte to determine (tube with EDTA, sodium citrate, sodium fluoride, heparin or dry tube).
- Oral swab is indicated only for *post-mortem* cases or in situations where the blood sample is impossible to obtain. It should be collected in universal viral transportation media (VTM), only by trained personnel. The sensitivity of detection by laboratory techniques in this type of sample is low.
- Once collected, the sample should be transported to the laboratory with the appropriate precautions: secondary container within the hospital or health facility and triple packaging for land transport toward laboratories outside the establishment (see document: *In-Country shipment: How to safely ship human blood samples from suspected Ebola cases within a country by road, rail and sea*. WHO, 2014).
- Laboratory staff should be previously notified about the shipment of the sample.
- Sample **should not be abandoned** at any time.

Considerations about the laboratory

- Maintain the number of people involved with the management of the sample at a minimum. All nonessential staff should evacuate the area where the sample will be processed.
- The inactivation and manipulation of the sample should be carried out in a BSL-3 environment of containment, for which the laboratory should have at least one verified and annually certified class II biosafety cabinet or, preferably, class III biosafety cabinet (see Manual on Maintenance for Laboratory Equipment, PAHO/WHO, 2005). Furthermore, the installations should have a sink with water supply, a refrigerator and a water bath or heating block (for the inactivation of the sample by heat; see below).
- The samples **should only be opened within biosafety cabinets** (class II or III). If a centrifugation process is required, it should be done in equipment with closed buckets[3].

[2] The sample for virological diagnosis (**viral detection at the WHO Collaborating Center Lab**) should be send without inactivating. However, in special circumstances sending inactivated samples may be considered (category B or exempt), previous consultation with the PAHO regional office and the Collaborating Centre.

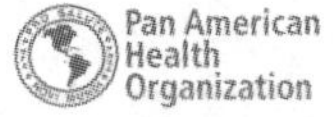
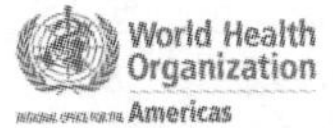

- Laboratory staff that treats the samples should wear all the personal protective equipment (PPE) recommended for the sampling, including goggles with lateral protection, laboratory cap, N95 mask (for aerosol-generating processes), waterproof cover of shoes and gowns (aprons) (disposable, insofar as possible)[4].
- The sample should be inactivated and handled **only** by professionals fully trained and qualified for the management of potentially infectious specimens with high-risk pathogens.
- For biochemical and hematological tests, the use of equipment or closed analytical systems is highly recommended (to minimize contact with the sample).
- Upon leaving the laboratory, assure removal of all the PPE and place them in a biological risk bag in order to continue the regular sterilization processes.
- **DO NOT ATTEMPT TO PERFORM VIRAL ISOLATION.**

INACTIVATION OF SAMPLES

The following methods to be performed **under BSL-3** conditions, are appropriate **to reduce viral infectiousness** and thus permit processing of the samples even in BSL-2 conditions, **only for molecular detection** and **some limited tests for monitoring of patient**, using adequate precautions and complete PPE[5].

> For differential diagnosis with other microorganisms, it is recommended to perform molecular tests (genomic detection by PCR), with inactivated sample, **ONLY** if these protocols are **ALREADY standardized** in the National Laboratory of Health (central or reference). Otherwise, **do not attempt handle the sample**. In any case, sample(s) **should** be sent (category A, triple packaging) to a WHO Collaborating Center (please see PAHO/WHO guidelines).

Inactivation for specific etiological diagnosis by molecular tests (PCR)

- For molecular diagnosis of any pathogen, the inactivation processes should ensure a total loss of the infectiousness while conserving the integrity of the nucleic acids.

---

[3] Procedures that have probability of producing aerosols or splatters (for example centrifugation) should be avoided and **only be carried out if they are strictly necessary.** They should never be carried out outside a biosafety cabin.

[4] If laboratory staff is accidentally exposed to the infectious material (for example, through puncture, cuts or abrasions in the hands) the part affected should be wash immediately with abundant soap and water and apply a disinfectant solution.

[5] The virological confirmation (definitive) of infection **should** be carried out in one of the WHO Collaborating Centers, by at least two different diagnostic platforms and with samples without inactivating.

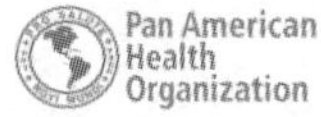
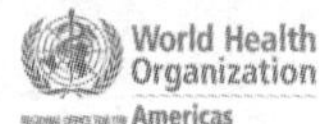

- In general, the use of highly denaturing conditions destabilizes the viral envelope, eliminates cellular nucleases, and maintains the structure of RNA for later analyses. Thus, the use of lysis solutions composed with guanidine salts (guanidine thiocyanate, guanidine isothiocyanate) has proven to be efficient for the inactivation of enveloped RNA viruses. There are different commercial reagents widely used in the laboratories familiarized with molecular techniques (for example *Tripure©*, *Trizol©*) that offer a very good performance. Furthermore, most of the RNA extraction kits (viral or total) provide lysis buffers with the required denaturing characteristics. In any case, instructions of the manufacturer and standardized protocols of each laboratory should be followed, as well as the established personal protective measures.
- Complete autopsy in fatal cases under suspicion of infection by Ebola virus, is **contraindicated** in order to avoid any contact with organs. However, a skin sample for *post mortem* confirmation of the case can be taken and immediately fixed at 10% buffered formalin (or 2.5% glutaraldehyde), with enough time that makes it possible to completely penetrate the sample. This sample will be useful for molecular detection with adequate protocols for extraction from paraffin embedded tissues.
- The viral transport medium where the oral swab is preserved , can be inactivated and processed for molecular detection as described above. Please make sure you carefully remove the swab in a bag for infectious waste for disposal (incineration).
- Finally, samples for PCR amplification can be also inactivated through heat treatment at 60°C during 60 min. However, in order to increase the biosafety, use of a denaturing solution in combination with the inactivation by heat is recommended.

Inactivation for clinical assays

- Inactivation by heat at 60°C during 60 min for serum samples or other organic fluids is recommended. The heating does not significantly affect the estimates of electrolytes (sodium, potassium, magnesium) as well as urea, urates, creatinine, bilirubin, glucose, and C-reactive protein. However, studies have demonstrated that enzymes such as the alkaline phosphatase and transaminases are inactivated or in any case its determination is altered. This temperature can also affect the serological tests (determination of antibodies).
- The treatment of serum or other organic fluids with 10 ml of 10% Triton X-100 by ml of liquid during 1 hour is also recommended to reduce viral titers. However, since it is a detergent, those tests where the cellular preservation is necessary will be altered.
- The slides for **thick blood** film should be fixed in 10% buffered formalin during 15 min and subsequently be washed (at least 3 times) with distilled water pH 7.0 before carrying out the staining.
- The blood smears should initially be fixed by 5 min in methanol and subsequently 15 min in 10% buffered formalin, followed by 3 washings with distilled water pH 7.0 before carrying out the staining. Optionally, fixation with methanol can be extended to 30 min, followed by dry heat (95°C) during 1 hour.

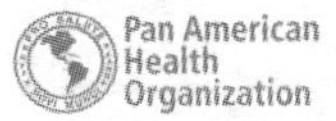
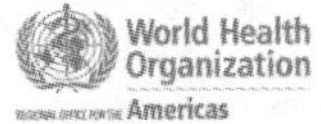

- Serum samples for ELISA based determinations can be inactivated with final concentrations of 0.2% of sodium dodecyl sulphate (SDS) / 0.1% Tween 20 and heat treatment at 60°C 15 min.

If the sample was taken and processed under a different clinical orientation, and subsequently EVE is suspected, the sample should be sent immediately and under the appropriate packaging conditions (IATA, category A) to the WHO collaborating center. All surfaces (biosafety cabinets, laboratory tables, equipment, etc.) where the sample has been worked on should be disinfected with 0.5% hypochlorite.
All laboratory staff that have had contact with the sample should be considered as EVE contact.

Cleaning and decontamination of environment, laboratory equipment and PPE

- Abundant supply of disinfectant should be guaranteed, including 0.5% sodium hypochlorite, 70% (w/v) alcohol and 1% glutaraldehyde.
- Accidental spilling of potentially contaminated material should be covered immediately by at least 30 min with a absorbent pad (or towel) saturated with 0.5% sodium hypochlorite, and then cleaned with absorbent material impregnated with 0.5% sodium hypochlorite. Waste should be placed in a biological risk bag for further destruction.
- The holders of the centrifuge (buckets) and rotors should be sterilized in autoclave or by immersion in 1% glutaraldehyde (in a sealed container) during 10 min.
- Any automated equipment should be decontaminated with 0.5% hypochlorite (repeated cycles of cleaning). If the manufacturers recommend an alternative procedure of decontamination, then it should be verified that it is adequate in order to inactivate agents such as Ebola virus; if it is known that the process is sufficient for the inactivation of hepatitis C or hepatitis B viruses, then it will be adequate for filoviruses.
- Any reusable PPE should initially be washed with water/detergent solution and subsequently soaked in 0.5% hypochlorite solution (minimum 30 min; leaving it overnight is highly recommended) for decontamination. The disposable equipment should be placed in leak proof biological risk bags, within covered containers for later destruction (incineration) (see document *Interim Infection Prevention and Control Guidance*, WHO 2014).

Elimination of biological waste

Waste should be segregated in a place designated only for this purpose, allowing proper and safe handling.

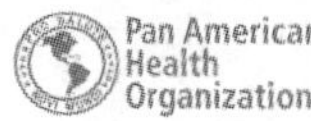

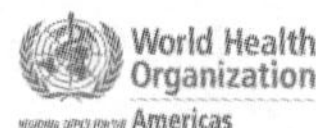

- Sharp objects (for example, needles, syringes, glass items) and tubes that have been in contact with blood or body fluids, should be discarded in puncture resistant containers for further destruction (incineration).
- Infective solid waste, non-cut sharp items should be collected in leak proof biological risk bags and placed within covered containers.
- Solid waste should be sterilized by high pressure steam heat (in autoclave of sufficient size that permits the adequate steam flow and with physical or biological indicators that ensure effectiveness of the process) or directly incinerated (in conventional double chamber incinerator).
- Wastes such as stool, urine and vomit, or liquids from the washing, can be discarded directly in the drainage, toilet or latrine[6].

- The designated area for treatment and final disposal of the waste should have controlled access to avoid the entry of animals, untrained personnel, or children.
- **DO NOT STORE BIOLOGICAL SAMPLES WITHOUT INACTIVATING, UNDER BSL-2 CONDITIONS**

For the final disposal, previously sterilized or incinerated waste should be buried or taken to sanitary landfills authorized by the responsible health authority and according to the current legal standards.

[6] See document *Interim Infection Prevention and Control Guidance* (section: *waste management*), WHO 2014

第五章 监测组 – 附件 3

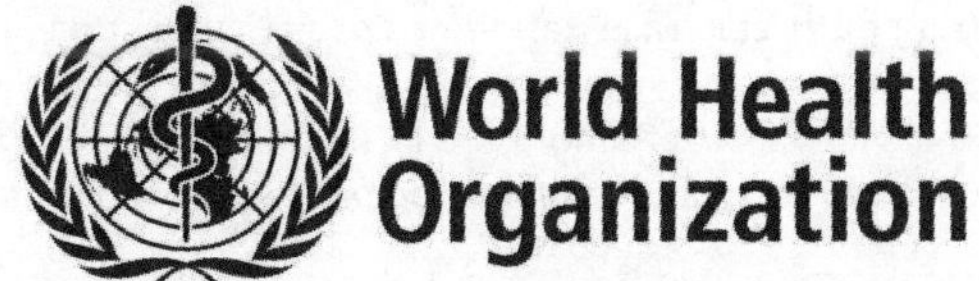

Case definition recommendations for Ebola or Marburg Virus Diseases

As of 09 August 2014

1. Routine surveillance: standard case definition recommended by WHO-AFRO for the notification of Ebola or Marburg cases

These case definitions are taken from the Technical Guidelines for Integrated Disease Surveillance and Response (IDS) in the African Region, available at the following web address:
http://www.afro.who.int/en/clusters-a-programmes/dpc/integrated-disease-surveillance/features/2775-technical-guidelines-for-integrated-disease-surveillance-and-response-in-the-african-region.html

Suspected Ebola or Marburg cases for routine surveillance:
Illness with onset of fever and no response to treatment for usual causes of fever in the area, and at least one of the following signs: bloody diarrhoea, bleeding from gums, bleeding into skin (purpura), bleeding into eyes and urine.

Confirmed Ebola or Marburg cases for routine surveillance:
A suspected case with laboratory confirmation (positive IgM antibody, positive PCR or viral isolation)

Note: During an Ebola or Marburg outbreak, surveillance should sue the case definitions described in section 2, 3 and 4.

2. Community-based surveillance: standard case definition

This definition of "alert cases" for Ebola or Marburg virus disease has been developed for use by the community or community-based volunteers. It may be used for community-based surveillance during the pre-epidemic phase and during the outbreak.

Alert case:
Illness with onset of fever and no response to treatment of usual causes of fever in the area,
OR at least one of the following signs: bleeding, bloody diarrhoea, bleeding into urine
OR any sudden death

Instructions:
If an alert case (living or dead) is identified:
Report the case to a surveillance team or to the closest health centre

3. During an Ebola or Marburg outbreak: case definitions used by the surveillance

Important: during an outbreak, the case definitions are likely to be modified to be adapted to new clinical presentation(s) or different modes of transmission related to the local event

3a. Case definition to be used by mobile teams or health stations and health centres

SUSPECTED CASE:
Any person, alive or dead, suffering or having suffered from a sudden onset of high fever and having had contact with:
- a suspected, probable or confirmed Ebola or Marburg case;
- a dead or sick animal (for Ebola)
- a mine (for Marburg)

OR: any person with sudden onset of high fever and at least three of the following symptoms:
- headaches
- anorexia / loss of appetite
- lethargy
- aching muscles or joints
- breathing difficulties
- vomiting
- diarrhoea
- stomach pain
- difficulty swallowing
- hiccup

OR: any person with inexplicable bleeding

OR: any sudden, inexplicable death.

Instructions when a suspected case has been identified:
- Report the case to the surveillance team
- After obtaining express consent, collect a sample
- Fill in a case notification form
- Draw up a list of contacts of the suspected case

If the subject is alive, explain to the patient and his/her family the need to go to hospital to receive adequate medical care. After having obtained the consent of the patient or his/her family arrange for transfer. If the subject has passed away, explain to the family the need for conducting a safe burial. After obtaining consent, coordinate funeral arrangements with the burial team.

3b. Case definition for exclusive use by hospitals and surveillance teams

PROBABLE CASE:
Any suspected case evaluated by a clinician
OR: Any deceased suspected case (where it has not been possible to collect specimens for laboratory confirmation) having an epidemiological link with a confirmed case

Note: if laboratory specimens are collected in due time during the illness, the preceding categories are reclassified as "laboratory confirmed" cases and "non-case".

LABORATORY CONFIRMED CASE: Any suspected or probably cases with a positive laboratory result. Laboratory confirmed cases must test positive for the virus antigen, either by detection of virus RNA by reverse transcriptase-polymerase chain reaction (RT- PCR), or by detection of IgM antibodies directed against Marburg or Ebola.

NON-CASE: Any suspected or probable case with a negative laboratory result. "Non-case" showed no specific antibodies, RNA or specific detectable antigens.

4. Standard definition for contacts persons of Ebola or Marburg cases

Important: during an outbreak, the contact definitions are likely to be modified to be adapted to newly reported infection risk factors related to the local event

Ebola or Marburg case contacts:
Any person having been exposed to a suspect, probable or confirmed case of Ebola or Marburg in at least one of the following ways:

- has slept in the same household with a case
- has had direct physical contact with the case (alive or dead) during the illness
- has had direct physical contact with the (dead) case at the funeral
- has touched his/her blood or body fluids during the illness
- has touched his/her clothes or linens
- has been breastfed by the patient (baby)

Provided that this exposure has taken place less than 21 days before the identification as a contact by surveillance teams.

Contacts of dead or sick animals:
Any person having been exposure to a sick or dead animal in at least one of the following ways:

- has had direct physical contact with the animal
- has had direct contact with the animal's blood or body fluids
- has carved up the animal
- has eaten raw bush-meat

Provided that this exposure has taken place less than 21 days before the identification as a contact by surveillance teams

Laboratory contacts:
Any person having been exposed to biological material in a laboratory in at least one of the following ways:

- has had direct contact with specimens collected from suspected Ebola or Marburg patients
- has had direct contact with specimens collected from suspected Ebola or Marburg animal cases

Provided that this exposure has taken place less than 21 days before the identification as a contact by surveillance teams

Other infection risk factors include: contact with a hospital where Ebola or Marburg cases are being treated; infection; or vaccination in the 21 days preceding the onset of symptoms.

The contact person should be followed for 21 days after exposure.
If the contact person is asymptomatic for 21 days after exposure, he released the follow-up.

第五章　监测组 – 附件 4

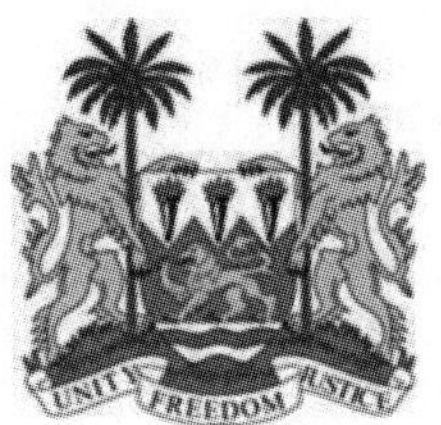

Sierra Leone Emergency Management Program Standard Operating Procedure for Contact Tracing

Approved By: EOC Surveillance Pillar

Date Approved: 17th September 2014

Contents

1. INTRODUCTION

a. Background: Contact tracing is an integral component of outbreak control. Persons who have close contact with Ebola cases are at increased risk of developing Ebola virus disease (EVD). Contacts must be systematically identified and followed for 21 days (the maximum incubation period of Ebola) following exposure to EVD cases. Prompt identification, isolation, and treatment of new EVD cases is critical to interrupting the transmission of Ebola virus in community and ending the outbreak.

b. Purpose. This standard operating procedure (SOP) describes the structure and implementation of an effective and efficient contact tracing program. The SOP provides standardized guidance for all districts that engage in contact tracing activities including training materials for contact tracers and supervisors.

c. Scope. This SOP applies to the district contract tracing supervisors and contact tracers.

d. Responsibilities.

(1) Contact tracer supervisors: monitor progress of contact tracing; provide guidance and advice to contact tracers.

(2) Contact tracers: interview all contacts of EVD cases; identify contacts with suspected illness.

(3) Contact tracer supervisors, tracers, and monitors will be trained prior to deployment. MOH, UNFPA, CDC, WHO, and/or IRC will be responsible for implementing trainings including refresher trainings (see Training Packages Appendices).

e. Authorities (as needed). Contact Tracers and Supervisors, regardless of affiliation, fall under the authority of MOH, but work collaboratively with CDC, WHO, UNFPA and other partners engaged in the ebola response.

2. ROLES OF TEAM MEMBERS AND REMUNERATION

2.1 Case Investigation Teams – responsible for line listing contacts

Line listing should be completed by the case investigation team for both cases and deaths. The case investigation teams are the first responders to all alerts, and investigate all cases and deaths, determine if they are a suspected or probable case, and then complete the case investigation form. All open medical facilities especially from holding centers/treatment centers should also immediately report walk-in suspect cases to district surveillance focal point or Ebola alert call centers. Once patient is confirmed positive, the case investigation team should line list their contacts and contact tracing should begin.

The case investigation teams need to be well trained, including probing for exposures (i.e., asking about exposure to treatment by traditional healers, exposure to multiple sexual partners, family structure and social networks, participation in burial rituals, etc). If at all possible, case investigation teams should also be provided with an updated list of districts and national hot spots to determine if cases have travelled recently to these places.

2.2 Contact Tracer – responsible for daily monitoring of contacts

These staff have been supplied by multiple NGOs and conduct daily visits to contact houses. They need to be trained on how to safely conduct tracing and the importance of quickly reporting all identified ill contacts. They are key to breaking transmission of EVD.

2.3 Contact Tracing Supervisors – responsible for supervision of the contact tracers

In some districts, Community Health Officers (CHO) supervise the contact tracers, from the Community Health Center (CHC), where the CHO is also responsible for clinical care for patients. Supervisors are responsible for daily communication with the monitors on the number of contacts they see, explanations of the whereabouts of contacts they were unable to see, and the number of contacts that are symptomatic. This information is then compiled on a daily basis, and submitted to the designated District Surveillance Officer (DSO), who compiles and submits to the Department of Disease Prevention and Control (DPC).

Supervisors should be supported to travel on a daily basis to conduct daily monitoring and reporting. To ensure proper management, supervisors should follow between 15-20 in urban areas and 10 in rural areas. The number of supervisors should therefore be increased based on the current number of contact tracers, and continue to increase as new cases are confirmed, and more contacts need to be monitored.

2.4 Community Health Officers (CHO)—Work with Supervisors to monitor tracing efforts

CHOs will work with the Contact Tracing Supervisors to monitor tracing efforts in their chiefdoms. CHOs will also report directly to the DSO and identify monitors (potentially teachers) to provide quality assurance as well.

2.5 District Contact Tracing Coordinator - responsible for supervision of the Contact Tracing Supervisors and compilation of district data (this may be the DSO or someone in his office)

The District Contact Tracing Coordinator is a member of the surveillance team who works under the direct supervision of the District Surveillance Officer (DSO) and is responsible for the daily supervisions and management of the Contact Tracing Supervisors, and also the daily and weekly compilation of data on contact tracing activities in the district.

Independent Monitoring of Contacts Traced

To independently verify that all contacts of EVD cases are monitored for the required period, the following procedures will be carried out under the guidance of the MOHS:

- Districts will update and forward the line listed contacts to monitoring body (i.e. NGO partner) daily
- ~5% of all line listed contacts will be called or seen by the independent monitors every week to verify that they have been visited by a contact tracer
- The monitoring body will compile and submit weekly reports to the District and biweekly reports to the surveillance pillar

Pay Structure

All contact tracers (Community Health Workers or others), contact tracer supervisors (CHOs or others) and District Surveillance Officers (DSOs) will be paid according to approved government rates.

3. PROCEDURES

Overview of the Contact Tracing Process

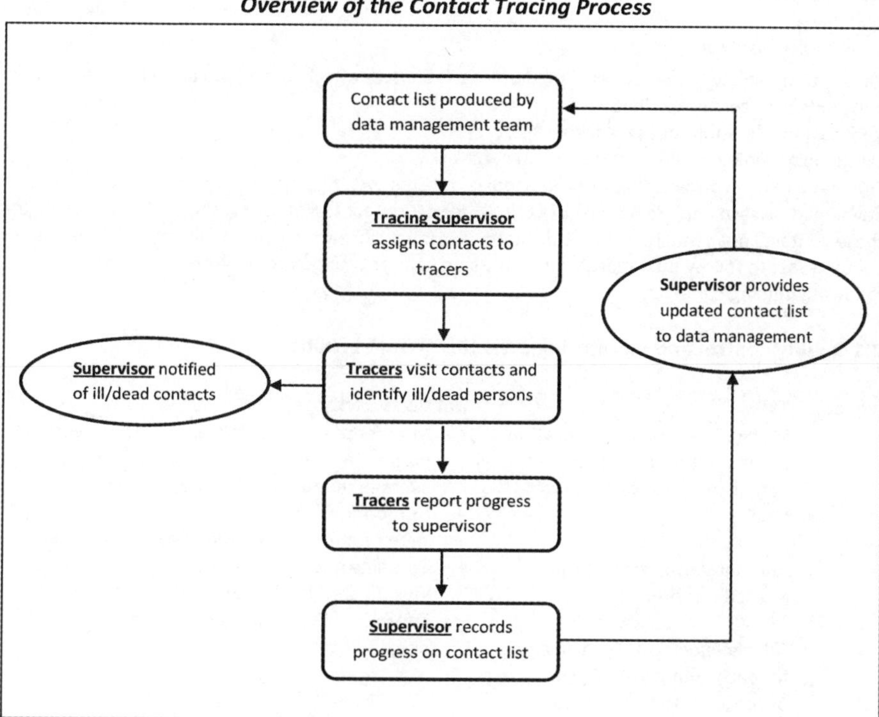

3.1 Supervision for contact tracing

3.1.1 Supervision for contact tracing involves the following tasks:

Reporting

- Receiving daily reports from contact tracers on the status of all contacts (not only symptomatic contacts) by 3pm via phone or visit.
- Receiving immediate reports of symptomatic contacts by phone or visit. This information is immediately then reported to the Alert Center at district level, so that the Case Investigation teams can be deployed.
- Compiling daily reports from contact tracers and sending compiled daily report to District Contact Tracing Coordinator by 5pm via phone or visit.

- Notifying contact tracing supervisors (in same district) or DSOs (in other districts) if a contact has traveled to their area. Must include information on location and (when available) phone of the contact.
- Report any additional contacts identified during the tracing process (these may have been missed by case investigators).

3.1.2 Quality control

- Verification of daily follow-up visits made by each contact tracer by random checking with contacts and contact tracers in the field
- Verification of completeness of forms
- On the job training for contact tracers on core tasks
- Follow-up of any contacts that are reported as not seen. As missing contacts may have traveled, developed disease and are hiding or could be dead. Contact tracers are responsible for investigating these contacts not seen, however, the supervisor must closely oversee to minimize the number of contacts lost to follow-up. Chains of transmission cannot be interrupted without finding and following missing contacts.

3.1.2.1 Quality control and monitoring activities should include:

Frequency	Task	Details to verify
Daily	Ideally: Daily phone verification of the *Contact Tracer Form* at 3pm (supervisor calls contact tracer) Alternatively if contact tracer is located remotely. Fill in a *Supervisor Daily Record* for each contact tracer, number of contacts, followed, status, missing	▪ Number of contacts followed that day versus the number of contacts recorded on form (remember, average number is 10 contacts per case) ▪ Number of contacts well, symptomatic and not seen (not just symptomatic contacts) ▪ Contacts not seen in the past 24 hours should be investigated by the contact tracer using all the information they can gather from the family or neighbours
Weekly	Meet with contact tracer in person Fill in *Contact Tracing Weekly Summary Form*	▪ Completeness of the form per contact (demographic information, symptoms) ▪ Review contacts not seen to determine if sufficient follow-up was done or if there is additional investigation to be done
Weekly	Four random visits per week to observe contact tracers Ask contacts if they have been seen for the required number of days	▪ Without contact tracer: assess whether all contacts are followed up ▪ With contact tracer: Assess adherence to the symptom-verification protocol and questioning on symptoms ▪ With contact tracer: Evaluate the accuracy of questioning and ability to probe

3.1.2.2 Special situations

Situation	Action
No daily report received from tracer	Supervisor calls tracer. Failing to answer, staff should follow up in person with tracer.
Tracer lists no/few reports of symptoms among any contacts several days in a row	Spot check directly observing contact tracer in the field to assess tracer's ability to investigate symptoms and/or whether contacts have been visited
Contacts are repeatedly not seen	Spot check should be done to verify whether missing contacts can be found and/or whether contacts have been visited
Number of contacts listed is consistently low (0-5 per case)	Verify with case investigation team when line listing staff as to whether the contact detection

3.2 Procedures for Contact Tracing Supervisors

3.2.1 Obtain a daily contact list: The contact tracing supervisor, referred to hereafter as the supervisor, will review the list of all contacts (Appendix 1) that require follow up with the data management team or DSO.

3.2.2 Assign contacts to tracers: The supervisor will assign contacts to tracers. The supervisor should assign 15-20 contacts per tracer in urban areas and ~10 in rural areas and make every attempt to minimize the distance between tracers and contacts. The supervisor calls each tracer and provides each tracer's list using dedicated contact tracing cellphones.

3.2.3 Provide assistance to deployed tracers: Supervisors will be available throughout the workday to provide assistance and advice to tracers when questions or concerns arise. Supervisors should be prepared to assist in the following situations:

- *A contact refuses to be interviewed*: The supervisor should contact the DSO.
- *A contact cannot be found*: The supervisor will consult with the data management team to see if there is additional location information in the VHF database. The supervisor will direct the tracer to ask community members about the contact's likely whereabouts. If the contact cannot be found, the supervisor should note this on the contact listing form (Appendix 1).

- *A contact is ill*: If the contact's illness appears unrelated to EVD and does not have a fever or *history of fever*, the supervisor will recommend that the contact seek care at the community health clinic. If the contact has any signs or symptoms suggestive of EVD, the supervisor will notify the alert team. The supervisor will direct the tracer to keep a safe distance from the contact but remain in the area until the alert team arrives.

3.2.4 Review contact tracing progress: At the end of the workday, the supervisor will, either in person or over the phone, review list of contacts assigned for the day with each tracer. The supervisor will note where each contact was seen and confirm that the contact appeared ill or well on the list of contacts (Appendix 1).

3.2.5 Review safety and security concerns: The supervisor will also inquire about any situations that placed the tracer's health or safety at risk during the workday:

- *Tracer who is ill*: The tracer will contact the supervisor, be removed from his or her work duties, and instructed to isolate him or herself at home?
- *Tracer encounters resistance or hostility in the community*: The supervisor will note where and when incidents happen and make a determination about whether the tracer should continue work in the community. Serious concerns should be discussed with the DSO.

3.2.6 Provide progress report to data management team: The supervisor will provide the data management team and/or DSO with updates about all contacts in order to update the VHF database.

4. Meet in-person with tracers at least once per week: Supervisors will arrange to meet all contact tracers at least one time per week **in person** to discuss problems and challenges that are encountered during the tracing process. Supervisors will obtain copies of all completed tracing forms (Appendix 2)

3.3 Checklist for Contact Tracing Supervisors

- ❑ Obtain daily contact list from data management team or DSO
- ❑ Assign contacts to tracers
- ❑ Monitor contact tracers during workday – provide advice and assistance by phone
- ❑ Review contact tracing progress with tracers at the end of every day

- ❑ Review any safety or security concerns with contact tracers (check if tracer is ill)
- ❑ Provide contact tracing progress report to the data management team or DSO

3.4 Procedures for Contact Tracers

1. Review contact list with supervisor: Every morning, either in person or over the phone, the contact tracer will speak with his or her supervisor to review the list of contacts for the day (Appendix 1). Fill out one contact tracing form (Appendix 2) for each contact that will be interviewed. Review checklist of equipment and materials required for the field (Appendix 3).
    - *Meet supervisors at least once a week in person*
    - *Supervisors can assign contacts as they are added to VHF*
    - *During the week, communicate by phone*

2. Travel to work area and locate contacts: When meeting contacts, contact tracers should observe local customs of greeting with following exceptions:
    - **Do not make physical contact** like shaking hands or hugging. Explain this is to prevent the spread of Ebola.
    - If offered to sit, **remain standing** and politely explain that you will not be staying long and will perform the interviews quickly.
    - Do not go for contact tracing while donning personal protective equipment like masks, gloves, or gowns.

3. Explain the purpose of the interview to the contact or head of household. Carefully explain that you will:
    - Ask several questions regarding the health of persons who had close contact with an Ebola case.

    If one or more contacts decline to be interviewed:
        - Explain that your visit is to ensure the health of the community and to help ill persons to receive medical treatment.
        - If the contact still refuses to be interviewed, thank them for their time and leave immediately. Note that the contact refused interview on the contact tracing form (Appendix 2).

    If the contact cannot be found at home:
        - Notify the tracing supervisor immediately.
        - If family members of the contact are available, inquire about the contact's whereabouts.
        - If possible, arrange a time to interview the contact later in the day.

4. Interview each contact in the following sequence:
    - Ask the contact if they are feeling ill or if health has worsened since last interview. Record any symptoms on tracing form.
    - Observe contact for any signs of illness.

If the contact has a fever or is ill: The contact tracer should **notify the tracing supervisor immediately by name.** Provide reassurance to the contact and urge them to remain in the home until further assessment can be performed.

If the contact is well: Record this on the contact tracing form.

5. Inquire if there are any persons in the house who are **not** on the contact list who are ill. If there are other ill persons in the house, notify your contact tracing supervisor.
6. Thank the contact for his or her time and explain that you will be visiting daily for 21 days.
7. Perform hand hygiene: Tracers will cleanse hands by washing with soap and water. If soap and water are not available, tracers will use an alcohol-based hand sanitizer that is carried with them at all times.
8. Complete interviews of contacts on list.
9. Meet (in person or by phone) with contact supervisor upon completion of interviews and provide information on the health status of all contacts interviewed. Keep copies of tracing forms and provide to supervisor when meeting in person.

3.4.1 Checklist for Contact Tracers

- ❑ Review contact list with supervisor.
- ❑ Travel to community and locate contacts.
- ❑ Explain purpose of interview to contacts.
    - If contact declines interview, contact supervisor.
    - If contact cannot be found, try to locate contact and call supervisor.
- ❑ Perform interview.
    - If contact has fever or is ill, call the supervisor
    - Record health status on tracing form (Appendix 2)
- ❑ Inquire about other persons in the household who may be ill.
- ❑ Thank contact for his or her time.
- ❑ Perform hand hygiene.

- ❑ After completing interviews of all contacts, call supervisor to provide report using tracing forms (Appendix 2).
- ❑ Meet in person with supervisor at least once per week and provide copies of completed tracing forms (Appendix 2).

3.4.2 Structure of contact tracing system

Case	Origin	Contact tracing approach
Confirmed and probable cases	Contact list	New contacts line listed and followed for 21 days Contacts already line listed from previous case, followed for another 21 days
Confirmed and probable deaths (corpse)	Contact list	New contacts line listed and followed for 21 days Contacts already line listed from previous case, followed for another 21 days
Confirmed and probable cases	New site	Contacts line listed and monitored for 21 days
Confirmed and probable deaths (corpse)	New site	Contacts line listed and monitored for 21 days
EVD-negative case	Holding center	Patient is line listed as a contact and monitored for 21 days

3.4.3 Community Engagement

To ensure community ownership, participation of community structures should be encouraged. Additionally, contact tracers must be recruited and operate within the community they live. This will serve to empower communities to be active in the fight against Ebola. The contact tracing structures can be used for subsequent community based interventions

Appendix 1: Viral Hemorrhagic Fever Contact Listing Form

VIRAL HEMORRHAGIC FEVER CONTACT LISTING FORM

Case Information

Case ID	Surname	Other Names	Head of Household	Village	Sub-County	District	Date of Symptom Onset	Date of Admission to Isolation	Date of Death

***For all information on location, please list information on where the contact will be residing for the next month.*

Contact Information

Surname	Other Names	Sex (M/F)	Age (yrs)	Relation to Case	Date of Last Contact with Case	Type of Contact (1,2,3,4)* list all	Head of Household	Village	District	Sub-County	Village Leader	Phone Number	Healthcare Worker (Y/N) *If yes, what facility?*

*Types of Contact:
1 = Touched the body fluids of the case (blood, vomit, saliva, urine, feces)
2 = Had direct physical contact with the body of the case (alive or dead)
3 = Touched or shared the linens, clothes, or dishes/eating utensils of the case
4 = Slept, ate, or spent time in the same household or room as the case

Contact Sheet Filled by: Name: ____________ Position: ____________ Phone: ____________

Page 14 of 19

Appendix 2: Contact Tracing Form

Ministry of Health and Sanitation Sierra Leone: Contact Tracing Form for Ebola Outbreak

County: ______________ **District:** ______________ **City/Town:** ______________

Name of patient: ______________ **Sex:** M / F **Age:** _____ **Status:** Suspected/Probable/Confirmed **Case #:** ______________

Patient's Contact Number: ______________ **Patient relative contact's number:** ______________

Name of contact: ______________ **Address (Community/Village):** ______________

Name of Town Chief/Village leader: ______________ **Contact Number:** ______________

Type of Contact in the last 21 days 1. Slept or ate in same household as the case 2. Direct physical contact with body of case 3. Touch body fluids (saliva, urine, feces) 4. Manipulation of clothes or other objects 5. Breast feeding of child 6. Funeral attendance

Date of last contact (MM/DD/YY): ____/____/2014 **Tracer's name:** ______________

Instructions: Please write 'Y' for yes and 'N' for no in the correct cell **Tracer's Contact Phone number:** ______________

SYMPTOMS/SIGNS	DAYS AND DATE FOLLOW UP																				
	/	/	/	/	/	/	/	/	/	/	/	/	/	/	/	/	/	/	/	/	/
	1	2	3	4	5	6	7	8	9	10	11	12	13	14	15	16	17	18	19	20	21
Fever																					
Muscle pain																					
Joint pain																					
Neck rigidity																					
Weakness																					
Nausea or Vomiting																					
Diarrhea (non-bloody / bloody)																					
Abdominal pain																					
Headache																					
Backache																					
Chest pain																					
Sore throat or swallowing																					
Rash																					
Bruising																					
Red eyes																					
Any bleeding																					
Jaundice																					
Other symptoms:																					

Page **15** of **19**

Appendix 3: Required Equipment and Materials

- ❑ Ebola Contact Listing Form
- ❑ Ebola Tracing Form
- ❑ Writing instruments (at least two pens or pencils)
- ❑ Waterproof folder
- ❑ Cellphone – ensure fully charged
- ❑ Alcohol-based hand sanitizer (this should be high alcohol content)

Training Package Appendix

EBOLA ALERT CRITERIA

FEVER plus 3 of the following symptoms:

- Vomiting
- Headache
- Nausea
- Diarrhea
- Difficulty breathing
- Fatigue
- Abdominal pain
- Loss of appetite
- Muscle or joint pain
- Unexplained bleeding
- Difficulty swallowing or hiccups

OR Anyone who is ill and:

Cared for someone with **EBOLA**

Attended a funeral of someone with **EBOLA**

OR Any Unexplained death

Being a Contact Tracer

Presentation with help from UNFPA, CDC, MOH and other partners

Being a Contact Tracer SUPERVISOR

Presentation with help from UNFPA, CDC, MOH and other partners

Page **19** of **19**

第五章 监测组 – 附件 5

January 2015

Surveillance Guidance to Districts

Section 1 - Essential Components of a Surveillance System for Districts With High Levels of Transmission

Draft definition of high levels of transmission

- More than 100 cases reported from specific geographic hotspots
- More than 50 cases where the cases are reported from more than 50% of the chiefdoms in the district

Rationale for approach

1) The number of cases overwhelms and /or stretches the existing capacities for surveillance and response. There are not enough resources to

- Conduct forensic case investigations
- Monitor and chase down all transmission chains
- comprehensive contact tracing is not possible, particularity in hotspots and densely populated slum areas almost everyone is a case contact

2) The focus remains on passive alert reporting that is promoted by social mobilisation activities encouraging the general public to report signs and symptoms early. CEBS may overwhelm the response system as the sensitivity of the system, even with triggers, is higher than other approaches to surveillance with lower specificity

3) Given that within a district there will be a mix of hotspot and chiefdoms with moderate transmission the districts should consider if elements of the moderate transmission approach should be adopted in parts of the district. For example: the introduction of CEBS in these chiefdoms

Essential Components and Activities

The main aim is for the districts to enhance the Ebola Alert surveillance and case investigation to ensure that as many cases as possible are identified and evacuated to health facilities and that household contacts are monitored by contact tracers.

There are 4 main components of the routine surveillance and response activities:

1. Alert reporting
2. Weekly reporting
3. Targeted contact tracing
4. Alert follow up and case investigation

Table 1: Components of a surveillance system

	Identify	Report	Analyse and Interpret
1. Alert reporting	The Ebola case definition is applied to reports collected through a designated telephone number	Members of the general public and health care facilities report suspected Ebola cases and deaths to the designated telephone line	Reports meeting the Case definition are collated and passed on to the DSO The reports include basic time place person information
2. Weekly reporting	23 categories of data at chiefdom level and 4 at district level. There are definitions for each category	The data is reported each Tuesday (reporting week Monday to Sunday) by the district level to DPC	The DPC surveillance team analyse the data and provide district level reports back to the district each Thursday
3. targeted Contact tracing	Once a confirmed or probable Ebola case is identified the DSOs generate a household line list	The contact tracing teams visit the household for 21 day after last contact with the case	Each day the contact tracing teams report any ill case contacts

4. Alert follow up

All suspected, confirmed and probable Ebola cases and deaths reported to the DSO are investigated and a CIF form is completed

2

Difference in approach between high transmission districts and all other districts

- Focus is on strengthening the basic systems by reinforcing the sops and minimum requirements of the system
- Case investigations and alert follow up focus on the correct classification of case and alerts and rapid evacuation – transmission chains, exposure assessments and comprehensive case contact tracing are not possible

Recommendations for the district plans in high transmission districts

Districts: Port Loko and Western Area

Plans should include:

1). Evaluating Alert reporting to ensure

- Incoming reports are correctly classified
- All phone calls are answered
- All alerts meeting the definitions are investigated
- When alerts are discarded by the surveillance team the classification is correct. This should be included in daily supervision meetings. The surveillance team discuss the rationale for the discarded alert classification with the DSO or relevant surveillance team lead each day. In addition repeat calls related to discarded alerts should be monitored and investigated.

2) Weekly reporting of aggregate Ebola response data

- Identify sources of the data
- Identify a data manager to collect, clean and collate the data for reporting to DPC each Tuesday
- Where data is not routinely collected agree and implement a data collection system

3) Targeted contact tracing

- Matching the number of active contact tracing teams with the epidemiology and geographic spread of transmission
- Retrain the contact tracing teams to undertake follow up of household case contacts and gathering intelligence and rumours about sickness in the surrounding community
- Provide daily supervision and monitoring of contact tracing activities : including a review of all incoming contact lists and daily follow up on missing information, lost to follow up contacts and ill contacts
- Weekly spot checks on all contact tracing teams
- Ensure a data management capacity is in place to manage CT data needs

4) Alert follow up and investigation :

- Matching the number of surveillance teams with the epidemiology and geographic spread of transmission

- Improving supervision and monitoring of the surveillance teams carried out by the DSO
    - Reviewing each case investigation form with the surveillance teams for completeness and accuracy including interrogation of inaccurate information e.g. date of onset of symptoms and date of reporting are the same- with the exception of case contacts followed up immediately this is extremely unlikely
    - Reviewing the laboratory results alongside the epidemiological information to ensure that cases are correctly classified. For example
        - Given the challenge of getting accurate swab results. Swab negative results where the case has an epi link to a confirmed case and a clinically compatible illness should still be considered as a probable death
        - Cases with negative blood results where the sample was taken within 2 days of onset of symptoms should not be discarded. If the suspect case has a clinically compatible disease test another sample
        - Cases with no laboratory result or indeterminate results should not be discarded and should be followed up. Make sure another sample is taken and continue to follow the persons clinical progression. If this is a probable case consider initiating case contact tracing
- Supervision and monitoring of alert responses by the surveillance team leads
    - Each discarded alert and incomplete alert follow up is discussed on a daily basis
- Entry of CIF data into VHF
    - Increase data entry clerks to ensure that there is no more than a 2 day delay in data entry
    - data quality and inputting checks carried out once a week

Section 2 - Essential components of a surveillance system for districts with moderate levels of transmission

Draft definition of moderate levels of transmission

- More than 10 confirmed cases reported in the previous 3 weeks
- Less than 100 cases reported and where the cases are reported from specific geographic hotspots and linked transmission chains. Between 50-100 cases If the cases are reported from more than 50% of the chiefdoms the district may be considered high transmission

Rationale for approach

1) the majority of cases are from hotspot areas and/or chiefdoms and resources can be targeted to ensure that all the chains of transmissions and high risk exposures (for example unsafe burials) are rapidly identified and case contacts identified.

2) there are still enough cases to sustain the Ebola specific resources and systems and the focus is on improving the completeness and quality of the surveillance, case investigation and contact tracing and implementing community event based surveillance.

3) within a district there will be a mix of hotspot and low to no transmission chiefdoms the districts should consider if elements of the low to no transmission approach should be adopted in parts of the district . This may be more appropriate for districts at the lower end of moderate transmission. For example: reduction in contact tracing teams in unaffected chiefdoms or those where cases have not been seen for more than 42 days, phased introduction of IDSR,

Essential Components and Activities

The main aim is for the districts to enhance the Ebola surveillance and response activities to ensure that all cases are identified and investigated rapidly and evacuated to health care facilities, all transmission chains are monitored, interrogated and investigated and all case contacts are identified immediately and 21 day monitoring is established

There are 5 main components of the routine surveillance and response activities

1. Community event based surveillance
2. Alert reporting
3. Weekly reporting
4. Comprehensive contact tracing
5. Enhanced case investigation

For Districts along international boarders there will be an additional competent on cross boarder collaboration and information exchange

Table 1: Components of a surveillance system

	Identify	Report	Analyse and Interpret
1. Community event-based surveillance	Community Health Monitors (CHM): Identify events that meet one of the 5 CEBS alert triggers	CHMs Report events to the Community Surveillance Supervisor (CSS)	The CSS and Chiefdom Health Officer (CHO) review the alert information and may follow up on additional information E.g. verbal autopsies of deaths. They bring together all the information and decide if the event should be reported the ALERT reporting system
2. Alert reporting	The Ebola case definition is applied to reports collected through designated telephone number For reports coming from the CEBS an alert trigger is reported	Members of the general public and health care facilities report suspected Ebola cases and deaths to the designated telephone line the CHOs involved in CEBS report events that meet the alert trigger definitions	Reports meeting the Case definition and alert trigger definition are collated and passed on to the DSO The reports include basic time place person information
3. Weekly reporting	23 categories of data at chiefdom level and 4 at district level. There are definitions for each category	The data is reported each Tuesday (reporting week Monday to Sunday) by the district level to DPC	The DPC surveillance team analyse the data and provide district level reports back to the district each Thursday
3. Comprehensive Contact tracing	Once a confirmed or probable Ebola case is identified the DSOs generate a comprehensive case contact line list	The contact tracing teams visit each of the contacts for 21 days since their last contact with the case	Each day the contact tracing teams repot any ill case contacts

4. Enhanced Case investigation

All events reported to the DSO are investigated and case investigations carried out

The surveillance teams investigate all suspected, confirmed and probable Ebola cases and deaths . They complete a CIF form which entered into VHF

The teams arrange for ill persons to be evacuated to a health care facility

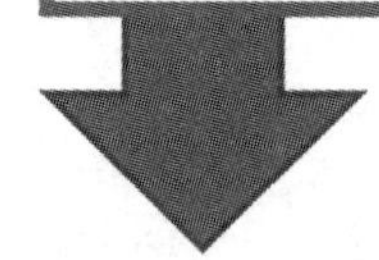

6

Difference in approach between Moderate districts and Low to No transmission districts

- Focus is not yet on routine surveillance and response systems (IDSR), although a phased approach may be considered in some districts
- Alert telephone lines open to the public are in place and the CEBS alert triggers are also reported to this system
- The comprehensive case contact tracing of any probable or confirmed cases and the immediate follow up of all contacts is the same but more contact tracing teams will be in operation. The number of teams may include ward level teams in hotspot areas with 2-3 teams in chiefdoms contiguous to hotspots and 1 team in chiefdoms with no cases for at least 42 days
- Enhanced case investigation is also the same but the number of teams involved is greater than in the low to no transmission districts .
- The surveillance teams are still focused on Ebola and the training reflects this

Difference in approach between Moderate districts and High transmission districts

- The focus is on comprehensive case investigation and contact tracing that seek to identify and follow up all transmission chains and all case contacts
- CEBS is introduced to increase the sensitivity of the surveillance system and to ensure that cases are being picked up earlier on in the course of the disease

Recommendations for the District plans in Low and No transmission Districts

Districts: Kono, Moyamba, Tonkolili, Bo Bombali, Kambia, Koinadugu

Plans should include:

1. Establishing the community event based surveillance system with NGO partners, WHO and CDC in the district this will include
    - Developing a district level SOP with all the partners to describe the surveillance system and reporting stricture
    - Engaging the paramount chiefs
    - Developing CEBS district training materials
    - Identifying and training the CHMs and CHS at the community level
    - Refining the alert triggers with the CHMs and CHs
    - Providing cell phones and credit to the CHMs and CHS

2. Evaluating Alert reporting to ensure
    - Incoming reports are correctly classified
    - All phone calls are answered
    - All alerts meeting the definitions are investigated

- When alerts are discarded by the surveillance team the classification is correct (this should be included in daily supervision meetings the rationale for the discarded alert classification should be discussed with the DSO each day)

3). Weekly reporting of aggregate Ebola response data .

- Identify sources of the data
- Identify a data manager to collect, clean and collate the data for reporting to DPC each Tuesday
- Where data is not routinely collected agree and implement a data collection system

4) Comprehensive contact tracing (CT)

- Matching the number of active contact tracing teams with epidemiology and geographic spread of transmission. For chiefdoms with cases in the past 42 days base the number of active teams required on an estimated case load. For all other chiefdoms consider 1-2 active teams.
- Prioritise retraining the active contact tracing teams to undertake detailed follow up of case contacts and gathering intelligence and rumours about sickness in the communities
- Provide daily supervision and monitoring of contact tracing activities : including a review of all incoming contact lists and daily follow up on missing information, lost to follow up contacts and ill contacts
- Weekly spot checks on all contact tracing teams
- Ensure a data management capacity is in place to manage CT data needs

5) Enhancing case investigation through:

- Matching the number of surveillance teams with the epidemiology and geographic spread of transmission. At least 1 team per chiefdom with hot spots. As CEBS comes on line the response capacity may need to be increased to manage higher number of alerts.
- Improving supervision and monitoring of the surveillance teams carried out by the DSO
    - Reviewing each case investigation from with the surveillance teams for completeness and accuracy including interrogation of inaccurate information e.g. date of onset of symptoms and date of reporting are the same- with the exception of case contacts followed up immediately this is extremely unlikely
    - Reviewing the laboratory results alongside the epidemiological information to ensure that cases are correctly classified. For example
        - Given the challenge of getting accurate swab results. Swab negative results where the case has an epi link to a confirmed case and a clinically compatible illness should still be considered as a probable death
        - Cases with negative blood results where the sample was taken within 2 days of onset of symptoms do not disregard the cases. If the suspect case has a clinically compatible disease test another sample
        - Cases with no laboratory result or indeterminate results should not be disregarded and should be followed up. Make sure another sample is taken and continue to follow the persons clinical progression. If this is a probable case consider initiating case contact tracing

- Draw all transmission chains on a white board and use this to keep track of the cases and ensure that all chains of transmissions are followed up forensically
- Carrying out enhanced training for the remaining surveillance teams to ensure that during each case outbreak investigation a complete and forensic investigation is carried out that triangulates multiple sources of data. The investigation does not just rely on interviews with the suspect case or relative to complete a case investigation form. Including:
    - Contacting local leaders, clinics and pharmacies to see if there are other sick persons in the community, immediately identify if household members are sick and if there has been any recent travel for work or social reasons.
    - If the cases has recently been to a health care facility follow up with that facility to find out if any other patients have been admitted with symptoms compatible with Ebola
    - If the case is a health care worker, ambulance driver , hospital staff member, or part of a burial team carry out a complete exposure assessment (for health care workers materials to support this investigation are being developed by the case management pillar)
    - Write a detailed case report for each cases or transmission chain

5) Cross border collaboration and information exchange

- Establish a mechanism for rapid information exchange related to
    - Emerging hotspots of transmission along border areas
    - Suspect cases or case contacts who cross the boarder
    - Rumours about outbreaks in border areas

Section 3 - Essential components of a surveillance system for Districts with No or low levels of transmission

Definition of no or Low levels of transmission

- No reported cases in the last 42 days. Aim is to minimise the risk of re-establishment or introduction of disease
- Fewer than 10 confirmed cases reported in the previous 3 weeks and where the majority of those cases are imported cases. Aim is to rapidly stamp out transmission within 42 days

Rationale for approach

1) Resources for Ebola activities will need to be shifted to other affected districts and districts with no or low level of transmission should return to routine surveillance and response activities lead by the DHMT.

2) Routine activities are based on the Integrated Disease Surveillance and Response (IDSR) approach for improving public health surveillance and response in the African Region. IDSR links community, health facility, district and national levels and promotes rational use of resources by integrating and streamlining common surveillance activities. The focus of IDSR in Sierra Leone is priority epidemic diseases including Ebola. The surveillance of these diseases involve similar functions (detection, reporting, analysis and interpretation, feedback, action) and it makes sense to use the same structures, processes and personnel. In addition if there are no or few cases of Ebola in a district it will be difficult to sustain Ebola specific systems. By implementing IDSR in the district the alert and response functions required to detected and response to Ebola can be maintained

3) Despite a return to routine disease surveillance and response activities risks associated with re-establishing or introduction of the virus remain and routine systems need to be strengthened. The risks include:

- sense of success can lead to a belief that no more cases will occur, complacency
- internal or external pressure to have no cases, it is hard to admit that the case count is rising again
- people from close neighbouring districts or countries can reintroduce the disease but people may be fearful of reporting sick visiting family members until it is too late.

Essential Components and Activities

The main aim is for the districts to build a strong surveillance and response system that is capable of rapidly detecting and responding to outbreaks of priority epidemic diseases. Districts establish IDSR for all priority diseases and enhance the components that will help address risks for Ebola outbreaks.

There are 4 main components of the routine surveillance and response activities

1. Community event based surveillance
2. Health care facility reporting
3. Comprehensive contact tracing

4. Enhanced case investigation

For Districts along international boarders there will be an additional competent on cross boarder collaboration and information exchange

Table 1: Components of a surveillance system

	Identify	Report	Analyse and Interpret
1. Community event-based surveillance	Community Health Monitors (CHM): Identify events that meet one of the 5 CEBS alert triggers	CHMs Report events to the Community Surveillance Supervisor (CSS)	The CSS and Chiefdom Health Officer (CHO) review the alert information and may follow up on additional information E.g. verbal autopsies of deaths. They bring together all the information and decide if the event should be reported to the District Surveillance Officer (DSO)
2. Health care facility reporting	Using standard case definitions to detect, confirm and record priority diseases including suspected Ebola Collect and transport relevant specimens to the laboratory for confirmation- using local laboratories if possible. As Point of care tests come on line these may also be used	Health care facilities report case-based information for immediately notifiable diseases to the district surveillance officer	At the district level updated graphs, tables, and charts, describing time place person and place for reported diseases are updated on a weekly basis Aggregate numbers of confirmed, probable and suspected Ebola cases and deaths are reported to DPC In addition, from the analysis immediately report • unusual trends or patterns • occurrences in a previously unaffected geographic area Interpret results and initiate public health actions
3. Comprehensive Contact tracing	Once a confirmed or probable Ebola case is identified the DSOs generate a comprehensive case contact line list	The contact tracing teams visit each of the contacts for 21 days since their last contact with the case	Each day the contact tracing teams repot any ill case contacts The DSOs arrange for the sick case contacts to be evacuated to a health care facility

4. Enhanced Case investigation

All events reported to the DSO are investigated and case investigations carried out

The DSOs investigate all suspected, confirmed and probable Ebola cases and deaths

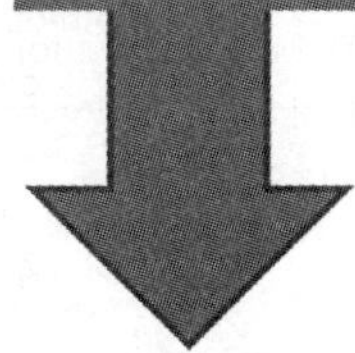

11

Difference in approach between Low and No transmission district and moderate and high transmission districts

- Focus on routine surveillance and response systems (IDSR)
- No alert telephone lines open to the public as the focus is shifted to community event based surveillance
- Comprehensive case contact tracing of any probable or confirmed cases. The list of contacts should be exhaustive and the follow up immediate, The number of contact tracing teams will be greatly reduced and this may be scaled back to 1 team per chiefdom
- Enhanced case investigation which focussed on establishing specific exposures, rapid identification of transmission chains and comprehensive follow up of all rumours of ill persons in the same community and/or with the same source of exposure. Each case investigation should be documented in an outbreak report. There will be fewer surveillance teams and the focus should be on enhancing the quality of these teams investigations through enhanced training.

Recommendations for the District plans in Low and No transmission Districts

Districts: Bonthe, Pujehun, Kailahun, Kenema

Plans should include:

1. Establishing the community event based surveillance system with NGO partners, WHO and CDC in the district this will include
    - Developing a district level SOP with all the partners to describe the surveillance system and reporting stricture
    - Engaging the paramount chiefs
    - Developing CEBS district training materials
    - Identifying and training the CHMs and CHS at the community level
    - Refining the alert triggers with the CHMs and CHs
    - Providing cell phones and credit to the CHMs and CHS

2. Establishing/enhancing Health care facility reporting of priority infectious diseases. Depending on the level of development this system this may include all of some of the following actions
    - Develop a short district Sop for the surveillance system (based on the national guidance)
    - Using the national training materials train health care facilities to report priority diseases
    - Train district surveillance teams to:
        - collect, collate, analyse and interpret district data
        - Carryout case and outbreak investigations
        - Take action to ensure that the case, outbreak or event is confirmed including laboratory confirmation wherever it is feasible. Gather evidence about what may have caused the outbreak or event and use it to select appropriate control and prevention strategies.

3) Comprehensive contact tracing

- Reduce the number of contact tracing teams consider 1 per chiefdom
- When there are no Ebola cases consider using these teams to reinforce the community event based surveillance
- Retrain the contact tracing teams to undertake detailed follow up of case contacts and gathering intelligence and rumours about sickness in the communities

4) Enhancing case investigation through strengthening the rapid response teams (during the Ebola outbreak these teams have been referred to as surveillance teams).capacity building will now focus on response to all outbreaks and not just Ebola and will follow the approach described in IDSR. Materials will need to be adapted for the local level. In terms of the Ebola specific aspects of the capacity building and systems strengthening this will include:

- Improving supervision and monitoring of the surveillance teams carried out by the DSO
    - Reviewing each case investigation from with the surveillance teams for completeness and accuracy including interrogation of inaccurate information e.g. date of onset of symptoms and date of reporting are the same- with the exception of case contacts followed up immediately this is extremely unlikely
    - Reviewing the laboratory results alongside the epidemiological information to ensure that cases are correctly classified. For example
        - Given the challenge of getting accurate swab results. Swab negative results where the case has an epi link to a confirmed case and a clinically compatible illness should still be considered as a probable death
        - Cases with negative blood results where the sample was taken within 2 days of onset of symptoms do not discard the cases. If the suspect case has a clinically compatible disease test another sample
        - Cases with no laboratory result or indeterminate results should not be discarded and should be followed up. Make sure another sample is taken and continue to follow the persons clinical progression. If this is a probable case consider initiating case contact tracing
- Draw all transmission chains on a white board and use this to keep track of the cases and ensure that all chains of transmissions are followed up forensically
- Carrying out enhanced training for the remaining surveillance teams to ensure that during each case outbreak investigation a through and forensic investigation is carried out that triangulate multiple sources of data that does not just rely on interviews with the suspect case or relative to complete a case investigation form. Including:
    - Contacting local leaders, clinics and pharmacies to see if there are other sick persons in the community, immediately identify if household members are sick and if there has been any recent travel for work or social reasons.
    - If the cases has recently been to a health care facility follow up with that facility to find out if any other patients have been admitted with symptoms compatible with Ebola
    - If the case is a health care worker, ambulance driver , hospital staff member, or part of a burial team carry out a complete exposure assessment (for health care workers materials to support this investigation are being developed by the case management pillar)

- Write a detailed case report for each cases or transmission chain

5) Cross border collaboration and information exchange

- Establish a mechanism for rapid information exchange related to
  - Emerging hotspots of transmission along border areas
  - Suspect cases or case contacts who cross the boarder
  - Rumours about outbreaks in border areas

第五章 监测组 – 附件 6

Laboratory Service Response Operations Manual – EBOLA RESPONSE Version 1

National Laboratory Technical Working Group (LTWG)
Ministry of Health and Sanitation

Sierra Leone

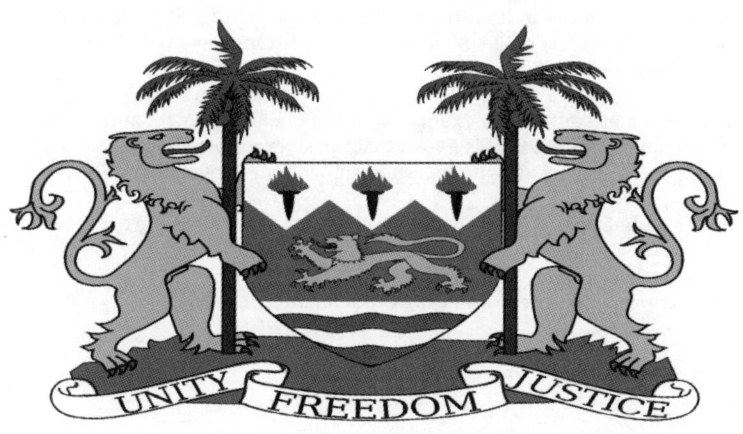

Laboratory Support Partners

GLRA	RSLAF	CDC-US	WHO
NICD (S. Africa)	CDC-China	PHE (UK)	DFID
PHAC (Canada)	USAID		

Forward

The Ministry of Health and Sanitation activated the National Laboratory and technical Working (LTWG) Group, through the Directorates of Hospital and Laboratory Services and Disease Prevention and Control, to support the Ebola laboratory service response.

The goal of the laboratory response is to ensure a 24hour turn around time from specimen collection to result reporting.

The LTWG operating at the National Laboratory Coordinating Centre (NLCC) at the National Ebola Response Centre (NERC), has developed practical systems for improved specimen management; quality assured result and effective result reporting collated in this Laboratory Service Response Operations Manual

This manual summaries the procedures and protocols to be implemented for a harmonized laboratory service process. It serves as a guideline for specimen collection and transport, testing system and result dissemination.

This manual is intended for use by staff and partners supporting Ebola Treatment and Holding Centers and Community Care Units. It is hoped that the laboratory component criteria outlined are given due considerations in the establishment of a supporting facility.

It should be noted that the Manual is a working document that may alter according to the epidemic trend.

I wish to thank the LTWG team and partner for putting this document together.

Yours Sincerely

Dr Brima Kargbo (GOOR)
Chief Medical Officer

Aim

The aim of the harmonized system is to reduce the turn around time for testing and reporting of results to 24 hours through:

1. **Prompt diagnosis** to reduce Ebola transmission:
    1. Reduce patient time in holding centre (release beds)
    2. Improve case management (treatment)
    3. Improve dead body management
    4. Monitor epidemic trends
2. Requirement: Prompt laboratory diagnosis
    1. Functioning lab **system** (coordination)
    2. Increased lab **capacity** (total tests/day)

LCC Oversight Structure

The Senior Governance and Oversight Committee is structure based on assigned leads per regions for Ebola Response.

Region	Operational Logistics	Assigned Regional Monitoring Leads	Operation Supervisor	Operation Leads	Command Center
NORTH	NERC MOHS WHO CDC-US DFID RSLAF	Dr. A. Kamara Prof. Gbakima	Dr. A. Kamara	Mr. Momoh Gbetuwa Kenema Lab team Mr Augustine Goba Mr Jonathan Green Ms Doris Harding Mr Ahmed samba Mr Sylvester Kamanda Ms Fatmatta Barrie	
SOUTH		Dr. Samai Dr. F. Sahr			
EAST		Prof. Gevao Mr. Abu George			
WESTERN – URBAN		Dr. Y.Harding			
WESTERN – RURAL		Dr. Yullah			

NERC – Lab Service Response - under the MOHS

1. **Chief Medical Officer- Dr Brima Kargbo**
2. **Directorate of Hospital and Laboratory Services - Dr D. A Bash Taqi**

Position for Ebola Response	Assigned Individual
LTWG Policy Lead	Prof. S.M. Gevao – 076 601613
Operational Lead	Dr. Abdul Kamara – 088 965 031
LTWG Regional Supervisor	Dr. Y. Harding – 076 611 089
Technical Public Health Laboratory Support Lead	Dr Isatta Wurie – 076 623 627

1

LTWG V.1

Facility and Laboratory Distribution and Linkage

- Pre-assigned laboratories as defined in the following table.
- Any down time or shutdown, to notify LCC and District Command Centre

Point of contacts for holding and treatment can be found in Appendix.

Region	District or Facility	Holding Centre Bed Capacity (future)	Treatment Centre Bed (future)	Primary Lab (Back-up Lab)
NORTH	Koinadugu	10 (16)	0 (0)	PHE- MAKENI PHE PORTLOKO (BO-CDC)
	Tonkolili	90	0 (100)	
	Kambia	7 (23)	0 (0)	
	Bombali	160	0 (100)	
	Port Loko	134 (219)	0 (200)	
SOUTH	Bo	20 (35)	35 (35)	Bo-CDC (PHE: PORT LOKO)
	Moyamba	26 (40)	0 (100)	
	Pujehun	24	0 (0)	
	Bonthe	19	0 (0)	
EAST	Kailahun	30	100	CANADA
	Kenema	20	25 (60)	Bo-CDC
	Kono	20	0 (30)	PHE: KERRY TOWN
WEST (Eastern)	Connaught	18	Hastings PTS 120 Kerry Town 14(80) Goderich 12(60) 34th Military 10(30)	PHE: KERRY TOWN
	Macauley St	7(15		
	ODCH	20		
	PCMH	11		
	Newton	12(15)		
	Rokupa	27		
WEST (Western)	34th Military	18		NICD, Lakka (PHE: KERRY TOWN)
	Lumley	12		
	Lakka	20		
WEST (Rural)	Jui	40		China-CDC (PHE: KERRY TOWN)

Note:

1. The above information is fluid therefore new facilities will not have been included.
2. See bed capacity and pipeline list attached for updated information
3. The mobile labs will be mapped as more holding and treatment centres become operational

Testing Laboratory Capacity

Laboratory	Number of staff	Number of Runs per day	Daily Capacity	Surge capacity	Maximum Turn around time
US CDC- Bo	4	2	80	125 (160)	12hrs
China – CDC JUI	14	2	80	160	7hrs
NICD Lakka	8	2	58	87 (116)	7hrs
PHAC Kailahun	3	1-2	20	60	4hrs
PHE- Kerry Town	12	2+	100	150 (200)	6-12hrs
PHE Makeni	10	1	30 start		
PHE PortLoko	10	1	30 start		

Confirmed Mobile Laboratories:-

- USAID x2 – Lab -1 to Moyamba and Lab 2 (TBD)
- EU from NIGERIA – Prince of Wales Holding centre
- EU mobile from Liberia to PTS- Hastings
- EU Spalenzani to Goderich

QUALITY ASSURANCE

All laboratories in operation have internal quality control protocol using kit control, in-house control and or commercial kits.

For a quality-assured result it is recommended that Laboratories subscribe to External Quality Assessment (EQA)- Proficiency Testing (PT) scheme from validated programs.

This will ensure that quality of the varied of testing algorithms is monitored and where necessary effective support is instituted.

An EQA PT led by the MOHS is to be established using a 10 panel from CDC and WHO from January 2014

Specimen Collection

Ebola Safety Precautions

OBSERVE STRICT UNIVERSAL SPECIMEN MANAGEMENT PRECAUTIONS

1. All staff handling specimens should be appropriately trained on the use of PPE and safe handling and packaging of specimen
2. Appropriate PPE should be used during sample collection, packaging, and receiving at the lab and during testing.

Human Resource Workload Ratio

1. **Collection round: = samples from 6 patients collected per hour per staff**
2. **Number of rounds = 4 rounds per staff per day**

Facility	**Number of Beds**	**Number of Specimen collectors**
Holding and Treatment Centre	Up to 25 beds	2 collectors + 1 supervisor*
	26-50 beds	4 collectors + 1 supervisor
Community	Zone/catchment	Collector + 1 supervisor (Number of staff TBD)
Laboratories	ALL	• Expert team (partner specific) • 1or2 Specimen management • 1 Data management linking with facility and command centre leads • 1 key scientist to support analytical phase for future transition

**** The formula of 3 staff per 25 beds was design taking cognisance of health and safety and quality service delivery***

Specimen Collection Requirements at Holding and Treatment Centre

The following list of items should be available for the correct labelling, storage and transport of specimens to the designated laboratories: (see supplies list appendix)

1. **Logbook for recording consumption use of Collection Kits and PPE**
2. **Collection kit components** *(30 of each per 25 bed facility per day)*
    a. Tourniquet
    b. Vaccutainer set
    c. Plaster
    d. Swab and viral transport medium set
    e. Triple package system (5 collection tubes per pack)
3. **Data collection kit** *(30 of each per 25 bed facility per day)*
    a. CIF with sticker labels
    b. Pen
    c. Envelope
    d. Ziplock bags
    e. Chain of custody forms
4. **Specimen Storage and Transportation including Cold Chain**
    a. Refrigerator (qty 1) per site
    b. Cold Transport box (qty 4) (interchanged at lab)
    c. 24 Hour Power (overnight)
5. **Health and Safety Cupboard/ Storage** (see quantification list)
    a. PPE
    b. Sharps container
    c. Decontamination set
    d. Spill kit
    e. Disposal /biohazard bags
6. **Communications per facility**
    a. CUG phone (qty 2)
    b. Link to Zonal /regional Vehicle (qty 1)
    c. Transport bikes (qty 2)

Specimen Collection Requirements for Sample Collection at Community Level (SWAB)

The following kit and consumables should be available:

1. **Collection Kit**
    a. Tongue depressor
    b. Swab and viral transport medium set
    c. Triple package pack
2. **Data collection Kit**
    a. CIF with sticker labels
    b. Pen
    c. Envelope
    d. Ziplock
3. **Specimen Storage and Transportation Cold Chain**
    a. Cold Transport box (qty 1) (Interchanged at lab or repository site)

4. **Health and Safety Cupboard/ Storage**
    a. PPE
    b. biohazard bags
    c. Decontamination set
    d. Spill Kit
    e. Disposal systems
5. **Communications per facility**
    a. CUG Phone for collection team (qty 1)
    b. Vehicle to link to Zonal/Regional office (qty 1)
    c. Transport bikes (qty 1 per collection team)

Specimen Collection Working Hours

Working Hours	7am-7pm
Specimen Collection Cut-off time	6pm
Cold Chain storage log-off	7pm*

**Facilities that are not serviced by the Public Health England (PHE) lab in Kerry Town will store specimens overnight after transport courier conducts 2nd transport run. PHE lab can accept specimens up to 8pm which is 2hours before they shut down at 10pm*

Specimen Collection, Packaging and Dispatch Order Flow

Packaging of specimens before dispatch

1. Ensure that samples are appropriately labelled
2. The specimen; EDTA or swabs should be placed into a secondary container i.e. 50ml conical tube, Decontaminate the outside of the conical tube once the specimen has been placed inside and the tube is closed.
3. Place the secondary tube into the triple packaging for transport to the lab
4. Ensure the CIF is included in the shipment, that uniquie identifiers match the specimen and CIF

Procedure for Specimen Collection and Dispatch

Specimen Collection Timing

1. Specimens collected from all Ebola health care facilities e.g. holding and treatment centres, will be dispatched to the laboratory according to a set schedule
    a. **Morning dispatch - 7.15am**
        i. Estimated delivery by 9am to laboratory
    b. **Afternoon dispatch - 12 noon**
        i. Estimated delivery by 2pm to laboratory

   c. Laboratories that are attached to a holding/treatment centres will accept specimens as they become available or through prior arrangements.
2. Specimens collected before and after a delivery dispatch, will be stored in refrigerators at the collection facility until next scheduled dispatch
   a. Specimens collected in the evening will be refrigerated until the next morning

The following diagram is an example of the workflow process.

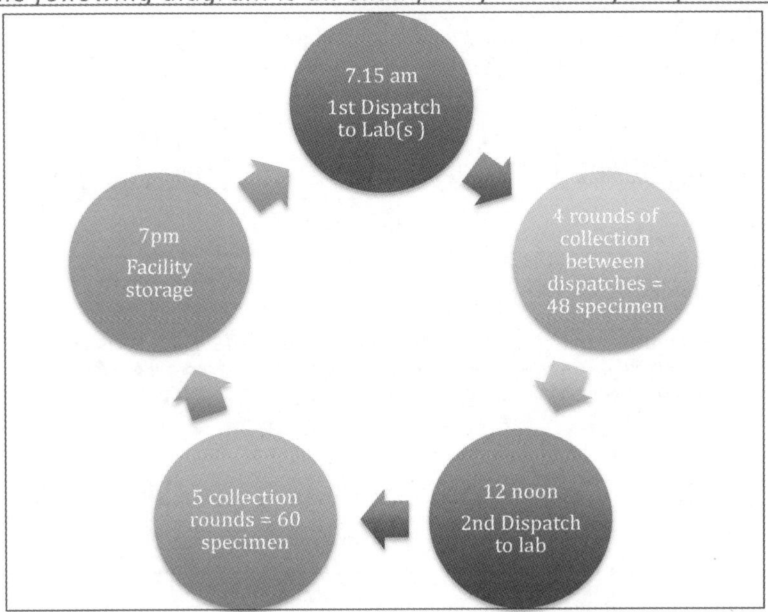

** ***Laboratories with random access system and will receive specimen up to 4pm***

Specimen Transport Rejection Criteria

Transport courier will ask the point of contact at the facility how many specimens are being transported and how many forms are included.

Acceptance criteria for specimens to be transported to a laboratory

1. Case Identification Forms (CIF) are attached/included with the outer transport container
2. Cold chain maintained during transport
3. Chain of Custody (CoC) form is completed, signed and included

The courier MUST NOT open the secondary receptacle. He/she should ONLY check that the secondary receptacle has been inserted in the outer rigid transport container (not packed too full).

Rejection criteria to prevent the transport of specimens to a laboratory

Transport conditions that do not meet the requirements will be temporarily rejected until the problems can be corrected on site.

1. Cold packs are missing or not cold
2. Outer transport container/box is damaged
3. Chain of Custody (CoC) form is not completed or missing

Specimen Rejection Criteria for Lab

Receiving laboratory will inspect all incoming specimens and accept or reject specimens for testing based on the following criteria.

Acceptance

1. Specimen and CIF identification numbers match
2. Specimen/CIF arrived with at least ID, Name, Date of Collection and Date of Symptom Onset
3. Adequate volume
    a. 4ml for whole blood
    b. 3ml for swab in VTM

Rejection

The laboratory should immediately contact the submitting facility for clarification or request an additional specimen.

1. Specimen and CIF do not match
    a. Failed Chain of Custody
2. Lack of Cold Chain transport
    a. Unless lab is located at holding/treatment facility
3. Haemolysed sample
4. Inadequate volume
5. Excess Urine volume
6. Incorrect specimen collection device used

The laboratory will make all efforts to test a specimen even if the required information is not immediately available.

Results Dissemination

A multi prong result reporting system will be utilized to prevent the delay of results getting back to the facility/clinician.

- **Level One**: Laboratory data clerk to phone results to facility using three patient identifiers to match
- **Level Two**: Laboratory will distribute the results electronically to health facility lab command centre lead and DPC (DPC will then share to relevant partners)
- **Level Three**: (Backup) Laboratory will send a paper copy of the results via courier to the facility

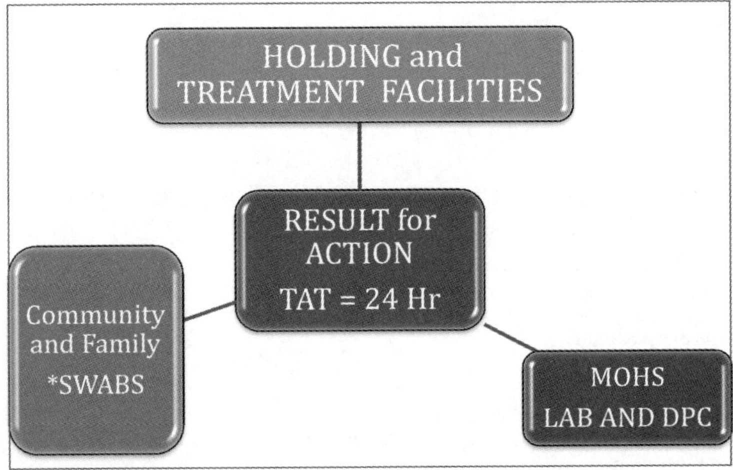

All recipient of result from lab should be in a position to take action to improve treatment access time and raise the level of infection control.

Guidelines for Laboratory Result Dissemination

The role of the testing laboratory in result dissemination is to send out validated results through MOHS/DPC and Directorate of hospital and Laboratory Services to health facilities (treatment and Holding centres) and community care units for prompt and effective action.

Criteria for Inclusion in the Distribution List of the Laboratory:

1. MOHS decision makers
2. Clinician in Treatment and Holding Centre
3. Development partners supporting Treatment and Holding centres
4. Command Centre Case Management and Lab team leads

APPENDIX

1. *Testing Laboratory Point of Contact*
2. *Holding and Treatment Centre Point of Contacts*
3. *Laboratory Supplies for specimen management*
4. *Results Reporting Template Result Dissemination Guidelines*
5. *Result Dissemination Guidelines*
6. *Laboratry and Health Facility Checklist*

EBOLA TESTING LABORATORY CONTACT

LABORATORY	ORGANISATION	Region /LOCATION	LEAD	CONTACT	Coordination Lab CONTACT
CDC	CDC-US	South - Bo	Tara Sealy Dianne Blau	Mob: 030814649 E-mail: tss3@cdc.gov bvv1@cdc.gov	07720918807 7207329 099517813 077209039 077207303
Kerry Town	PHE	W. Rural	Tim Brooks	Mob: 07990 6379 Email: tim.brooks@phe.gov.uk phekerrytownlab@gmail.com	
Canada	NMLPHA	East-Kailahun	Gary Kobinger	Mob: +1 (204) 229 6478, Email: gary_kobinger@phac-aspc.gc.ca Paul.Sandstrom@phac-aspc.gc.ca Heidi.Wood@phac-aspc.gc.ca	
NICD	NICD-S. Africa	West – Lakka	Petrus Janse van Vuren Janusz Paweska	Mob: 079229170 E-mail: petrusv@nicd.ac.za +2789088046 januszp@nicd.ac.za	
CDC- CHINA	CDC-CHINA	West- JUI	JIANG Jiafu,	Mob : 099365202,/ 079647597 Email : nidx@chinacdc.cn chinajuilab@163.com	

DISTRICT MEDICAL OFFICER – MINISTRY OF HEALTH SIERRA LEONE

SN	NAME- DR	DUTY STATION	TELEPHONE	EMAIL
1	JAMES SQUIRE	KAILAHUN	079 614005	jmssquire@yahoo.com
2	M.A.VANDI	KENEMA	079 657703	mohamedavandi69@yahoo.com
3	MANSO DUMBUYA	KONO	078 825167	mansodumbuya222@gmail.com
4	A.S.TURAY	BO	076 762333	drasturay@yahoo.com
5	I. KARGBO LABOUR	BONTHE	078 317788	iilabour@yahoo.com; kargbolabour@gmail.com
7	DAVID BOME	MOYAMBA	078 466117	bomedavid2006@yahoo.com
8	TOM SESAY	BOMBALI	076 619900	tomahmad2002@yahoo.com
9	FODAY SESAY	KAMBIA	076 534298	fsesay27@yahoo.com
10	FRANCIS MOSES	KOINADUGU	076 324354	
11	ADEKALI KAMARA	PORTLOKO	076 607771	adikaliak@gmail.com
12	BRIMA OSAIO KAMARA	TOKOLILI	076 640141	brimakamara71@yahoo.com
13	REV T.T. SAMBA	WESTERN AREA	076 662161	ttsasmba@yahoo.com

11

LTWG V.1

Treatment and Holding Facility Specimen Collection Kit – Supplies List			
MINIMUM START-UP STOCKS /STAFF/25 BED FACILITY			
Item	**No. of supply used / day /personnel/ 25 BED FACILITY**		**Comment**
PPE			
Coverall	2		Each staff is expected to make a maximum of 4 collection rounds. A maximum of 6 collections is expected per each rounds.
Boots	1		
Face shield	2		
Nose mask	2		
Gloves	24		
Apron	4		
Goggles	2		
Scrub Suit	2		
Gown	2		
Collection Kit			
Tourniquet	10		If each patient is collected with a maximum of 2 sets of collection
Alcohol swab	10		
VTM Tubes and Swab set	12		
Vacutainer set	5		
Needle 21G	5		
Syringes 5.0 mls	5		
Plaster	7		
Barcode labels and bangle	5		
Packaging box	1		
Sample rack	1		
Disposable tray	2		
Data collection forms /storage			
Pen	1		
Pencil	1		
A4 Paper pack/500	1		
Envilopes	7		
Ziplock bags	7		
Ledger	1		
Ruler	1		
Specimen Transportation cold chain per			

facility			
Refrigerator	1		
Freezer -80 ^{0}C	0		
Freezer -20^{0}C	1		
Cold transport box	4		
24 hrs power overnight (Generator)	1		
Health and Safety cupboard / storage			
Storage Cupboard	1		
Sharps container	4		
Biohazard bags-large	2		
Sprayer	1		
Communication per facility			
Phone x 2 (CUG)	2		
COURIER ACCESS			
Vehicle -Toyota 4x4	Site /facility leveraging		
Motorcycles			
Incinerator			

AIR TRANSPORT SPECIMEN MANAGEMENT GUIDELINES

Operational Guideline

Ebola Lab Sample Packaging and Transportation Protocol for air courier

This protocol was made in cooperation with the Ministry of Health Sierra Leone (Surveillance and Laboratory service and Case Tracking Pillar and UN and development partners

AIM: To facilitate timely collection and transportation of blood and swab specimen from treatment/holding centres and community care unit in remote locations to testing laboratory.

Introduction: Blood samples from suspected Ebola patients will be transported in the United Nations approved 4G/Class 6.2/13 GB/2815 container suitable for safe transportation of infectious substances by air, sea, and land. The packaging has been developed to exceed the I.C.A.O / I. A. T. O Packing Instruction 620 and I. A.T. A. Packing Instruction 650 for Biological Substances, Category B.

Packaging Procedure as per current national specimen packaging standard

1. Blood samples and swabs will be placed in re-sealable plastic bags provided by.
2. A Safe Pak STP - 150 absorbent strip or absorbent product shall be placed in the plastic bag and sealed.
3. The sealed plastic bags will be placed in the yellow top plastic container, with an absorbent strip in the bottom. Bubble wrap or additional padding material shall be placed inside the container to reduce movement of the samples.
4. The sample container shall be screwed closed firmly, without damage to the plastic O-ring.
5. The sealed plastic container shall be placed in a zip lock bag and sealed.
6. The zip lock sealed plastic container shall then be placed in the BioPack-2 container and sealed following the directions on the box.

Packing the Cooler Box

- The sealed Bio-Pack container will be placed in the site specific "Coleman Cooler Box."
- The Case Investigation Form (CIF) for each sample shall be placed in a zip-lock bag within the cooler.
- The utilization of added packing materials to reduce the movement of BioPack-2 is recommended.

Sealing the Cooler Box

- The cooler box lid will be taped closed with duct tape horizontally to seal the box.
- The cooler box will be taped twice vertically around the whole case to ensure the case is well sealed.

Chain of Custody

- The Laboratory Chain-of-Custody form shall be completed and placed in a zip-lock bag, taped to the cooler box.

Acceptance of the Cooler Box for Air Transportation.

- Prior to the cooler box being accepted by the Sierra Leone Laboratory Liaison, the Liaison shall visually inspect the cooler box, then spray the cooler box with a 5% MicroChem or 5% chlorine / 70% ethanol solution to eliminate any remote chance of contamination.
    - Allow the container to air dry prior to loading the cooler box inside the aircraft.
- The cooler box must meet the standards listed above to be accepted for air transportation.

A Biohazard Infectious Substance label shall be placed on the cooler box prior to transportation

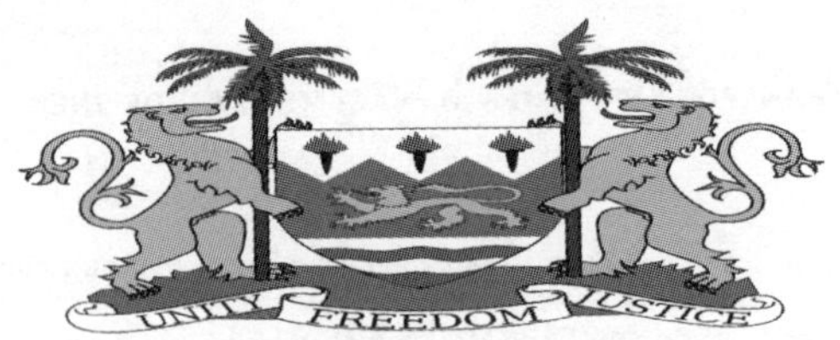

EBOLA RESPONSE

RESULT DISTRIBUTION LIST GUIDELINES

Goal: To ensure health facilities and communities receive result of patient within 24-36 hours.

Objective:

1. To ensure 3 levels of communications as per operational manual is functional
   a. Laboratory result are communicated directly to treatment or holding facilities within 24 hour of test completion
   b. Laboratory result are communicated to command centre for linkage to case management
   c. Laboratory results are collated through the surveillance team
2. To maintain confidentiality of patients
   a. Development of distribution list of relevant leads for timely action on result (patient release, treatment or quarantines)
   b. Develop list of institutions that will receive result for action

Background and Rationale:
There is a current distribution list of patient result to over 80 persons. The list includes Ministry of Health leadership and personnel, non-governmental organisation, UN theme group, Donors and institutions.

There are no written procedure for generating and populating the list and it is not controlled by use of password. This is deem as breach of confidentiality. Furthermore, with so many players on the list, it is a recipe for varied inferences and interpretations.

In order to establish a systems that would maintain confidentiality and also decongest the trail of information, a distribution list will be developed according to relevance in support the EBOLA response.

Methodology:

1. Generate the list of Health facility leads as follows:
   a. MOHS Program
   b. PILLAR Leads
   c. Head of treatment facilities
   d. Head of Holding facilities
   e. Head of CCU
   f. DMOs

2. Generate and validate List

a. Laboratory or specimen handlers/management per site
b. List of Specimen management team within community

3. Generate a password system to protect document

Distribution List with PI and filtered per region:

1. Treatment Centres lead and specimen collectors
2. Holding Centres lead and specimen collectors
3. DMO
4. DSO
5. MOHS- CMO; Program Leads
6. LTWG
7. Lab – CDC US
8. Lab – CDC China
9. NICD
10. PHE
11. CCU
12. PHAC
13. Partner Epi team supporting regions

DISTRIBUTION LIST for de-identified data without PI but line items relevant to support.

1. Institutions - analysis and line items –relevant to support
   a. WHO
   b. CDC
   c. UNICEF
   d. UN
   e. OTHER PARTNERS AS IDENTIFIED.

Criteria for Inclusion in the Distribution List:

5. MOHS decision makers
6. Testing laboratory sharing results
7. Clinician in Treatment and Holding Centre
8. Development partners with direct support to the lab
9. Development partners supporting Treatment and Holding centres
10. Member of Command centre case management and lab team.

FACILITY READINESS HORIZONTAL AUDIT

SN	ITEM	
1	Name of facility	
2	Type of facility	
3	Clinical Lead	
4	Hours of work	
5	#of Beds	
6	Number of staff	
7	Number of staff for specimen management	
8	# of Specimen Collected per day	
9	Specimen management storage area	
10	Specimen management stocks availability (see supplies list)	
11	Specimen Packaging cold chain at site	
12	Specimen dispatch mode	
13	Chain of Custody usage	
14	Result Retrieval process	
15	Average turn around time	
16	Challenges	

Ebola Testing Laboratory Horizontal Audit Tool:

SN	Item	Findings	Recomendation
1	Hours of Operation		
2	Human Resource		
3	**Infrastructure**		
4	Key Geographic coverage		
5	**Methodology**		
	Algorithm		
	Quality Assurance		
	Capacity tested /day		
	Surge Capacity		
	Capacity of surge/week		
	No.runs per day		
	Time of Run		
6	**Specimen Management**		
	Sample		
	Specimen Processing time		
	No of assay done so far		
	Training Capacity		
	Transition Plans		
	Specimen storage –		
7	**Data Management**		
	Using Template Draft from DPC		
8	**Challenges**		**Action**
	Supplies		
	Packaging		
	Communication		
	Data management		

附录3：第七章附件清单

（附件6、7、8见后，其他附件见 http 链接）

1. 疾病传播热点地区社会动员和社区组织重点宣传的核心信息（Key Messages for Social Mobilization and Community Engagement in Intense Transmission Areas. WHO/EVD/Guidance/socMob/14.1.）

http://www.who.int/csr/resources/publications/ebola/social-mobilization-guidance/en/.

2. 突发公共卫生事件发生中媒体通讯的有效手段（Effective Media Communication during Public Health Emergencies. WHO/CDS/2005.31.）

http://www.who.int/csr/resources/publications/WHO_CDS_2005_31/en/.

3. 突发公共卫生事件中的社会动员：准备、就绪和反应（Social mobilization in public health emergencies: Preparedness, readiness and response. WHO/HSE/GAR/BDP/2010.1.）

http://www.who.int/csr/resources/publications/HSE_GAR_BDP_2010_1/en/.

4. 交流对行为的影响［Communication for Behavioural Impact（COMBI）. WHO/HSE/GCR/2012.13.］

http://www.who.int/ihr/publications/combi_toolkit_outbreaks/en/.

5. 交流对行为影响的工具箱：疾病暴发流行时 COMBI 计划措施现场工作工具书（COMBI Communication for behavioural impact toolkit: field workbook for COMBI planning steps in outbreak response. WHO/HSE/GCR/2012.14.）

http://www.who.int/ihr/publications/combi_toolkit_fieldwkbk_outbreaks/en/.

6. 社会动员：给个人和家庭的建议（Social Mobilization: Advice for Individuals and Families. WHO/EVD/Guidance/AdviceFam/14.1.）

http://www.who.int/csr/resources/publications/ebola/guidance-for-general-public/en/.

7. 塞拉利昂社会动员和社区组织标准工作流程［Sierra Leone Standard Operating Procedures（SOPs）for Ebola Social Mobilisation and Community Engagement］

http://www.nerc.sl/?q=sierra-leone-emergency-management-program-standard-operating-procedures-sops-ebola-social.

8. 国家埃博拉应急反应中心的媒体通讯标准工作流程（NERC Media &

Communications SOP）

http://www.nerc.sl/?q=nerc-media-communications-sop-november-2014.

第七章 社会动员组和通讯组 – 附件 6

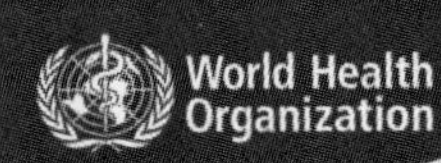

SOCIAL MOBILIZATION

Advice for Individuals and Families

August 2014

Advice for individuals and families in Ebola affected areas

Ebola is real and can kill. But you can protect yourself, your family and your community by following the advice below.

You are at risk if you have:

- Spent time with someone sick with Ebola

or

- Attended a funeral of someone who has recently died with symptoms of Ebola

Ebola starts suddenly with high fever. A person with Ebola feels very tired, has headache and body ache and does not want to eat.

Remember:

- **only people who are sick can spread Ebola disease to others**
- **dead bodies of Ebola patients are also contagious**
- **if you have recovered from Ebola you cannot catch it again during this outbreak**

What shoud I do?

CALL FOR HELP IMMEDIATELY

Remember: early treatment increases chance of survival and prevents spread

- Take the patient to the hospital, your local health post or designated Ebola Care Centre. Immediately inform health-care staff that the sick person may have Ebola.
- If you cannot go to the hospital or health post for any reason, you must speak with your local community leader immediately or call the Ebola Hotline XXXX for help.
- If there is a person who has recovered from Ebola in your community, ask this person to help. Once a person has recovered from Ebola they will never get it again during this outbreak. The person should follow hygiene rules so he/she does not carry the fluids of a sick person to other family or community members.

WHO/EVD/Guidance/AdviceFam/14.1

While you are waiting for help you should:

PROTECT YOUR FAMILY

Remember: early treatment increases chance of survival and prevents spread

- Provide the sick person with their own space, separate from the rest of the family. Provide them with their own plate, cup, and utensils (spoon, fork,...), toothbrush, etc. No item should be shared with others.
- Only one family or community member should care for the sick person. Others should not come to contact.
- Avoid touching the sick person. All body fluids including stool, vomit, blood, breast milk, sperm, urine and sweat are dangerous and must not be touched. If you need to touch, you must wear gloves. Make sure the gloves have no holes. You can get gloves from community helpers and health posts. If none are available, get some from a shop. Put soiled clothes, towels and bed linens in a plastic bag and incinerate.
- If you provide extended care for a person with Ebola in your home you will need protective equipment. Ask your local health post to provide this.
- Wash hands with soap and water or rub hands with an alcohol-based hand sanitizer (ask community workers)
    - after touching the sick person or anything that belongs to the person
    - after touching a used toilet
    - after touching any blood or body fluids (e.g, faeces, vomit)
    - after touching anything that could be contaminated with body fluids **even if you wore gloves**, and
    - after removing gloves.

CARE FOR THE SICK

- Provide plenty of drinks for the sick person such as water, soup, tea or locally available beverages. If possible, encourage the sick person to feed little by little, 'spoon by spoon'.
- Give paracetamol to the patient, if they are suffering from fever and pain. Do not give aspirin or any other pain killer.

DANGER SIGNS

If the patient vomits, has diarrhoea or starts to bleed, they must be transported to a hospital immediately. **These are the danger signs**. The patient can **infect others** and is at **risk of dying.**

The patient should only be moved by those health workers who have been provided with **Personal Protective Equipment (PPE)** under the guidance of local authorities.

第七章　社会动员组和通讯组 – 附件 7

Sierra Leone Standard Operating Procedures (SOPs) for Ebola Social Mobilisation and Community Engagement

DRAFT v2
12 March 2015

1. Background

Social mobilisation and community engagement are essential to all aspects of the Ebola response, and will remain after other response efforts scale down. To stop Ebola transmission, communities and individuals themselves must make changes to some of their social and cultural practices. Social mobilisation and community engagement aims primarily to help communities and individuals understand their situation and take the necessary actions to prevent Ebola, thereby creating a demand-driven response. Effective community engagement also creates the feedback loop between communities and health service providers, ensuring that treatment, surveillance, quarantine and burial services are understood and meet the needs of communities.

1.1 Scope

The purpose of these Standard Operating Procedures (SOPs) is to provide operational guidance on the roles of social mobilisation and community engagement (SM/CE) Implementing Partners, as well as the conduct of social mobilisation activities in communities. This includes both prevention/demand-generation activities, and support to front-line service providers working in communities (surveillance officers, contact tracers, burial teams, swab teams, and ambulance teams).

1.2 Responsibilities

SM Implementing Partners (IPs), including managers, supervisors, mobilisers and community volunteers, shall adhere to the provisions of these SOPs when conducting SM/CE activities.

1.3 Authorities

It is the responsibility of the Ministry of Health and Sanitation (MoHS) to ensure that social mobilisation and community engagement activities are undertaken in accordance with these SOPs. Within the MOHS, the Health Education Department (HED) is responsible for leading on Ebola SM/CE activities. At District level, this District Health Management Team (DHMT) is the responsible line agency.

2. Responsibilities of Implementing Partners

Partners implementing SM/CE activities in the field are expected to effectively coordinate with other IPs, meet minimum requirements of reporting and participation in the Social Mobilisation Pillar, and provide adequate support and supervision for mobilisers.

2.1 Minimum Requirements for Social Mobilisation Pillar Participation

Registration

- Prior to beginning SM activities, IPs must register with the District Ebola Response Centre (DERC) and the DHMT/District SM Pillar.
- For proposed new activities, and/or activities in new locations, IPs must consult with the DERC and the DHMT. The DHMT may require adjustments to an IP's proposed locations, to avoid duplication with existing SM activities and/or to address gaps in SM geographic coverage.
- IPs must consult Paramount Chiefs, Section Chiefs, Religious and other local leaders to get approvals for proposed activities before operations begin. All proposed activities must comply with local by-laws.

1

Pillar Participation

- IPs must attend weekly SM Pillar meetings.
- IPs must submit the completed Social Mobiliser Mapping Template to the DHMT/District SM Pillar Chair, including the names, contact numbers and locations of all mobilisers and supervisors. Any changes must be immediately communicate to the DHMT/District SM Pillar.
- IPs are expected to participate in weekly/daily SM Pillar planning exercises to coordinate SM activities in chiefdoms/wards/communities. IPs are expected to follow agreed plans.

Monitoring and Reporting

- IPs must submit a completed SM Weekly Reporting Form (Appendix D) to the DHMT/District SM Pillar by the deadline each week.
- IPs must demonstrate evidence of a functioning monitoring and supervision system for tracking and verifying the work of the mobilisers they support.
- DHMT may request the schedule of an IP's mobiliser activities, and make periodic supervision visits to monitor this work.

2.2 Support and Supervision to Social Mobilisers

Selection, recruitment, and placement

- IPs should consult local leaders—Paramount Chiefs, Section Chiefs, Headmen, women's leaders, youth and religious leaders – to get their input on selection and recruitment of mobilisers.
- Criteria for selection of mobilisers should include active, existing, trusted people already living in the community, and criteria for age, gender and language skill composition. Outside mobilisers can be deployed to provide support to local mobilisers based in the community.
- IPs should actively recruit female and youth mobilisers and ensure good gender balance across their teams at all cadres.
- IPs should prioritize Ebola survivors and Ebola-affected persons as mobilisers and participants in SM activities, based on their willingness to participate.

Training and preparation

- All IPs are responsible for ensuring that their staff and mobilisers are fully oriented on the guidance contained in these SOPs.
- IPs must ensure their staff have the required knowledge, attitudes, behaviours, skills and supervisory support to undertake community engagement. Mobilisers (both staff and volunteers) in every district must receive comprehensive training on Ebola prevention, transmission and services; community-led approaches; inter-personal skills; safety and security; child protection; referral to social services; gender issues in community work; and monitoring. IPs should ensure that their training manuals, approaches and messages align to the MOHS-approved messages and approaches.
- Mobilisers must have access to up-to-date information, via IEC materials, contact with supervisors, regular meetings, and refresher trainings/supportive supervision that share new messages, emerging good practices, and information for referral to available social services.
- IPs and the DHMT (focal point) should conduct periodic joint supportive supervision in implementing communities.

Safety and Security

- Mobilisers are expected to avoid and pre-empt risks associated with the Ebola virus or violence, however they must be prepared for the possibility. IPs must take responsibility to provide their mobilisers with adequate information, guidance, and support. Mobilisers should be trained on core areas of safety and security including: entering and exiting communities (if external); protection against Ebola; negotiating with communities; and emergency protocols.
- IP staff should provide support and supervise mobilisers on a regular basis, including regular field visits and by telephone. IP staff should have knowledge of mobiliser whereabouts when they are doing SM/CE work.
- Mobilisers must be identifiable with the IP supporting their work. This may include, but is not be limited to, I.D Card, t-shirt, hat, or letter of engagement.
- Mobilisers should have emergency telephone contacts at section, chiefdom, district and IP levels available at all times during their deployment
- IPs should ensure that mobilisers know the local by-laws and receive a security update from local community members (if external).
- Mobilisers should always be equipped with soap and/or 70% alcohol-based hand sanitizer, a charged mobile phone and top-up vouchers, transportation/enough money for transport, and their mobilisation IEC materials and tools.

2.3. Geographic area to be covered by a Social Mobilizer:

- *How many villages, or how many houses/households to be covered by one social mobilizer? This needs clarity in this document as different organizations are using different geographic coverage: Chiefdom level, section level, villages/village, 50-100 households??????)*

Payment and Incentives to Mobilisers

- Payments and incentives (monetary and non-monetary) should be provided as part of a package of training and supervision. Payments should only be made to mobilisers who are working according to structured work plans with clear deliverables.
- Making payments that are out of proportion to the work and the standards of other IPs may set unrealistic and unsustainable expectations that can have a negative effect on all IPs. The goal is for IPs at district level to align mobiliser payments to ensure a coordinated, consistent approach.
- IPs should consult the Incentives and Payment Guidance for additional guidance.
- IPs should discuss and agree with mobilisers in advance about the type, method and amount of payments and incentives, and make sure expectations are clear.
- IPs should ensure agreed payments that are due to mobilisers are paid on time.
- The behaviour change required for ending Ebola transmission must be based on the voluntary actions of communities. Community members must not be paid to attend meetings in their own communities, or be monetarily compensated for following Ebola-safe guidelines or by-laws.

3. Prevention and Behavior Change

While IPs may use a variety of SM/CE approaches to achieve the goal of social and behavioural norm change, all IPs should follow the minimum standards of good practice for community engagement.

3.1 Community Engagement Approaches

- Consider community leaders as experts in their own culture, tradition and practices. Include them in planning, implementation and evaluation of programmes and messaging.
- Engage community residents as mobilisers.
- Work through existing community structures. It is essential that local leaders are adequately consulted (see above). Engage well-respected leaders as key influencers.

- Engage communities to analyse and take ownership of their own situations. Consider community empowerment approaches (such as the Community Led Ebola Action (CLEA) model and others) that help community members develop action plans to prevent or end Ebola in their community.
- Do not preach, teach or blame. Remember that SM is all about trust-building.
- Take care not to bring undue stigma or attention to individuals or families that have been affected by Ebola.
- Specifically include women, children and vulnerable groups, people living with HIV, and those with special needs, in developing and disseminating specific messages and approaches that are appropriate. Ensure that mobilisation activities align to the Special Needs Sub-Committee Toolkit for Social Mobilisation on how to target special needs groups specifically, and how to draw in people with special needs into mainstream mobilisation work.
- Identify activities and messages to be conveyed through community dialogues and household visits, anticipating questions and concerns before they are raised.
- Adopt participatory (two-way) communication for all communication channels including radio call-ins, community dialogues and household visits. While there may be situations where megaphones and loudspeakers may be appropriate, particularly when the epidemic is surging, it is better to listen to and address community members' concerns accordingly.
- Facilitate community discussions to help address concerns and celebrate Ebola survivors when they return home. Community members can plan and discuss how they want to celebrate and recognise returning survivors. Offer the opportunity for survivors to be engaged as community mobilizers.
- Recognise and promote people in the community who continue to practice behaviours that stop the spread of Ebola, and who help others do the same.
- Approaches should address stigma, discrimination, and rumours – particularly those about survivors and affected families.

3.2 Messaging and Awareness

- Ensure that IEC materials are consistent with the MoHS-approved messages in the Consolidated Messages Guide.
- All IPs must follow the agreed process to obtain MoHS approval for new IEC materials through the national SM Pillar Messaging Sub-Committee. See the Consolidated Messages Guide for details on the approval forms and process.
- Linking IEC materials to a full range of communication channels such as radio, social media, community theatre and dialogues. Participatory (two-way) communication is best.
- Check the 'Big Idea of the Week' (http://nerc.sl/?q=document-types/ebola-big-idea-week) to ensure messaging is consistent with current media campaigns.
- Messages should emphasise what communities *can do* to stay safe, and *why* they should make these choices.
- Look for available evidence through recent anthropological studies, KAP survey, and ask around from all pillars for data on community perceptions and to assess current perceptions/fears/rumours.
- Ensure that mobilisers understand the local Ebola and health services context through information from the DHMT/DERC/Command Centre, pillar and inter-pillar meetings—including data and issues related to number of cases and beds, availability of ambulances, availability of medical and food supplies, water and sanitation issues and others.
- Note the literacy levels in the area (e.g., urban areas are generally more literate than rural areas). Local languages (Krio, Mende, and Temne) are not commonly written, so pictorial materials with minimal text are best.

- Ensure that IEC materials and messages represent the current epidemic, are not outdated, and address current local barriers to adopting Ebola prevention practices. Engage local communities in re-shaping the messages as the epidemic and context shifts over time.
- If materials are outdated or inappropriate, remove them from public places and replace them with newer materials that reflect the current situation, target audience and culture.

3.3 Child Protection

- All IPs should adopt a clear referral process and the standard form for referring vulnerable children they find in communities immediately to the Ministry of Social Welfare, Gender and Children's Affairs.

3.4 Psychosocial and Mental Health Support

- All IPs should adopt a clear referral process for identifying and referring persons in need of psychosocial and mental health support they find in communities immediately to available services.
- Mobilisers should not be counseling persons requiring psychosocial first aid, unless trained in PFA. Training of mobilisers should include specific instructions on the limits of their skills set and appropriate referral mechanisms.

4. Support Roles in Community Ebola Service Delivery

Due to their roles as trusted sources of support and information on Ebola, mobilisers play an important intermediary role between the community and Ebola health services. For front line service providers – ambulance teams, surveillance officers, contact tracers, swab teams, and burial teams – mobilisers should actively play supporting roles. Mobilisers should not attempt to take on the work of these service providers, but rather help them operate smoothly while in communities.

While some alerts come directly from the community, mobilisers should be included in all alerts from the DERC, and ideally work in coordinated, integrated teams with other front line service providers. The DERC and pillar chair(s) will coordinate IPs in response to alerts so not to duplicate efforts or overwhelm the community.

Depending on the type of alert, the distance to the home and other factors, the timing of arrival of front-line responders may vary. The guidance below is provided in no particular order.

4.1 Steps for Mobilisers to Support Case Management Teams

The mobiliser may be notified by the family or community, the DERC, the SM Pillar or their supervisor that a sick person has been reported in a home, and that an ambulance has been dispatched.

Before the Ambulance Arrives:

- Express concern and help the family to stay calm. An ambulance in the community can be a scary experience.
- Listen to the family's concerns. Express gratitude for keeping themselves and their community safe by reporting the sick person using the alert system.
- Stress that the sick person has not yet been confirmed to have Ebola. This cannot be confirmed until after testing.
- Discuss what can be done to stay safe and protect the family while waiting for the ambulance, including not touching the sick person, their body fluids, and items they have touched; supporting

the sick person to drink liquids and Oral Rehydration Solution (ORS); and keeping a safe distance. (Refer to the Consolidated Messages Guide.)

- Prepare the family and community for what they can expect when the ambulance arrives, and inform them when the ambulance is expected to arrive.
- Explain what will happen in the process, including 1) why the ambulance team members will be in full Personal Protective Equipment (PPE) and use chlorine, 2) the procedures for transporting the patient to an ETU/holding centre, 3) the process for testing, 4) the conditions at the centre, and 5) how they can find out about their family member after he/she is taken away.

During Ambulance Visit:

- Make introductions and help facilitate the conversation between the ambulance team and the family. Ask for the ambulance siren to be switched off after arrival.
- Remind the family that they may ask any questions they have about the process. Allay fears about the use of PPE and chlorine.
- Stay with the family to support them, providing compassion and support while the family member is removed from the home.
- Follow up with the family to ensure they understand clearly where their relative is going and what is happening. Ensure that all contact details have been exchanged before the ambulance team leaves. If available in the District, provide information on the Family Liason Office/Desk at the DERC.
- Do not act as an ambulance team member. Only ambulance team members with proper training are allowed to use PPE and provide ambulance services.
- Where negative events or experiences are registered, provide a detailed incident report to your supervisor or the DERC for immediate action.
- Where the family/community experience is positive, equally, provide feedback to the DERC.

During the Patient's Stay in the Holding Centre/CCC/ETU:

- Regularly check with family members, to make sure the family has the latest updates on the status and location of the patient. Follow up with ETU/Family Liaison Desk/other pillars/partners if the family is not receiving this information.
- Do not provide test results or other medical information. Do not speculate on the nature of the treatment. The mobiliser's role is to ensure that the family members have access to case management professionals who can give them the accurate information, and to advocate for the information to be shared with the family in a timely manner.
- In case of a death in the Holding Centre/CCC/ETU, the SM Pillar should be notified, and local mobiliser sent as liaison person, to ensure appropriate steps are followed (see Section 4.4 below).

After the Patient's Stay in the Holding Centre/CCC/ETU:

- Follow up with those discharged from the holding centres as Ebola negative, to help them reintegrate in the community and address stigma and discrimination. Help them to understand that even though they tested negative, they will now be on a contact list and receive follow up visits from the contact tracers. This point can often be confusing. Clarify questions and concerns from the community and those discharged. Refer to the Consolidated Messaging Guide.
- Follow up with the family if the patient has died in the centre. Help to link them to other pillars/services, especially psychosocial support. Provide information on how they can take part in the safe and dignified burial (see below).

- Accompany survivours home from the ETU/CCC, and help support them to re-integrate into the community. Make regular follow-up visits to survivors after they are discharged, and refer them to other pillars/services if needed. Consider their role as mobilisers in future.
- If you hear of any concerning practice in the ETU, feedback to the DERC.

4.2 Steps for Mobilisers to Support Surveillance and Contact Tracing Teams

As local community members, mobilisers can help surveillance officers and contact tracers gain community entry and trust, and learn important information about communities and families. Some of this information can be shared, while respecting the privacy of individual community members.

Before Surveillance Team or Contact Tracing Team Arrives:

- Mobilisers must be included within every surveillance team. This may include both 1) a local mobiliser already on-site, and/or 2) a mobiliser accompanying the surveillance team from the outside.
- Because they live in the community, the mobiliser will often be first to arrive at the family home.
- Express compassion and concern for the family, and help them to stay calm.
- While the family waits, discuss the key Ebola prevention methods, and how to keep themselves safe. Discuss the signs and symptoms of Ebola and what to do if signs or symptoms occur.
- Prepare the family for what they can expect during the surveillance or contact tracing visit. Explain that everyone who has had contact with a confirmed or suspected Ebola case must observe the 21 days of quarantine for their own and their community's health and safety. This does not mean they will all contract Ebola.
- Listen to the family's concerns and answer questions.
- Explain the case investigation process, including 1) who will come, and why they need to talk to the family, 2) why it is important to trust the surveillance officer and share their information, 3) what they can do if they are feeling uncomfortable with the questioning.
- Explain the line listing and contact tracing process, including 1) who will come, and what questions they will ask, 2) how often they will visit after the initial visit, 3) why it is important to work with the contact tracer because they are there to help.

During the Surveillance Visit or Initial Contact Tracing Visit:

- Make introductions and help facilitate the conversation between the surveillance team and the family.
- Remind the family that they may ask any questions they have about the process.
- Provide the surveillance team with additional relevant information about the community and families, based on mobiliser's longer-term presence there. Always respect privacy, and do not disclose confidential information (e.g. a family member's HIV status).
- Listen and facilitate. Look for signs of discomfort and look for ways to allay fear and anxiety.
- Help to engage others in the household for fuller stories related to the contact, using your experience, trust and knowledge of the community.
- <u>Do not</u> take on the role of the surveillance officer. <u>Do not</u> burden the family or community by asking them to recount the details of the events that took place over and over again. You are not a trained case investigator. Your role is to help facilitate the trained professionals to access the information they need, and to advocate for the families to be treated in a respectful and compassionate way.

After the Surveillance Visit or Initial Contact Tracing Visit:

- Work with the family and community to coordinate any additional visits in such a way that communities are not over-burdened by outsiders and visitors.
- Follow up with the households and ask people if they have any questions they did not feel comfortable asking at the time of the visit, but which they might want to share privately.
- Do not take on the role of a contact tracer. Do not offer to take temperatures, fill forms, or do other work of contact tracers that you have not been trained to do.
- Where negative events or experiences are registered, provide a detailed incident report to your supervisor or the DERC for immediate action.
- Where the family/community experience is positive, equally, provide feedback to the DERC.

4.3 Steps for Mobilisers to Support Quarantine Officers

Mobilisers are not directly responsible for maintaining quarantine. However, they can provide assistance to families and service providers throughout the quarantine process. Mobilisers play a role in preparing the community and providing two-way information flow. Mobilisers keep up a dialogue with quarantined families so that they understand why they are quarantined, and the risks posed to themselves and their communities if they leave the quarantine. Mobilisers answer questions, provide advice, relay information to the DERC about gaps in services, and maintain a trusted point of contact for families if they experience problems.

Before the Quarantine:

- After being alerted and briefed by the surveillance team, arrive at the family home/community as quickly as possible.
- Listen to community members, answer questions, and help them to stay calm. Express concern and sympathy.
- Prepare the family for what they can expect during the quarantine. Explain that everyone must observe the 21 days of quarantine for their own and their community's health and safety.
- Discuss the signs and symptoms of Ebola and what to do if signs or symptoms occur.
- Explain the quarantine process, including 1) what a quarantine is, and why it is important, 2) the use of chlorine and the disinfection process, 3) how long the quarantine will last, 4) how to stay safe and minimise contact during quarantine, 5) how the family/community nutritional needs will be met during quarantine, 6) how the family will be able to communicate with family members in the ETU.
- Do not raise expectations about the food/non-food items that a family will receive.
- Do not take on the role of a Quarantine Officer. Mobilisers can assure family members that their needs will be met, and let them know that the quarantine officer will be able to provide more details.

During the Quarantine:

- Attend daily integrated partner meetings at ward/community level to receive the latest information on quarantine services and plans for the day.
- Continue an on-going dialogue with families and provide consistent advice and encouragement.
- Pay special attention and provide additional support to pregnant women and others with special needs in quarantined homes.
- Work with the family and community to coordinate visits of the different service providers in such a way that communities are not over-burdened by outsiders and visitors.
- Provide up-to-date information to families on the quarantine and distribution process, locations of distribution points, and timing of distributions.

- Be a key point of contact with families, keep returning to troubleshoot problems and provide two-way information flow, and effectively use the contacts agreed with the DERC.
- Check with family members who have sick relatives in the ETU, to make sure the family has the latest updates on the status and location of the patient and can communicate with them. Follow up with other pillars/partners if the family is not receiving this information.
- Based on the needs of the community members, link to other pillars/services, especially psychosocial support and religious community
- Report any incidents or concerns to the DERC immediately.

After the Quarantine

- Work with the family and community on re-integration into the community and help reduce stigma.
- Where negative events or experiences are registered, provide a detailed incident report to your supervisor or the DERC for immediate action.

4.4 Steps for Mobilisers to Support Burial Teams

The mobiliser may be notified by the family or community, the DERC, the SM Pillar or their supervisor that a death has occurred in the community. If notified directly by the community, the mobiliser must immediately ensure that the family calls in the burial alert to DERC (117/District hotline).

Before the Burial Team Arrives:

- Meet the family in the home as quickly as possible.
- Practice all appropriate safety and security behaviors (see above) to avoid contact.
- Express compassion and condolences for the family's loss. Express gratitude for keeping themselves and their community safe by reporting the death using the alert system.
- Advise the family that if they can access a coffin or shroud quickly, the burial team can use it in the burial. Make sure that the family understand that the burial team can not wait for these items to be found and so the family should act quickly.
- Maintain regular contact with the DERC and/or burial team to update on the progress and expected arrival time. For female deaths, request the need for a female burial team member to be present.
- While the family waits, clearly explain how and why they must keep a safe distance from the body and minimise contact with the room/items that have been utilised by the deceased.
- Listen to the family's concerns. Offer to help the family to contact a religious leader or community leader to be present during the conversation.
- Prepare the family for what they can expect when the burial and swab teams arrive. Explain that all bodies will be prepared for a safe burial, whether or not it is Ebola.
- Explain the swab and burial team process, including 1) what is a swab and when the results are usually available, 2) what is a safe and dignified burial and why it is important, 3) how and why the burial teams spray the body and prepare for burial whether at home or at another facility (e.g., ETU) 4) how the body is moved and laid to rest, 5) how they can learn about the burial location/time. Refer to the Consolidated Messages Guide.
- Discuss with the family that while tradition is important, as long as Ebola is in Sierra Leone everyone must find a way to respect the dead and observe burial rites without putting themselves or anyone else in danger of catching Ebola.
- Monitor the way the burial is conducted and feedback any concerns to the DERC immediately.

During the Burial Team Visit:

- Make introductions and help facilitate the conversation between the burial team and the family.
- Remind the family that they may ask any questions they have about the process. Allay fears about the use of chlorine and PPE.
- Stay with the burial team to support them in providing compassion and support to the families while waiting for professional counsellors.
- Do not act as a burial team member. Only burial team members with proper training are allowed to use PPE and provide burial services.
- Help the burial team to do their work without disturbance, for example by limiting large crowds and arranging to keep people at a safe distance at all times.
- Explain that family and community members can watch the burial process and pray for the deceased from a safe distance. Be aware of District-specific guidance related to burial attendance.
- Using the burial script as a guide, help facilitate the conversation between the religious leaders and the community for safe burials.

After the Safe and Dignified Burial:

- Ensure feedback to the community such as where the body will be taken and liaise with the burial team about viewing times.
- Liaise with other partners and pillars to ensure that the families receive the death certificate and laboratory test results, and explain if it was an Ebola or non-Ebola death. Explain that if the death was Ebola-positive, they will now be listed as contacts (see Surveillance above).
- Within two days of the burial (see Burial Pillar SOP), visit the family to 1) ensure that they are aware of the grave location, 2) inquire about their satisfaction with the burial process and get feedback on their experience, and 3) address additional support needs as necessary.
- Where negative events or experiences are registered, provide a detailed incident report to your supervisor or the DERC for immediate action.
- Where the family/community experience is positive, equally, provide feedback to the DERC.

Appendix A.
NOTE: Final Images to be inserted

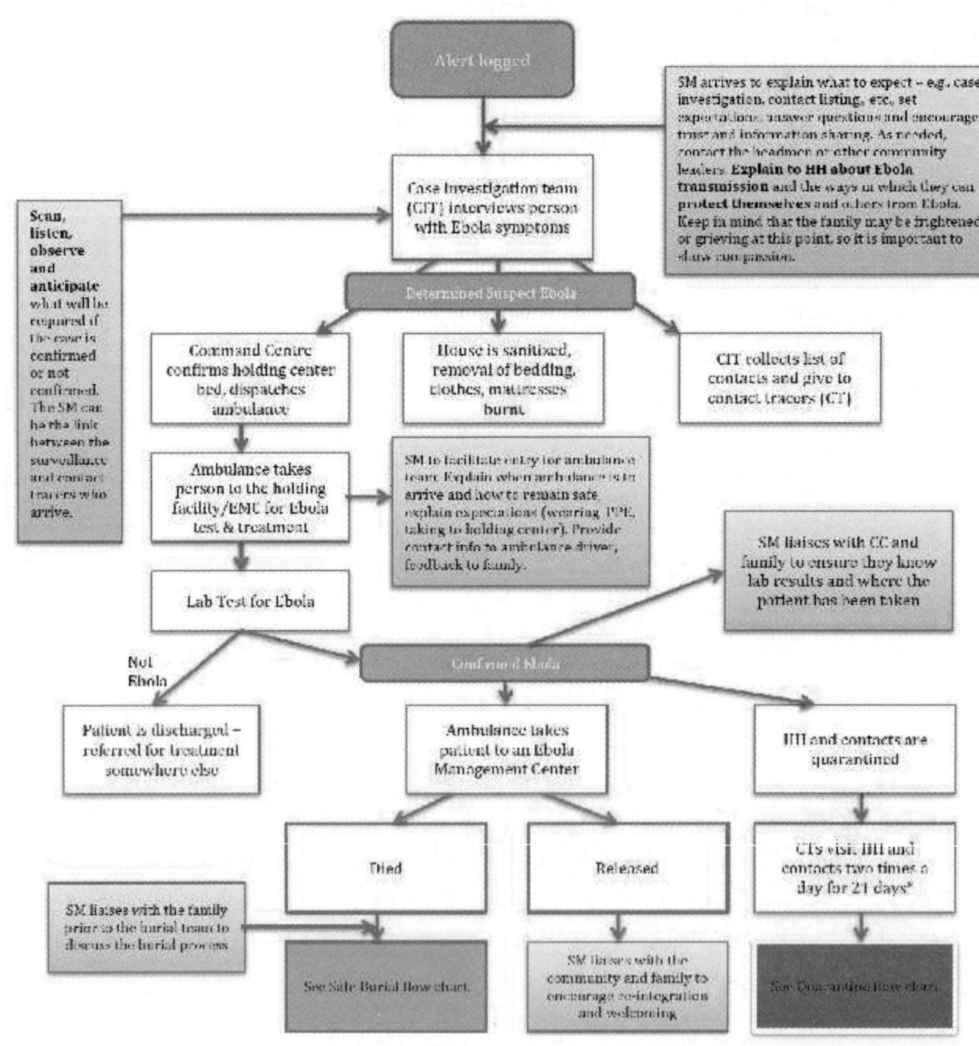

11

Appendix B.

NOTE: Final images to be inserted.

12

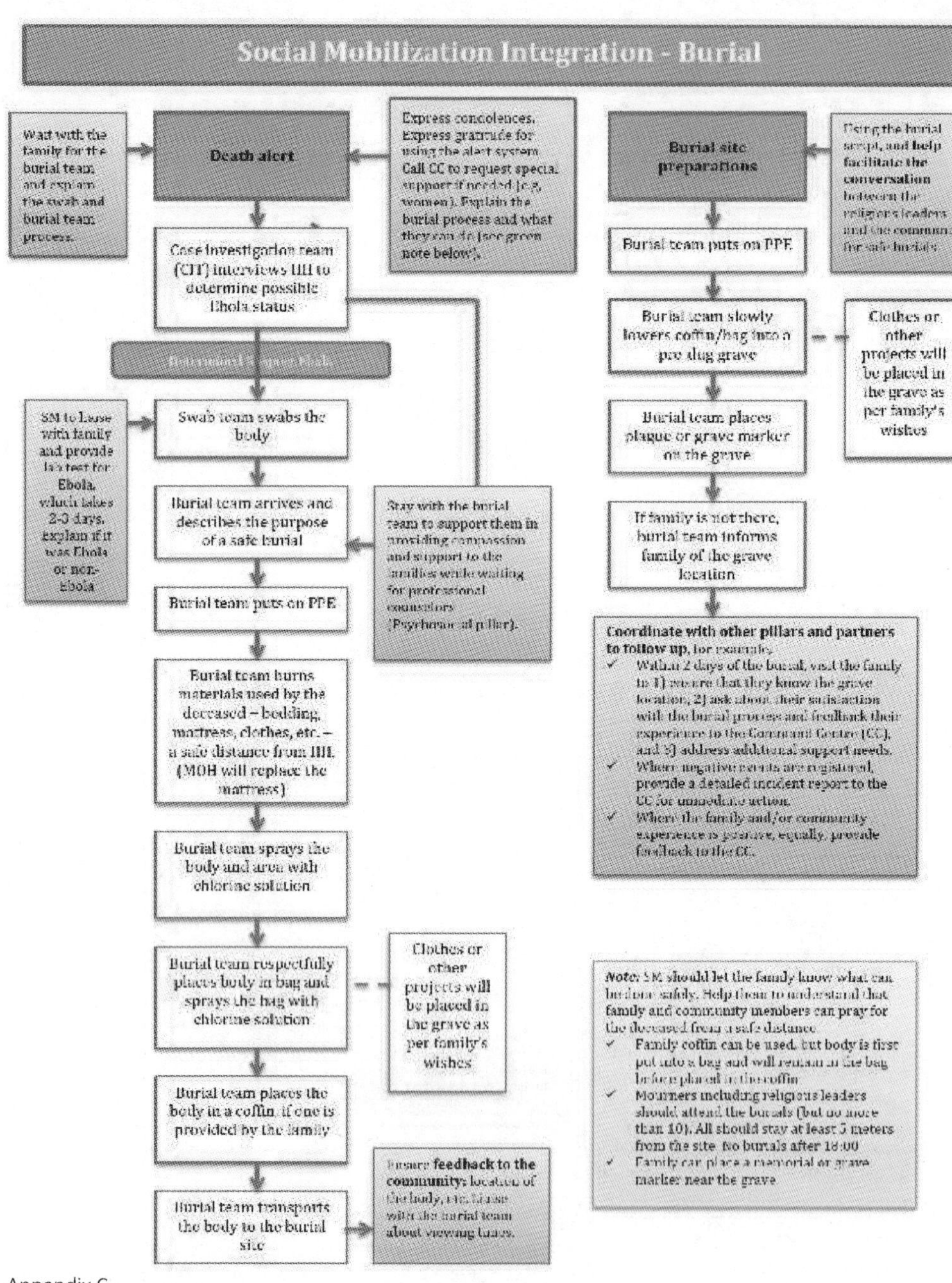

Appendix C.

NOTE: Final images to be inserted.

13

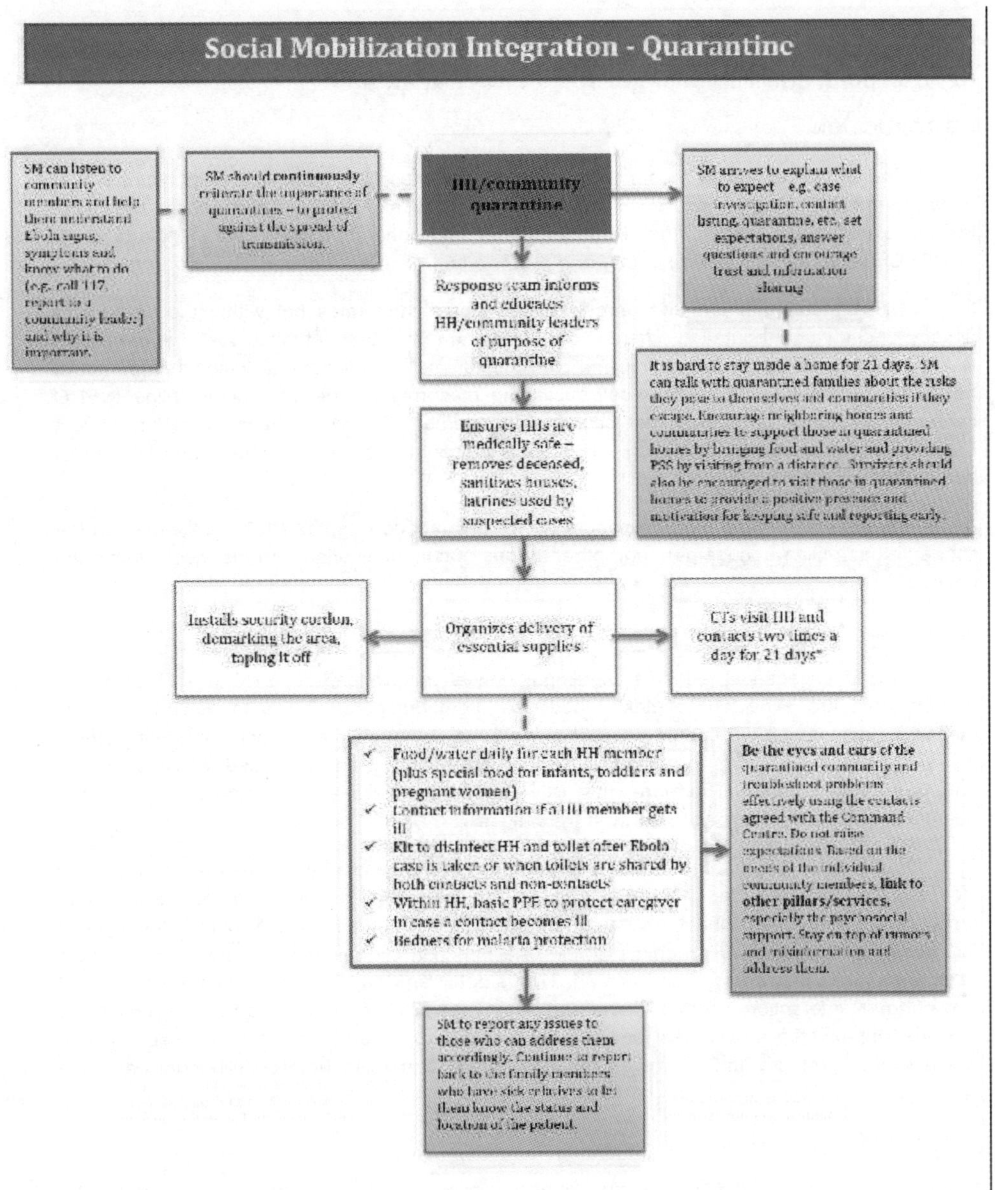

Appendix D. SM Weekly Reporting Form
TO BE INSERTED.

14

第七章 社会动员组和通讯组 – 附件 8

NERC MEDIA & COMMUNICATIONS SOP - 1 NOVEMBER 2014

INTRODUCTION

1. The Advancement in media technology as an interactive form of communication that uses the internet including pod casts, really simple syndication (RSS) feeds, social networks, text messages, blogs, wikis, virtual words and other user general platforms are of importance to all NERC personnel both professionally and personally.

2. NERC personnel are encouraged to talk about their roles but within the borders of privacy, security and reputation. There is an increasing significance of this mode of engagement to keep in touch with family, friends and own Institutions in social media which include social networking sites, blogs and other self-publishing platforms on the internet. If online, NERC personnel should be wary about their scope of engagement as: not to breach the right to protect personal and other vital information, maintain operational information security and be careful about what we share online.

3. This Standing Operating Procedure (SOP) is intended to guide NERC personnel on the scope of their online engagement and other means of communication with the Media within the country.

RATIONALE

4. Due to lessons learnt, Media handling is now an integral part of NERC. The Pillar Heads and partners are expected to make good use of media opportunities in getting the right messages across. All we should attempt to do is to communicate correctly, get our stories, views and reactions across to the public through the media in an authorised, accurate, timely and favourable manner. Therefore, this SOP sets the objectives and standards of NERC personnel and partners engagement with the Media.

5. Of late some NERC personnel, and partners, in the response process have directly or indirectly contacted the Media, thereby letting out to the public domain inaccurate data without recourse to the negative impact this has on the NERC institution and on the country. It is against this backdrop that this SOP Media provides the direction on our engagement with all media categories within Sierra Leone and abroad. This is not in any way an attempt to silence our staff and partners' interaction with the Media and other means of communication but to provide us with the step-by-step procedures for proper reporting and accurate information dissemination, which in turn protects and enhances the reputations and roles both of individuals and the NERC.

APPLICABILITY

6. This SOP applies to all NERC personnel and partners directly involved with Ebola response within Sierra Leone.

GENERAL GUIDELINES

7. NERC personnel and partners must:

- Adhere to high standards of conduct and behavior online with other form of Communication as is reasonably expected.
- Protect personal information and maintain operational security and be careful about the information they share online.
- Seek authorization from the NERC Media and Communications Department before speaking to the Media on Ebola response activities and data. Contact details are detailed at the end of this SOP.
- Not post images on internet that may tarnish the image of NERC or the government.
- Never speak to the Media without appropriate authority from the NERC.
- Protect all passwords and if necessary do not share computers.
- Be very careful on what you place on Social Media.
- Not attempt to gain unauthorized access to NERC IT and telecoms or content for which you do not have permission (i.e Hacking).
- Never attempt to access, amend, damage, delete or disseminate another user's files, emails, communications or data without the appropriate authority.

CODE OF COMMUNICATION WITH THE MEDIA

8. **DO's.** When engaging the media:

- Answer questions about your own work, 'stay in your lane'.
- Be positive about your own role.
- Speak with respect and sympathy about other people.
- Don't forget, you are representing your institution and country.
- Remember the Name and Organization of the Reporter.
- Report to the NERC whom you spoke to and what was said. Pass on this information as soon as possible.
- Refer to your line management and the NERC if you don't know the answer.
- Be Brief and Precise.
- Stick to the Facts.
- Be Polite.
- All NERC personnel should know the basic NERC, and/or organisation talking points.

- NERC talking points are available from the NERC Media and Communications department.

9. **DON'T's,** When engaging the media **don't**:

- Talk unnecessarily.
- Address questions you are not authorized to answer but refer these questions to your chain or NERC Media Room.
- Give personal opinion about any situation on NERC critical issues.
- Speak about something that you don't know or is not your responsibility.
- Disclose very critical information plans or procedures.
- Discuss other Forces/people.
- Appear to favour one side over the other.
- If in doubt, ask the NERC Media and Communications Department.

WHO ARE AUTHORIZED TO ENGAGE THE MEDIA AT DEPARTMENTAL LEVEL

10. The handling of the media at Departmental level is a management responsibility. Only the Pillar Head or the designated competent media officer is allowed to deal with the media. However, such engagement with the media should be mostly restricted to issues relating to his/her department or organization. Complex or delicate matters on NERC must be referred to the NERC Media and Communications Department or Communication Pillar Lead.

CATEGORIES OF DOCUMENTS TO BE RESTRICTED TO THE PRESS

11. All intelligence, critical security and key information operations related documents **must not** be disclosed to the Media without the appropriate authority. These restricted documents may be in the form of video clips, photos, tapes, electronics or hard copies.

PENALTIES

12. It shall constitute an offence to compromise operational security, sensitive information or personal information of those serving within the NERC. The security and operational effectiveness of the NERC and the National efforts to tackle and defeat Ebola are critically important, as is the personal security of personnel working within the NERC.

SOP REVIEW

13. With the passage of time and emerging trends in Information processes, procedures and daily engagement, these NERC Media policy guidelines are therefore subject to review, normally every 3 months.

3

CONCLUSION

14. As interactive form of communication which necessitates the use of the internet including social network, it must be borne in mind that, Information security is everybody's responsibility. Our own members are our eyes and ears on the internet and within the information environment. If you see any information that falls into one of the categories under information protection, that you suspect may have been released without proper authorization, contact your appropriate superior authority or NERC Media and Communications Department immediately so that mitigating action can be taken.

Contact Details:

Director of NERC Media and Communications & Communications Pillar Lead

Mr Sidie Tunis - +232 (0) 78 84 99 98

The National Ebola Response Centre (NERC)

Media and Communications Department & Press Office

Block 1 – Former Special Court Complex

Jomo Kenyatta Road

FREETOWN

Sierra Leone

附录 4：塞拉利昂社会福利、性别与儿童事务部国际合作伙伴

UNFPA（联合国人口基金）

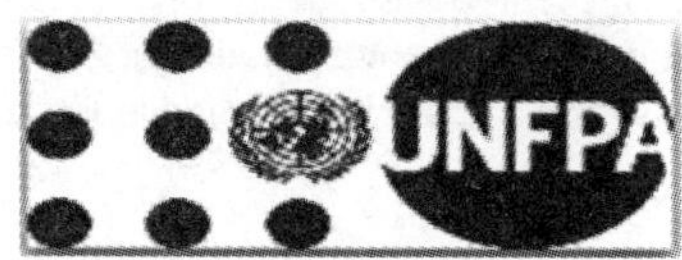

联合国人口基金为各国利用人口数据制定政策和项目提供支持，以减少贫穷和确保每次怀孕都是合乎意愿的，每次分娩都是安全的，所有年轻人都能免于 HIV/AIDS 的威胁，所有女孩和妇女都能得到尊重和有尊严的对待。

UNDP（联合国发展计划署）

联合国发展计划署是联合国从事发展的全球网络，倡导变革并为各国提供知识、经验和资源，帮助人民创造更美好的生活。它与 166 个国家合作发展其应对全球性和国内发展挑战的自主解决方案。

UNIFEM（联合国妇女发展基金）

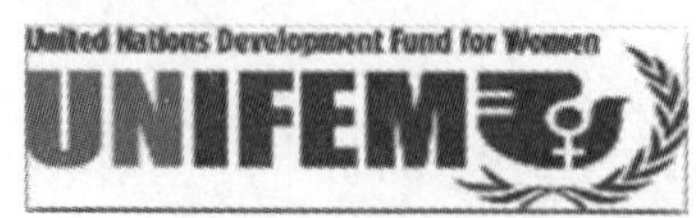

联合国妇女发展基金是联合国的妇女基金，致力于提高妇女权益，实现男女平等。它为促进女性赋权的创新计划与策略通过提供资金和技术援助。

Actionaid（援助行动社）

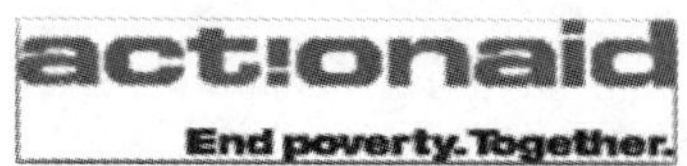

援助行动社帮助人们争取他们被剥夺的权利。简单的如：吃的权利，居留于自己的土地上的权利，受教育的权利，对影响其生活的决策发表意见的权利。援助行动社利用其资源、影响和经验来帮助人们寻找他们自己的解决方案。

DFID（国际发展部）

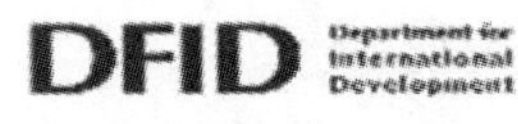

英国政府相信帮助贫困人口为自己创建更美好的生活是我们全体的利益。因此，在 1997 年，它创建了一个独立的政府部门——国际发展部（DFID），以面对解决世界贫穷问题所面临的诸多挑战。

WFP（世界粮食计划署）

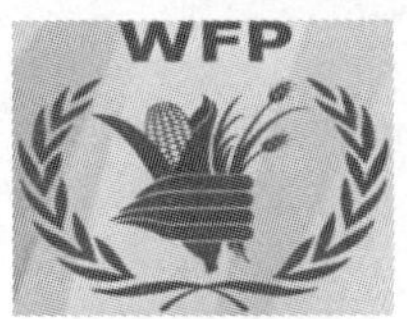

世界粮食计划署是联合国系统的粮食援助机构。粮食援助是诸多有助于促进粮食安全的手段之一，粮食安全即指所有人在任何时候都能获取食物，过上积极、健康的生活。支配世界粮食计划署粮食援助的政策是必须以消除饥饿和贫穷为目标。粮食援助的最终目标是消除粮食援助的需求。

UNAIDS（联合国艾滋病规划署）

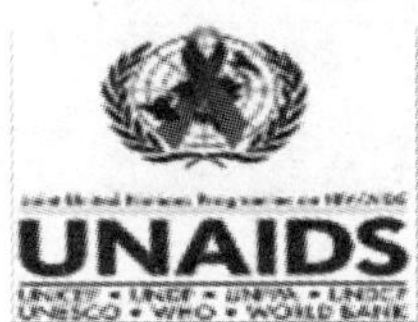

联合国艾滋病规划署汇集了联合国艾滋病规划署秘书处和其他联合国系统组织的资源，以协调、负责团结全世界抗击艾滋病的事务。联合国艾滋病规划署秘书处在结构上分为两个部门：计划管理处和对外关系处。它在七个地区有区域支持团队。

UNICEF（联合国儿童基金会）

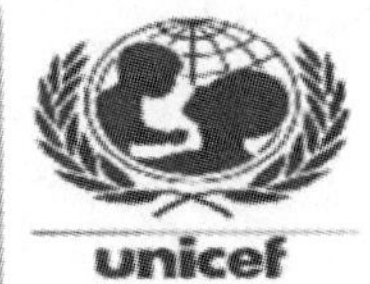

联合国儿童基金会由联合国大会授权，倡导保护儿童权利，帮助满足儿童基本需要，扩大机会，充分发挥儿童潜力。

The International Rescue Committee（IRC）（国际救援委员会）

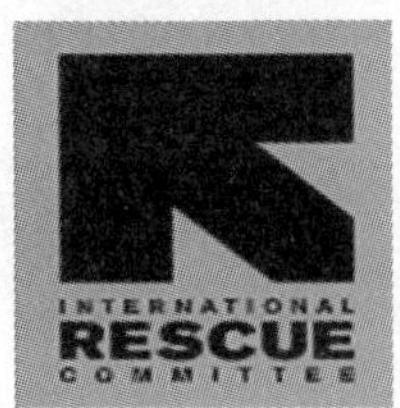

国际救援委员会应对全世界最严重的人道主义危机，帮助人们生存并重建他们的生活。IRC 在 40 多个国家与美国的 22 个城市从事恢复安全、尊严和希望的工作，引领避险归家之路。

Plan International（国际计划）

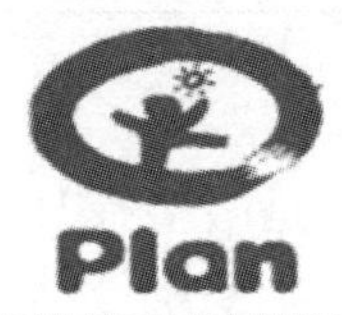

国际计划致力于提升儿童权益，拯救百万儿童于贫穷。其工作主要围绕以下 8 个核心领域：教育，健康，水与卫生，保护，经济安全，儿童参与，性健康，包括 HIV。

Save the Children（拯救儿童组织）

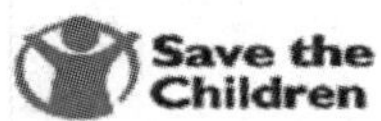

拯救儿童组织是英国运营的世界级计划，致力于拯救儿童生命及激励世界领袖许诺给予儿童一个光明的未来。其帮助治疗营养不良的儿童，帮助贫穷儿童在学校表现得更好，帮助如塞拉利昂这样的国家建立更强健的卫生体系。

中国第三批援塞移动实验室检测队工作剪影

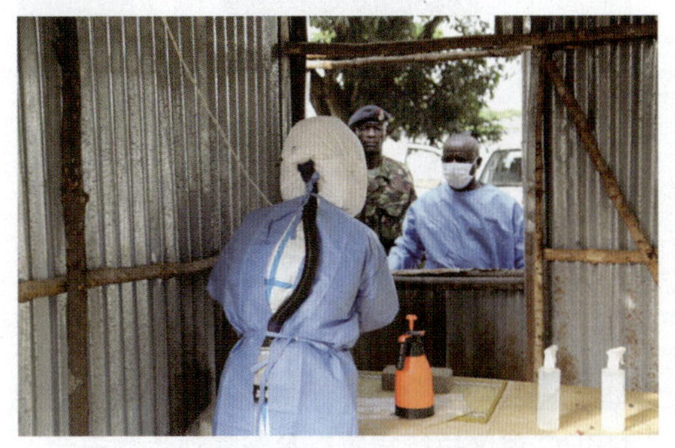

接收埃博拉病人样本

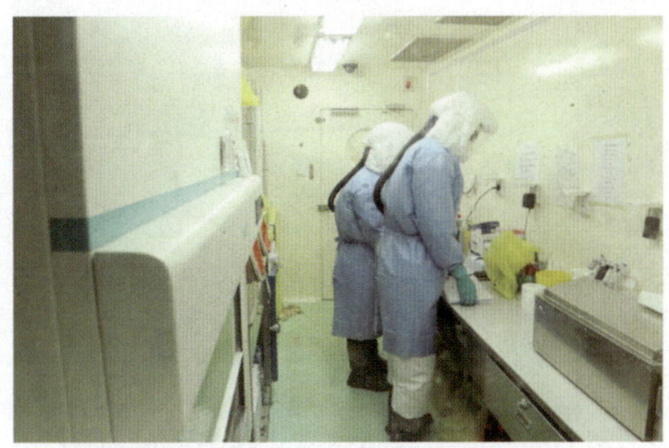

移动生物安全实验室内工作情况

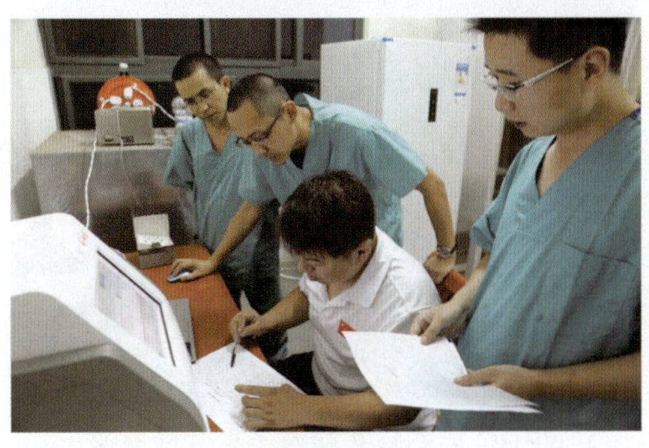

仔细核对检测结果

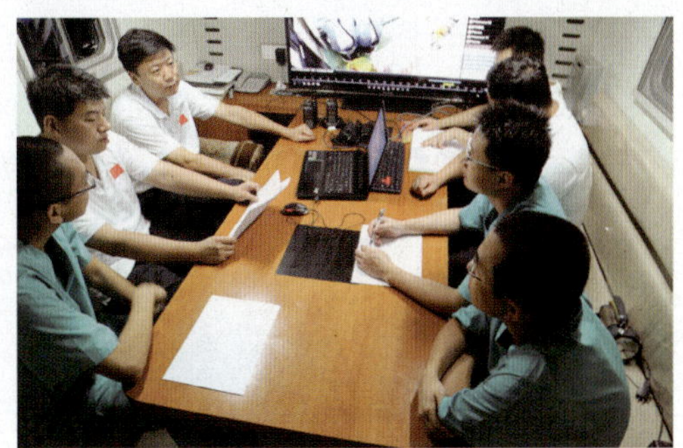

认真研讨疑难病例

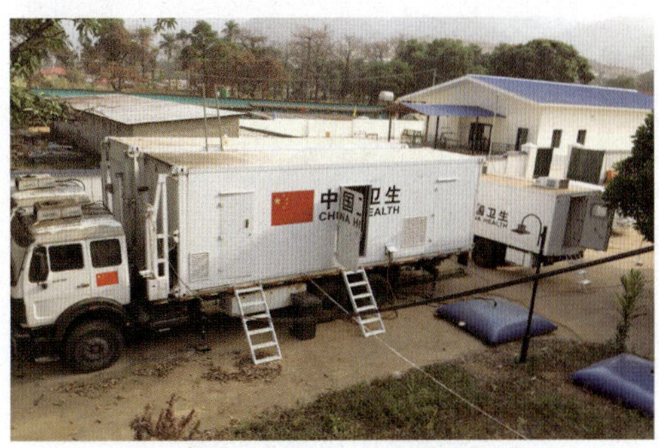

移动生物安全实验室俯瞰

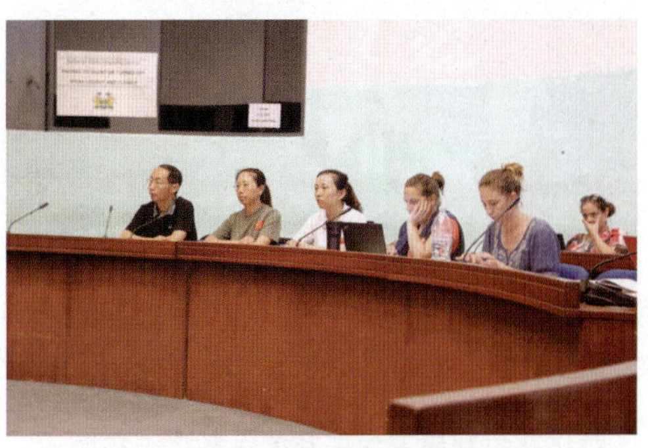

参加 NERC 疫情会商会

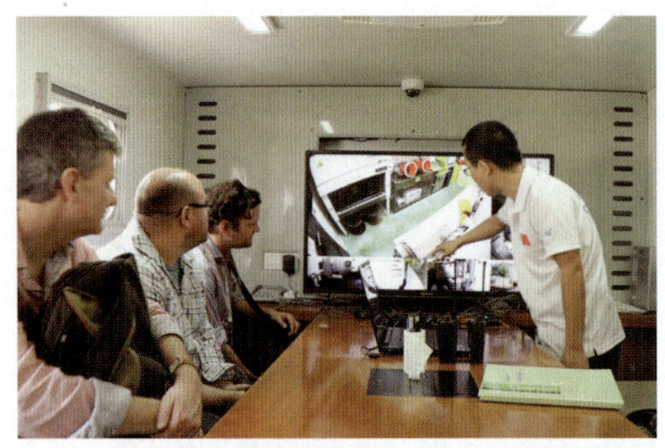

向 WHO 官员介绍移动生物安全实验室工作情况

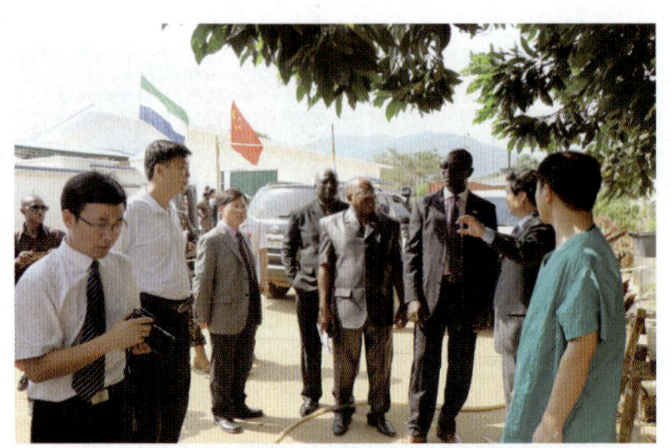

NERC 首席执行官康克参观移动生物安全实验室

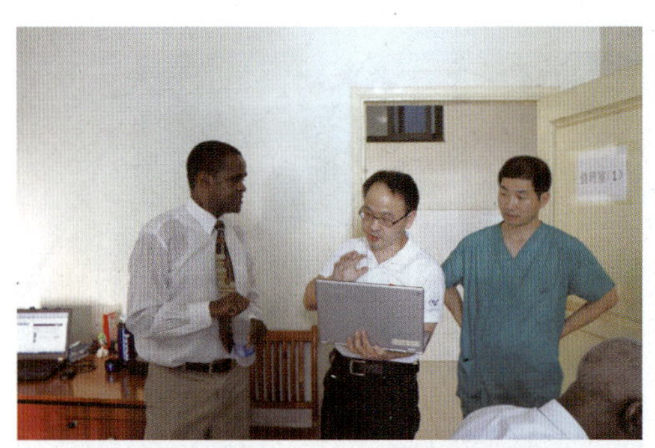

与 NERC 实验室管理官员交流

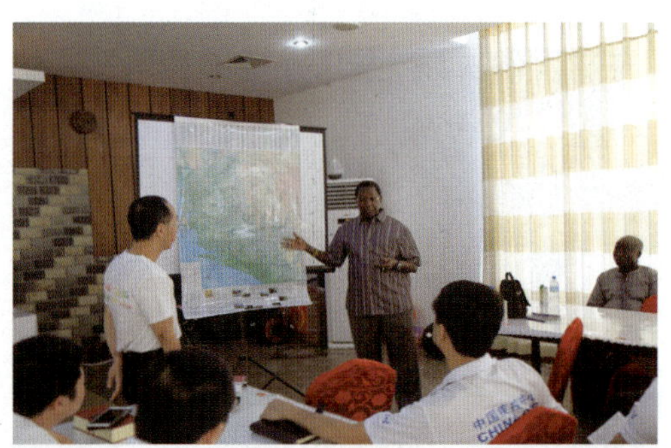

NERC 后勤官塞斯博士来驻地交流

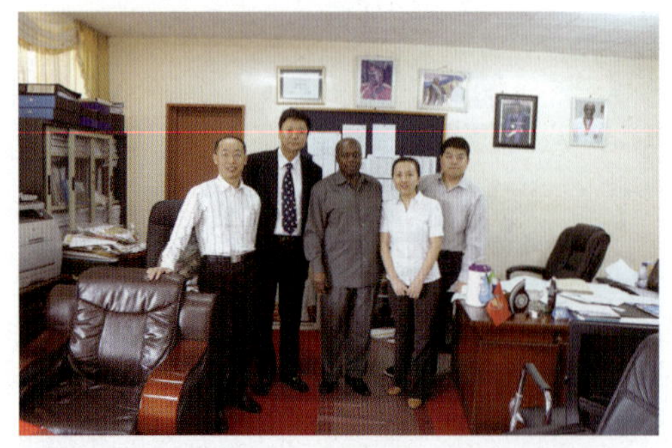

拜访塞拉利昂卫生部首席医务官卡布博士

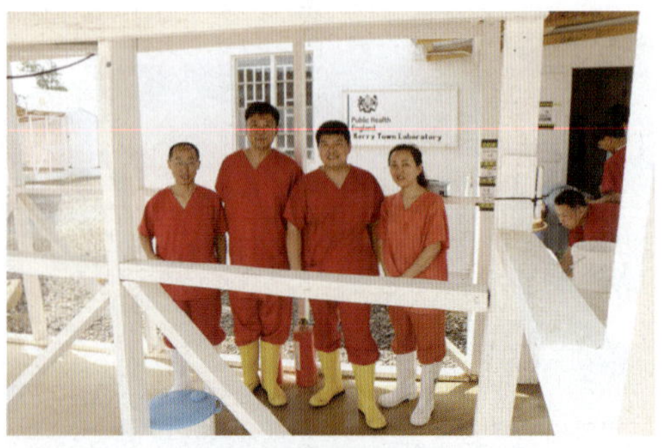

访问英国检测实验室

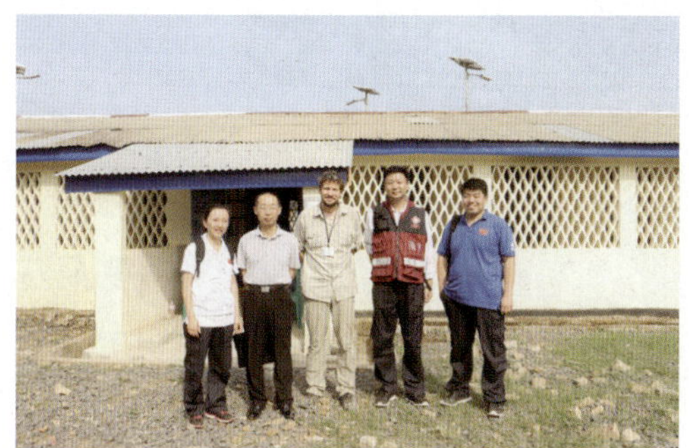

访问欧盟检测实验室

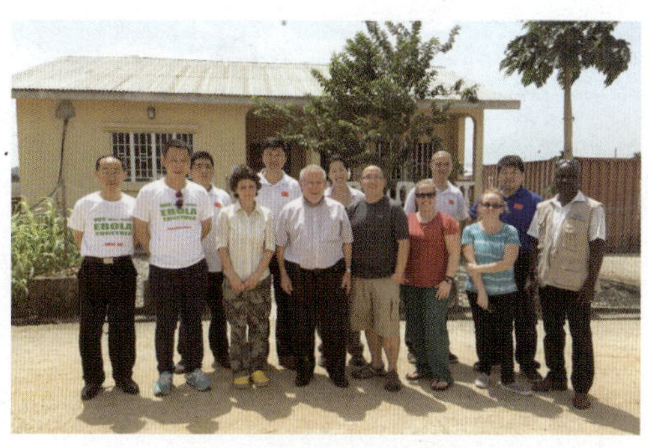

访问美国检测实验室

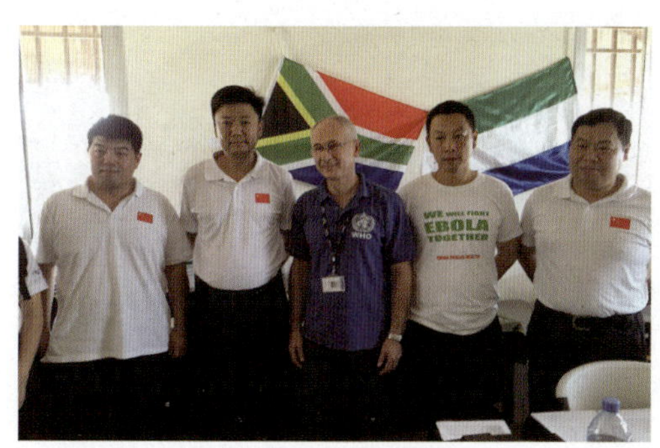

访问南非检测实验室

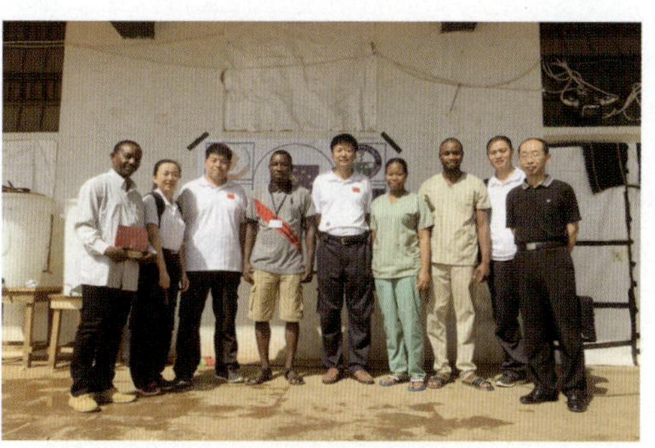

访问非盟检测实验室

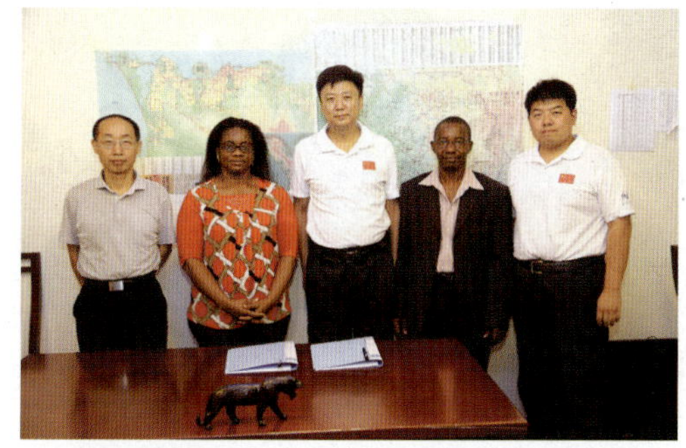

与尼日利亚拉沙热研究所签订合作协议

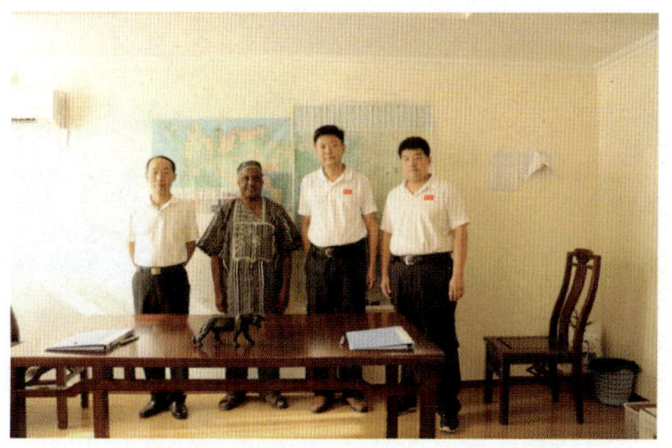

与塞拉利昂谭腾医院签订合作协议

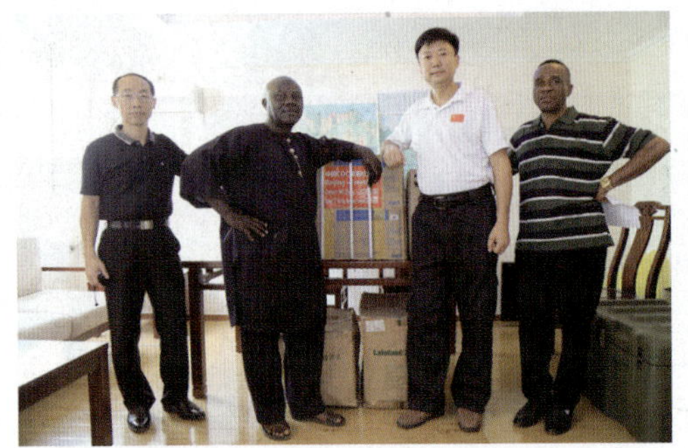

向塞拉利昂加纳大学公卫学院赠送防护用品

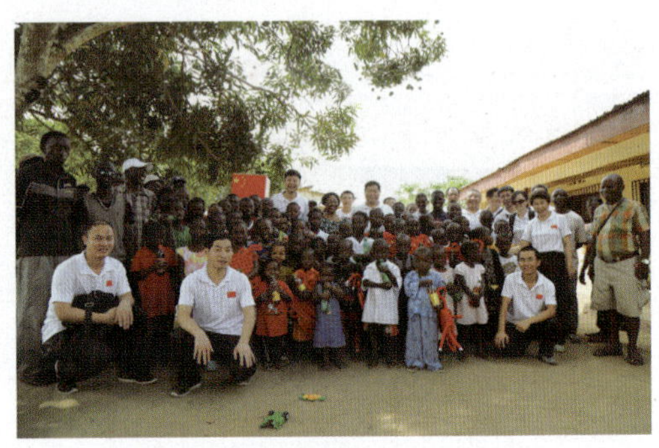

援助天堂之家孤儿院 Ebola 孤儿

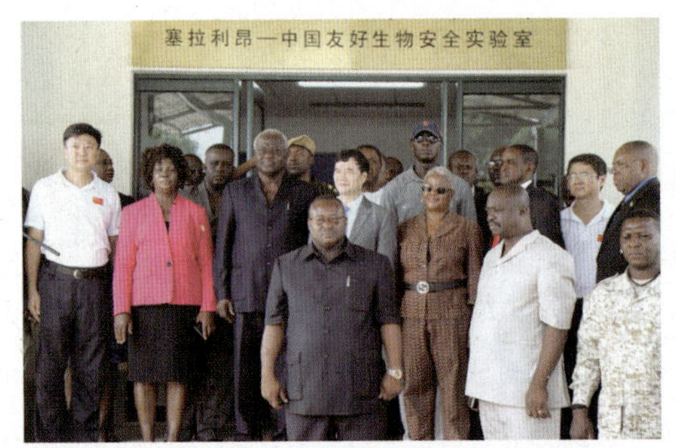

塞拉利昂总统克罗马等政府官员出席我队任务结束与塞中友好生物安全实验室落成仪式

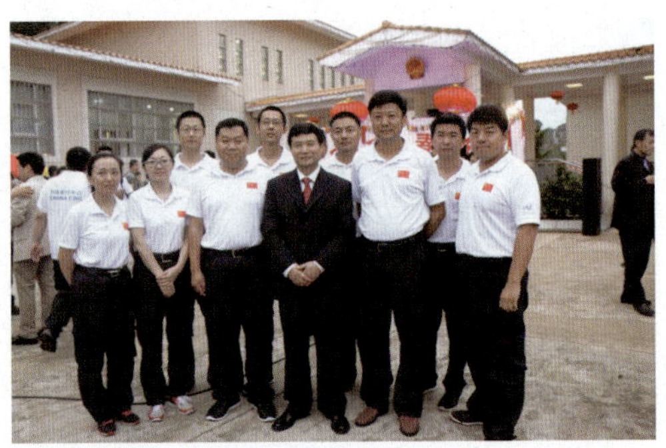

在中国驻塞大使馆与赵彦博大使合影

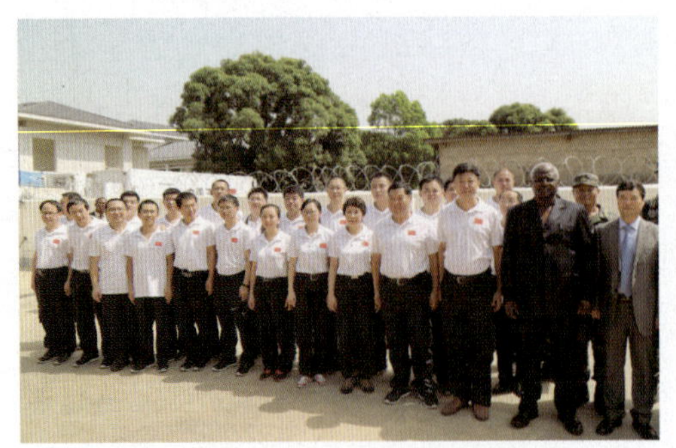

塞拉利昂总统克罗马与队员合影

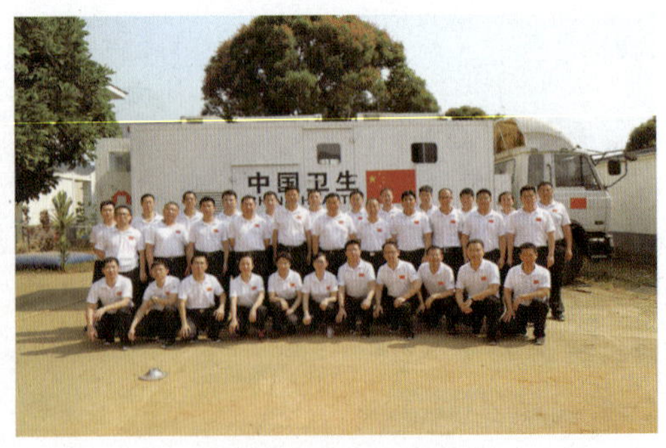

全体检测队员合影